U0229308

重症肌无力

中西医结合临床实践

主　编　况时祥

编　委（按姓氏笔画排序）

王　强　　贵州中医药大学第二附属医院神经内科

刘建辉　　贵州中医药大学第二附属医院神经内科

李　艳　　贵州中医药大学第二附属医院神经内科

李王杏安　山西省中西医结合医院老年病科

况时祥　　贵州中医药大学第二附属医院神经内科

况耀鋆　　广州医科大学附属第一医院神经内科

张　林　　贵州中医药大学第二附属医院神经内科

张树森　　贵州中医药大学第二附属医院神经内科

赵芝兰　　贵州中医药大学第二附属医院神经内科

唐桂华　　贵州中医药大学第二附属医院神经内科

人民卫生出版社

·北　京·

版权所有，侵权必究！

图书在版编目（CIP）数据

重症肌无力中西医结合临床实践 / 况时祥主编 . —
北京：人民卫生出版社，2023.11
ISBN 978-7-117-33836-3

Ⅰ. ①重… Ⅱ. ①况… Ⅲ. ①重症肌无力 —中西医结
合疗法 Ⅳ. ①R746.1

中国版本图书馆 CIP 数据核字（2022）第 218330 号

人卫智网	www.ipmph.com	医学教育、学术、考试、健康，购书智慧智能综合服务平台
人卫官网	www.pmph.com	人卫官方资讯发布平台

重症肌无力中西医结合临床实践
Zhongzheng Jiwuli Zhongxiyi Jiehe Linchuang Shijian

主　　编：况时祥
出版发行：人民卫生出版社（中继线 010-59780011）
地　　址：北京市朝阳区潘家园南里 19 号
邮　　编：100021
E - mail：pmph @ pmph.com
购书热线：010-59787592　010-59787584　010-65264830
印　　刷：鸿博睿特（天津）印刷科技有限公司
经　　销：新华书店
开　　本：710 × 1000　1/16　　印张：16　　插页：2
字　　数：270 千字
版　　次：2023 年 11 月第 1 版
印　　次：2024 年 1 月第 1 次印刷
标准书号：ISBN 978-7-117-33836-3
定　　价：68.00 元

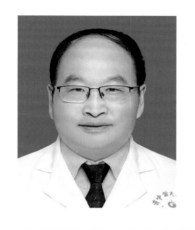

况时祥,教授,主任医师,博士/硕士研究生导师,贵州中医药大学第二附属医院神经内科主任。

中华中医药学会脑病分会常务委员,世界中医药学会联合会内科专业委员会常务委员、脑病专业委员会常务委员,中国中药协会脑病药物研究专业委员会副主任委员,中国中西医结合学会神经科专业委员会常务委员,中国卒中学会中西医结合分会常务委员,国家卫生健康委员会脑卒中防治工程专家委员会中西医结合专业委员会委员,贵州省中医药学会常务理事,贵州省医学会理事,贵州省卒中学会中西医结合分会主任委员,贵州省中医药学会络病专业委员会主任委员,贵州省中西医结合学会神经科专业委员会副主任委员兼免疫学组组长,贵州省医学会神经病学分会常务委员,贵州省抗癫痫协会副会长,《贵州医药》《贵州中医药大学学报》编委。

1987年考入陕西中医学院(现陕西中医药大学)攻读硕士学位,师从我国著名中医药学家、中医脑病专家张学文(2009年被评为首届国医大师);1990年7月回黔工作后,长期跟随著名中医学家刘尚义(2014年被评为第二届国医大师)学习,逐步打下扎实的中医药理论和临床基础;1999年底到北京医院神经内科进修学习1年,系统学习重症肌无力等神经免疫性疾病的理论知识及临床技能,得到许贤豪、张华等专家的热忱指导和帮助,奠定了从事神经免疫性疾病实践的良好基础。

2000年以后即重点从事重症肌无力、多发性硬化、视神经脊髓炎谱系病、多发性肌炎等疾病的中西医结合临床、教学及科研工作,积极探索重症肌无力不同阶段免疫异常特点及中西医结合免疫调节规律,致力于重建免疫稳态,提高临床治愈率,20余年来诊治5 000余例患者,患者来自四川、广东、广西、上海、黑龙江、新疆等20余个省市自治区,获得较为满意疗效;迄今发表有关研究论文 100 余篇,先后主持国家自然科学基金项目 3 项、省部级科研课题 5 项、厅局级项目 10 余项,获贵州省科学技术进步奖三等奖、贵州省医学会科技成果奖二等奖各 1 项。

在我的学生里面，况时祥是十分好学的一个。他热爱临床，读研期间，每次出诊查房，他都伴我左右，很珍惜学习机会。毕业返筑后，遇有复杂疑难问题，也经常和我打电话；我也常向他提出要求和希望。他外出参会时，若当地有全国名老中医，就请我先给该名医打招呼，然后去访师学习，通过这种方式，也学到不少国内名家的宝贵经验，中医水平不断提高。

况时祥主要致力于神经免疫性疾病研究，20 多年来一直潜心于重症肌无力、多发性硬化、视神经脊髓炎、吉兰 - 巴雷综合征、多发性肌炎等疾病的中医及中西医结合实践探索，并开展了大量的科研工作，其团队先后承担了有关的国家及省部级科研课题 20 余项，发表研究论文 60 余篇。2018 年 12 月，"国医大师张学文贵州省工作站"在贵阳成立，工作站的主要任务就是进一步促进神经免疫性疾病的中医临床研究，力争有所突破，有所成绩，期待不断取得进展。

重症肌无力是况时祥重点研究的病种之一。在本书中，他和他的团队结合多年的实践和研究所得，对重症肌无力的发病本质、中医诊治本病的特色优势、常用的中医药疗法、中西医结合诊治思路与方法等进行了深入探索和阐述，也介绍了自己诊治的经验和教训，相信对致力于从事该领域实践和研究的中医、中西医结合同道会有所裨益。故乐为之序。

国医大师 张学文

2022 年 5 月

许贤豪序

　　神经免疫学是横跨神经病学和免疫学的新兴边缘学科，重症肌无力是神经免疫学中最经典的疾病之一。"治病"，医师面对的不仅是"病"，而是有血有肉有思想的患者，所以必须有整体观。《黄帝内经》云："阴阳者，天地之道也，万物之纲纪，变化之父母"；"其知道者，法于阴阳"。即看问题要全面。中医和西医是在不同社会文化背景下发展起来的两种医学体系，在疾病诊治方面各有所长，应坚持优势互补。

　　况时祥教授完成中医研究生学业后，又经过长期西医、神经免疫、重症肌无力等专业专病技能的系统培训；在系统回顾并总结重症肌无力中西医结合研究进展基础上，结合自己 20 余年 5 000 余例患者的诊疗经验，写就了本专著。

　　这是第一部中西医结合研究重症肌无力的专著，全书介绍了中西医各自治疗特色与优势，力图融会二者之长以提高重症肌无力整体治疗水平，并系统阐述了中西医结合思路与方法，对有志于从事本病乃至其他神经免疫性疾病研究者较有启发作用。期待随着实践及研究的深入，不断提炼升华，使本书陆续再版。

中国免疫学会原神经免疫学分会主席 　许贤豪

2022 年 5 月

成书于两千多年前的中医经典巨著《黄帝内经》中，已有大量关于"免疫"和疾病发生相关性的论述，如"亢则害，承乃制，制则生化"，"阴平阳秘，精神乃治"，就十分精辟地阐述了人体阴阳之间相互依存、制约，维系协调平衡，是健康的基础，这种平衡一旦被打破即产生疾病，是包括重症肌无力在内的多种自身免疫性疾病发病的基础；注重整体调节，恢复脏腑组织正常功能，是中医治疗此类疾病的特点，也是中医的突出优势。

况时祥是首届国医大师张学文的研究生，跟师 3 年，系统学习并掌握了导师的学术思想与经验，离陕返黔后从事神经疾病的中西医结合临床、教学及科研工作。20 世纪 90 年代开始，在繁忙的工作之余，每周抽时间侍诊于我，以提高临床水平，业务学术上进步很快。2000 年以后又重点致力于神经免疫性疾病尤其是重症肌无力的实践与探索，历经 20 余年努力，在重症肌无力的中西医结合诊治上逐步形成自己一套较成熟且独具特色的诊疗体系，并具有较好疗效。本书既是他多年来探索与实践的全面总结，也是其广学博采，融会各家学术思想与经验并参合了自己思考的汇通之作。

本书有如下特点：一是从古代医家论述、近现代医家经验、现代药理药化研究成果、个人应用经验与感悟等方面详尽地介绍了常用治疗重症肌无力的中药、方剂的独特功效，资料丰富；二是在总结多年实践经验基础上，系统阐发了中西医治疗本病的优势和不足，探讨了中西医结合治疗的思路与方法，并详尽介绍了中西医结合分型分期治疗的具体方法，并附有 33 个病案，十分实用；三是介绍了多位近 50 年来在中医或中西医结合诊治重症肌无力领域卓有成就者的学术思想和经验，并对本病近 50 年来中西医结合治疗的进展进行概括和总结，可资借鉴；四是专列一章对医师和患者都关注的一些临床问题介绍经验体会，心得独具。

总之，本书内容丰富，经验实用，对有志于从事这一领域的研究者确为不可多得的好书，故乐为之序。

国医大师 刘尚义

2022 年 5 月

重症肌无力是一种难治性自身免疫性疾病,对其进行中医药治疗具有自身的特色和长处,而中西医结合,取长补短,有益于提高临床疗效。50年来,中西医结合治疗重症肌无力取得了很多硕果,大大提高了重症肌无力的诊治水平,很有必要整理出版专著。

中西医结合诊治重症肌无力涉及高水平的中医知识和西医知识,尤其是中西医结合的理论和实践。况时祥学贯中西,才识出众,致力于神经免疫性疾病的临床及基础研究工作20余年,对重症肌无力的诊治具有深厚的理论基础和丰富的临床经验。况时祥穷搜博采中西医诊治重症肌无力的理论知识和方法,加以融会贯通,并结合自己的研究成果撰写成书。

本书对国内近50年来中西医结合治疗重症肌无力的概况进行了系统回顾,详细介绍了作者本人治疗重症肌无力的临床经验,概述了国内该领域中医及中西医结合专家的诊治总结,系统阐述了本病中西医结合治疗的思路与方法,强调结合疾病的不同类型、不同阶段进行论治,并对临床诊疗过程中存在的常见问题进行了讨论,最后介绍30余例不同类型病案。

全书内容系统、全面、新颖、实用,可读性强,是一部很有价值的参考书。本书的出版问世,不仅对从事重症肌无力中西医结合临床工作者有益,对其他神经免疫性疾病的中西医结合实践也有一定的启示作用。

中国中西医结合学会神经科专业委员会主任委员

2022 年 5 月

为什么要中西医结合

多年来,我不断在思考一个问题:重症肌无力(MG)的治疗,为什么要中西医结合?

中医和西医,各为一独立的医学体系,其认识疾病和处治疾病的理念和方法完全不同,看待问题的角度各不相同,各有不同的理论体系,二者在理论上和实践中能够结合起来吗? 诚然,作为两种完全不同的医学,要能够至少在短期内实现有机的结合或融合是不太现实的,然而面对目前尚无完美治疗手段的疾病,取二者之所长,中西医配合,从而提高临床治疗水平,则完全可能。

MG 是国际公认的难治性疾病。全身型 MG 已被国家列为 207 种罕见病之一,世界范围发病率为(8~20)/10 万。一项近期研究显示我国 MG 发病率约为 0.68/10 万,据报道我国目前有全身型 MG 患者 70 多万,目前尚无理想的治疗方法。西医对本病历经近 200 年的探索,已经形成相对成熟完整的诊治体系,验之于临床,疗效肯定,且随着现代研究的不断深入,疗效也在日益提高。然而西医也存在明显的局限性,远期疗效不佳,治愈率低,多数患者需长期甚至终身服药,不少药物或疗法有不同程度的毒副作用,不宜久用,由此导致对本病的整体治疗水平不高。中医对类似于"痿病"的 MG 等疾病的实践与研究已有数千年的历史,实践经验丰富,治疗手段丰富多样,疗效确切,几乎无毒副作用,但中医的对症治疗方法少,作用温和,起效较慢,对急重症处治缺乏有效手段,对症状显著者或病情急重者常常缓不济急。故见,单靠西医或中医,都不能完满地解决 MG 所有的治疗问题,而西医之长恰为中医之短,西医之短恰为中医之长,因此,中西医结合就能够扬长避短、取长补短、强强联合,从而实现治疗效益的最大化。

笔者从 2000 年开始从事 MG 临床实践,曾有幸在北京医院进修期间得到系统的西医专科训练,奠定了扎实的西医基础。单独应诊之初主要用中药治疗,仅部分有效,以后尝试配用西药,疗效虽有提高,但并不令人满意,说明自己在 MG 领域的西医功底远不够雄厚。于是,我加强了对西医基础理论、免疫学知识以及有关重症肌无力专著的学习,同时利用一切机会向接触到的本领域中、西医大家请教学习,包括中医泰斗邓铁涛,我国神经免疫学的开创者许贤豪,中青年专家如李海峰、乞国艳等,使我对 MG 的认知水平和专科诊疗能力得到不断强化。我科 MG 的西医治疗方案包括激素冲击疗法、联合免疫抑制剂治疗、血浆置换等都是我们根据患者特点独立制订的,并结合临床不断优化，同时中医治疗也不断深化，进而开展严格规范的中西医结合实践，诊疗水平明显提高。我的成长经历使我坚信：MG 治疗必须中西医结合！

在与国内众多专家交流的过程中，我也发现部分西医专家对中医治疗本病存在不信任甚至排斥的态度，也有的中医专家认为，中医治疗 MG 很有优势，完全不需要西医的治疗，单用中医治疗就行；在门诊的 MG 患者中，有的是专家告知他不可去看中医，自己私下来找我，结果加用中药后疗效提高很快；又有中医专家跟患者讲，西药副作用大，且不能断根，最好不要再看西医。由此我感到，中、西医间的沟通和认同还远远不够。西医、中医都是治病救人的，我们应该努力去学习它、掌握它，因为对 MG 这样的难治性疾病，西医和中医虽然都有效，但单一手段的疗效都并非最佳，两种方法联合岂不优于一种？因此，我觉得有必要大声疾呼：重视 MG 的中西医结合治疗！

在多年的实践探索中，我逐步认识到，中西医结合并不是中、西医两种方法的简单相加，而应该根据 MG 不同类型、不同时期的临床和病理特点，精准选择最适宜的中医和西医方法，进行优化组合，以期达到最佳的临床效果，因此，应强调分型分期治疗、序贯治疗、目标治疗，强调规范化与个体化的统一。

本书呈现了笔者 20 余年来从事 MG 中西医结合实践的思考、记录和总结，旨在以自身的经历强调：MG 治疗，西医好，中医也好，中西医结合更好！期待通过本书让有志于从事 MG 等神经免疫性疾病实践的医者能从中汲取一些切合临床实际的、有用的经验和方法，对开展中西医结合实践提供一些有益的借鉴与启示；同时本书也期待能给 MG 患者以信心：只要坚持治疗，规范治疗，综合治疗，一定能收到满意的治疗效果。

本书在介绍中西医对本病认识、现代诊疗方法，常用的中药、方剂及外治疗法，国内著名中医或中西医结合专家的学术观点与经验等内容后，结合国内近 50 年来本领域研究的进展及作者实践所得，着力阐述了中西医结合治疗 MG 的思路和方法，随后通过 33 个不同类型病案对治疗方案的运用及得失进行介绍，并对中西医结合临床上较关注的几个问题进行了探讨，期待得到同行专家的批评指正。

感谢我的导师，首届国医大师张学文长期以来对我的谆谆教诲和悉心指导；感谢我国著名神经免疫学专家许贤豪带我进入广深的 MG 研究领域，并引领我不断前行；感谢我的老师、国医大师刘尚义长期以来对我临床的帮助和学术上的悉心指导；感谢著名中西医结合神经内科专家、中国中西医结合学会神经科专业委员会主任委员高长玉多年来对我学术上的指导、支持与帮助。他们都对本书的写作给予热情支持与鼓励，并欣然作序。

况时祥

2022 年 5 月

目录

第一章

中医对重症肌无力病因和发病机制的认识

重症肌无力（myasthenia gravis，MG）是一种主要由乙酰胆碱受体（AChR）抗体介导、细胞免疫依赖、补体参与、累及神经肌肉接头突触后膜，引起神经肌肉接头传递障碍，出现骨骼肌收缩无力的获得性自身免疫性疾病，主要表现为眼睑下垂、复视、四肢近端肌无力或咀嚼、吞咽障碍等，具有晨轻暮重，活动后加重，休息后减轻等特点。中医古籍中无此病名，其中以眼睑下垂、复视为主要表现者，属于中医"睑废""胞垂""视歧"等范畴；以四肢近端无力等为主要表现者，属于中医"痿病"范畴。

第一节　古　代　认　识

我国古代对痿病病因病机的论述很多，多认为其或由六淫浸淫，或由七情所伤，或由房室劳累，或由饮食不节，或由阴阳气血亏虚等导致。可见，本病病因病机复杂，值得深入探讨。有鉴于此，我们将基于历代医家对痿病病因病机的认识予以系统梳理和整合，以冀为临床研究提供更多的理论依据，亦为今后探索这一疑难病症的作用机制提供更多的技术支撑。

（一）秦汉时期

《黄帝内经》（简称《内经》）首先提出痿病与脾密切相关。如《素问·太阴阳明论》云："帝曰：脾病而四支不用何也？岐伯曰：四支皆禀气于胃，而不得至经，必因于脾，乃得禀也。今脾病不能为胃行其津液，四支不得禀水谷气，气日以衰，脉道不利，筋骨肌肉，皆无气以生，故不用焉。"明代马莳注："此言有脾病者，四肢之所以不能举也。帝言脾在内，四肢在外，然脾病而四肢不用者何也？《灵枢·经脉篇》有手指足指不用等语，皆言手足之指不能举用也。伯言四肢皆禀气于胃,而胃气不能自至于四肢之各经,必因于脾气之所运,则胃中水谷之气化为精微之气者,乃得至于四肢也。今脾经受病,如上文䐜满、闭塞、飧泄、肠澼之类,则不能为胃化其水谷,行其津液,故四肢者不得禀水谷所化之气,而各经之气日以衰微,肠道不利,筋骨肌肉皆无气以生,故四肢安得而举焉?"脾胃乃仓廪之官,后天之本,津液气血及精气化生之源。若素体脾弱,或饮食不节,损伤脾胃,或忧思伤脾,或情志不舒,郁怒伤肝,损伤脾胃,或久病体虚,纳差食少,损及脾胃,脾胃日损,接济无源,气血俱虚,久则五脏六腑、四肢不得后天水谷精微之滋养而发为痿病。

《素问·痿论》指出,痿病总因"肺热叶焦",是由于"有所失亡,所求不得,则发肺鸣,鸣则肺热叶焦"。脉痿可从肌痹传变而来,多因"悲哀太甚,则胞络绝,胞络绝则阳气内动","大经空虚"。筋痿则由于"思想无穷,所愿不得,意淫于外,入房太甚,宗筋弛纵"。肉痿多因居处潮湿,"有渐于湿,以水为事,若有所留,居处相湿,肌肉濡渍,痹而不仁"。骨痿由于"有所远行劳倦,逢大热而渴,渴则阳气内伐,内伐则热舍于肾,肾者水藏也,今水不胜火,则骨枯而髓虚,故足不任身"。上述经文,较系统地论述了五痿的病因及形成机制。

继《内经》之后,痿病有了进一步的发展。《难经》提出"五损传变论",指出痿病"一损损于皮毛,皮聚而毛落;二损损于血脉,血脉虚少,不能荣于五脏六腑;三损损于肌肉,肌肉消瘦,饮食不能为肌肤;四损损于筋,筋缓不能自收持;五损损于骨,骨痿不能起于床",明确指出了"痿"的传变规律以及预后等,阐《内经》之未发,扩展了关于"痿"的病理传变方面的内容。

(二)唐宋时期

此时期,痿病的脉诊及方药研究进一步发展。唐代孙思邈注重从脉论治,补充了《内经》关于痿病的脉象特征,使痿病的脉诊有所发展。如《备急千金要方·肾脏方·肾脏脉论》云:"肾脉急甚,为骨痿癫疾……微滑为骨痿,坐不能起,目无所见,视见黑花。"北宋王怀隐等弥补《内经》无治痿方药的遗憾,著《太平圣惠方》,载 11 首治"痿"方,有石斛散、桑寄生散、补肾圆、羌活圆等,成为现存最早记载治"痿"的方书。

南宋陈言首次提出痿躄属内伤气血不足所致的论点,强调内脏不足,乃血气之虚的结果,并在《三因极一病证方论·五痿叙论》中明确指出:"夫人身之有皮毛、血脉、筋膜、肌肉、骨髓以成形,内则有肝、心、脾、肺、肾以主之。若随情妄用,喜怒不节,劳佚兼并,致内脏精血虚耗,荣卫失度,发为寒热,使皮血、筋骨、肌肉痿弱,无力以运动,故致痿躄。状与柔风脚弱皆相类,以脉证并所因别之,不可混滥。柔风脚气,皆外所因;痿躄则属内,脏气不足之所为也,审之。"这弥补了《内经》只言五脏内热伤津致痿的不足,对痿病病因病机的认识有所发展。

(三)金元时期

金代李杲《脾胃论·脾胃胜衰论》曰:"胃中元气盛,则能食而不伤,过时而不饥。脾胃俱旺,则能食而肥。脾胃俱虚,则不能食而瘦。或少食而肥,虽肥而四肢不举,盖脾实而邪气盛也。又有善食而瘦者,胃伏火邪于气分则能食,脾虚则肌肉削,即食㑊也。叔和云:多食亦肌虚,此之谓也。夫饮食不节则胃病,胃病则气短精神少而生大热,有时而显火上行,独燎其面。《黄帝针经》云:面热者,足阳明病。胃既病,则脾无所禀受,脾为死阴,不主时也,故亦从而病焉。形体劳役则脾病,脾病则怠惰嗜卧,四肢不收,大便泄泻;脾既病,则其胃不能独行津液,故亦从而病焉。"四肢皆禀气于胃,李杲论述脾胃气虚致痿的同时,一是阐述了胃火内生而致痿,即过食辛辣燥热之品致胃阴不足,胃火内生,消谷善饥,而不能长养气血以濡养宗筋则纵而不收,四肢不用而为痿病;二是阐述阳明胃气不得至于四肢之经,必因于脾,乃得至经而受气于胃也。禀,犹受也,四肢皆受气于胃,而今脾病不能为胃行其津液,则四肢不得受胃中水谷之气,而水谷之气,外行四肢,内资五脏,气日以衰。肺主气也,脉道不利,心主脉也,而肝主之筋,肾主之骨,脾主之肌肉,皆无水谷之气以生,故四肢不用焉,即所以脾胃亏虚而四肢不用也。

金代张从正在痿病病因病机上继承《内经》的认识:痿者必火乘金。《儒门事亲·指风痹痿厥近世差玄说》云:"大抵痿之为病,皆因客热而成……总因肺受火热,叶焦之故。相传于四脏,痿病成矣。"金代刘完素《素问玄机原病式》曰:"病痿,皆属肺金。……痿,谓手足痿弱,无力以运动也。……至于手足痿弱,不能收持,由肺金本燥,燥之为病,血液衰少,不能荣养百骸故也。"指出痿病的发生与肺有密切关系,且肺燥血虚为主要的病因病机。张从正根据《内经》之旨,首辨风、痹、痿、厥之异,提出"夫四末之疾,动而或劲者为风,不仁或痛者为痹,弱而不用者为痿,逆而寒热者为厥",认为痿病可用汗、下、吐三法进行治疗,并叹曰:"余尝用汗、下、吐三法,治风痹痿厥,以其得效者众。"

元代王履著《医经溯洄集》,认为痿病的发生与湿邪有关:"秋湿既胜,冬水复旺,水湿相得,肺气又衰,故乘肺而为咳嗽。其发为痿厥者,盖湿气内攻于脏腑则咳逆,外散于筋脉则痿弱也,厥谓逆气也。……湿从下受,故干肺为咳,谓之上逆。夫肺为诸气之主,今既有病,则气不外运,又湿滞经络,故四肢痿弱无力,而或厥冷也。"该文主要论述湿气内攻脏腑,致筋脉失养,见四肢痿弱无力。该病机与《内经》肉痿的病因病机相似。元代朱震亨亦据《内经》之言,辨风、痿混同之谬,强调"痿,断不可作风治,而用风药",告诫世人应"免实实虚虚之祸"。

(四)明清时期

明代秦景明《症因脉治·痿症论》分"外感痿症"与"内伤痿症"两大类,"外感痿症"细分风湿痿软、湿热痿软、燥热痿软,"内伤痿症"细分肺热痿软、心热痿软、肝热痿软、脾热痿软、肾热痿软,并分别从症、因、脉、治4个方面对内伤五痿加以阐述。

明代王肯堂《证治准绳》在继承《内经》理论基础之上,将痿分为5类,又进一步深入阐明了痿的病因病理,并根据五脏气热致痿的理论提出治则和方药。

明代李梴在《医学入门》一书中发展和扩大了《内经》"各补其荣而通其俞"的因时针刺治疗原则,提出"五痿旺时病易安,随各脏旺月调补则易",这不仅适用于针刺治痿,同样也适用于药物治痿。

明代张介宾认为元气败伤则精虚不能灌溉、血虚不能营养者亦不少,这使陈言提出的痿病因于"内脏精血虚耗"的病机更加明确,原文曰:"故因此而生火者有之,因此而败伤元气者亦有之。元气败伤,则精虚不能灌溉,血虚不能营养者,亦不少矣。若概从火论,则恐真阳亏败,及土衰水涸者,有不能堪,故当酌寒热之浅深,审虚实之缓急,以施治疗,庶得治痿之全矣。"提出元气败伤致痿,在治疗上创制了鹿角胶丸以治之。另一方面,张介宾强调治疗"痿"不可一概从火论治,当审清病因,辨证论治。其认为治疗痿病"当酌寒热之浅深,审虚实之缓急,以施治疗,庶得治痿之全矣",可谓深得治痿要义。

清代陈士铎强调了五痿由阳明胃火熏结而成,谓"痿症无不成于阳明之火",并在治疗上提出清胃火的方法,义理切深详明,配方精当。清代陈歧据《内经》之旨,提出痿由"心火流于下焦"说,认为"肾水不足,不能上制心火。火来刑金,无以平木,肝邪得以克贼脾土,而痿症作矣,治当补肾水之虚,泻心火之亢",并指出了痿有疼痛的症状,谓"痿者,足痛不能行也"。

清代李用粹在《证治汇补》中论及:"湿痰痿者,肥盛之人,血气不能运动其痰,致湿痰内停,客于经脉,使腰膝麻痹,四肢痿弱,脉来沉滑,此膏粱酒湿之故。所谓土太过,令人四肢不举是也。"《证治汇补》的阐述较为系统全面,并提出饮食调护宜忌,汇集了前人的理论和经验,指出痿病因病因病机不同而调护有别。

清末名医张锡纯认为痿病的发病与胸中大气有关："痿证之大旨,当分为三端:有肌肉痹木,抑搔不知疼痒者。其人或风寒袭入经络,或痰涎郁塞经络,或风寒痰涎互相凝结经络之间,以致血脉闭塞,而其原因,实由于胸中大气虚损。"并创用振颓丸,运用马钱子治疗痿病,效果较好。

第二节　现　代　认　识

(一)以虚为主的脏腑病因病机及证候特点

大部分医家研究重症肌无力病因病机时,均认为此病是以单脏腑或多脏腑虚为主,随着病程迁延,疾病发展,可导致其他脏腑的虚亏。中医临床上,重症肌无力主要与脾、胃、肝、肾有关,以这些脏腑的气血阴阳亏虚为主要病机。近年来,重症肌无力的病因病机主要从以下几方面加以论述。

1. 脾胃虚损,五脏相关　邓铁涛认为,本病病因可归纳为先天禀赋不足,后天失调,或情志刺激,或外邪所伤,或疾病失治,或病后失养,导致脾胃气虚,渐而成虚成损。并在长期临床治疗的反馈信息中,体会到本病缠绵难愈,易于再发,故认为本病不是一般的脾气虚,而是由虚致损的虚损病,并提出"脾胃虚损,五脏相关"的病机。

2. 脾肾虚损,真气不足　李庚和强调,本病为脾肾虚损所致,认为脾为气血生化之源,能产生中气,五脏六腑、四肢百骸皆赖其输布养长,而肾为元气之根,元阴元阳之宅,五脏六腑、四肢百骸皆赖其温煦、濡养。脾肾双亏则脏腑及周身肢体皆失养而发病。由此推理,李庚和认为,脾肾虚损则真气不足,是重症肌无力的本质。

张静生认为,脾肾虚损为重症肌无力发病的基本病机。重症肌无力虽病位在脾胃,然与其他脏腑关系亦十分密切。脾胃虚损,气血生化乏源,导致心血不足,肝窍失养,宗气不运,则表现出心悸失眠、复视、斜视或视物模糊或呼吸困难等症。而脾与肾的关系尤为密切,脾为后天之本,肾为全身阴阳之根本、精气之所在,与脾在生理上相互资助,在病理上亦互为因果。脾气虚则无力运动,肾气虚则精虚不能灌溉。因此,脾肾亏虚、气血不足、肢体肌肉失养是重症肌无力的基本病机。

总之,脾合肌肉,主四肢,与肢体肌肉活动密切相关。脾病不能尽其中土灌溉之职,因而出现眼睑下垂,四肢软弱无力,不能卧举,口软唇弛,咀嚼无力,吞咽困难等症状;黑珠属肾,肾为藏精之所,五脏之精皆上注于目,肾虚则精不足,出现视物如蒙,或复视,或斜视,或两目少神,而露呆滞之象等。肺为声之门,肾为声之根,声虽发自肺,而实根于肾,故构音障碍或语声低微而不清,亦系肺肾之气不足。此外,面色萎白,精神不振,溲清长,便溏薄,指纹淡等,更为脾阳不振之确征。活动后加重,休息时减轻,以及朝轻暮重,亦与脾肾阳虚有关。另见突然昏仆之症,亦与脾肾有关,以脾虚精微不布,痰涎内结,加之元气亏虚,气机逆乱,中气下陷,清阳不展,因而昏仆。

3. 肝血不足,风中筋脉   尚尔寿认为,重症肌无力的病位主要在肝,病因病机与风有密切关系。凡情志所伤、饮食失宜、劳倦过度皆可致肝血亏虚,筋失濡养,则宗筋弛纵不能耐劳;肝血不足则肾精亏损,肝肾阴虚,水不涵木,肝风内动,风阳灼津为痰,肝风挟痰阻滞经络,气血痹阻,筋脉肌肉失养而弛缓痿废,可见四肢不用;正气不足,风邪浸淫筋脉,伤于风者上先受之,风邪客于睑肤,使眼睑缓纵而下垂。责之病本在肝、在风,筋脉失养,风痰阻络。

4. 脾虚,兼肾肝不足   曹洪欣通过对重症肌无力临床表现进行中医理论分析,认为眼睑在眼科五轮部位中定为肉轮,属脾胃,司眼之开合,若脾虚气陷则下垂不举。脾主肌肉、四肢,脾气虚弱则肌肉瘦削,软弱无力甚至萎弱不用。同时由于肾是先天之本,肾藏精,瞳神为水轮,属肾,依赖肾之精气所注,目得精血而能视,故肾气不足则视歧。喉舌为脾肾经脉所布,病及声音低嘶与吞咽困难为脾肾虚损之重症。若气机日衰甚至上气不足,则抬头困难。又由于肝藏血主筋,肝血不足,筋失所养则表现为肢体、关节运动不利。故认为重症肌无力的病机主要是脾虚气陷,兼有肾气不足和肝血不足。

5. 元气亏虚,肝脾肾功能失调   王新陆认为,本病首先与脾有密切联系,因脾为后天之本,气血生化之源,居中焦,为气机升降之枢纽,主四肢肌肉,脾虚则四肢肌肉不得禀水谷气,故四肢痿软不用;上睑属脾,脾主升清,脾虚气陷,升举无力,则眼睑下垂;脾胃互为表里,脾虚则胃亦弱,气机升降不利,受纳无权,故见吞咽困难;脾胃运化水谷之气,通过脾之散精作用上归于肺,积于胸中而为宗气,以行司呼吸、贯心脉之职,若中气下陷,则胸中之气难以持续,故见气短不足以息,心慌胸闷,甚则出现肌无力危象。此外,本病与肝肾亦有密切关系:肝主藏血,开窍于目,主筋而为罢极之本;肾藏精,主骨,为作强之官。若肝血亏虚,筋脉失养,罢极无本,则宗筋弛纵不能耐劳,可见四肢无力;肝血不足,肝窍失养,肾精不足,精明失养,精脱则视歧,视歧见两物,故见复视、斜视。乙癸同源,肝肾为病,常相互影响,肝血不足,可致肾精亏损;肾虚精亏,水不涵木,非唯肝肾俱亏,且亦生风动血,气机乖乱,聚津生痰,肝风挟痰阻滞经络,筋脉肌肉失养亦致弛缓痿废;伤于风者,上先受之,睑络居于上,而肝风扰之,气血痹阻,则使眼睑缓纵下垂。故重症肌无力主要责之于脾胃气虚、肝肾亏虚和肝风扰络。

6. 脾肾肺三脏虚损　邓毓漳认为,本病病机与脾肾肺虚损密切相关,主要责之于脾。脾虚气血不足,宗筋失养,则筋脉弛缓,肌肉痿软无力,四肢不用。肾为先天之本,既能温煦脾阳,又赖脾生化的水谷之精不断充养,脾肾相互配合,参与维持人体的生命活动。足太阴脾经挟咽,连舌本,散舌下;足少阴肾经循喉咙,挟舌本;肺主呼气,肾主纳气,咽喉为肺气出入之门户,故肺、脾、肾三脏虚损,皆可出现咀嚼无力、吞咽困难、呼吸困难等。此外,邓毓漳认为湿热浸淫导致筋脉弛缓,亦常为本病病因之一。

(二)虚毒结损学说,从胸腺论治

胸腺属奇恒之腑,系由先天之精化生,并在肾精的滋养和元气的激发推动下日益发育成熟;同时,胸腺又蕴含先天元阳之气,并赖后天宗气的不断充养滋助,维系正常协调的功能状态。本团队结合现代科学对胸腺以及中西医对MG等自身免疫性疾病发病机制的研究成果,将胸腺生理和病理特点概括为如下几方面:

1. 调节作用　胸腺位居胸中,具有调节、斡旋胸中大气的作用,而能保证体内诸"气"正常发挥生理作用。

(1)助卫固表:胸腺既助肺主气,又能协助、促进卫气宣发布散全身体表,发挥固护卫表,温分肉、实腠理作用。如胸腺虚损,则卫气失职,机体抵御外邪功能减弱,极易感邪为病。

(2)扶助元气:胸腺本身蕴含先天元阳之气,并在后天宗气的充养滋助下胸腺阳气保持旺盛活跃的状态,而对人体五脏六腑、四肢百骸、皮毛肌表起温煦润养作用。同时,胸腺又有调节体内元气之功。因此,倘胸腺阳气不足或功能失职,致使元阳虚乏,温养无权,则脏腑功能失调,气血津液代谢异常,机体内环境紊乱,进而气机紊乱、痰湿浊毒内生,进一步腐害诸脏、损伤元气,出现一系列变化。

(3)调补宗气:胸腺与肺共居胸中,能助肺主宗气,即协助肺调控、支持宗气功能,同时胸腺助肺主气、助脾健运,而有益于宗气化生。故胸腺受损或虚衰,失其调控、助益、化生宗气之职,宗气不足或不能正常运行布散到周身肢体,则出现精神倦怠、肢体无力、心悸气短之症;如浊毒壅聚,直伤胸腺,胸腺失其助肺主气司呼吸之能,则出现大气下陷、呼吸喘急等危症。

(4)调营固本:胸腺调节营气,是指通过调节斡旋胸中大气作用,能保证营气的正常化生和循行,从而保障脏腑、经络等生理活动所必需的营养物质。胸腺受损或虚衰,调节无权,营气化生不足或循行不畅,脏腑、经络失充失养,抗邪力弱,则易受邪罹病。

(5)调补中气:胸腺调节宗气,而宗气能激发、促进脾胃功能,使脾气健旺,气血精微生化有源,并能在宗气作用下输送到全身肌肉中去,发挥濡养肌腠,维持肌肉活动能力的作用。因而胸腺虚损,不能调节布散宗气,则中气虚乏,不唯其生化气血之力弱,也使其主四肢肌肉之力受损,从而出现全身或局部肌肉无力之症。

2. **易损、易虚、易结**　胸腺内居胸中,紧邻肺心二脏,邻近肝、脾胃等脏腑,因此,肺心、肝、脾胃的病变可累及、影响胸腺。其一,或感受外邪,或情志、劳累、饮食不节导致脏腑虚损、功能失调,内生痰湿浊毒之邪,皆易累及胸腺,导致胸腺损伤,胸腺屏障破坏,而易感邪罹病。其二,胸腺调节诸气,具有防御外邪浸淫和邪自内生作用,为易受邪侵之地,若病邪反复侵犯,其气易虚;同时,胸腺赖肾精之滋养及脾胃化生的气血精微和肺所吸入之自然清气以充养,脾肾肺虚损皆可导致胸腺虚损,故胸腺易虚。其三,外感六淫、七情内伤、饮食劳倦乃至跌仆损伤,均可影响胸中大气之调畅,进而影响胸腺气机调畅,以致气机郁阻,血行滞涩而成瘀,水湿不布而生痰,痰、湿、瘀久郁而生毒,痰、瘀、湿、毒壅结胸腺,导致其结构损伤、功能障碍,甚而产生增生或肿瘤等改变,故易于发生邪气壅结并导致组织增生或肿瘤是胸腺的特点之一。

西医认为,MG是一种自身免疫性疾病,免疫失衡是MG发病的重要机制,但引起免疫异常的根源可能是胸腺。大量研究表明,80%~90%的重症肌无力患者存在胸腺组织异常,其中65%~75%有胸腺增生,10%~15%伴有胸腺瘤。还有学者发现,MG患者的胸腺处于一种慢性炎症的病理状态,而切除胸腺可使患者症状得到缓解。故胸腺病变在MG发病中可能起关键作用。

中医认为,禀赋薄弱、正气虚乏,或反复感邪,或饮食不节、劳倦内伤,或七情失调,导致五脏受损,气血亏虚为MG形成之基础。然在此基础上,唯有病变累及胸腺,才可能导致MG的发生。如肺卫气虚,卫外不固,外邪侵袭,可直中于胸腺,导致胸腺感邪为患;饮食失节,劳倦过度,或七情失调,或外邪浸淫中焦,皆可导致脾胃受损,运化功能失职,以致气血精微生化乏源,而胸腺失于充养,或脾胃亏虚、痰湿浊毒内生,浸渍损伤胸腺;年老肾衰,或房劳久病伤肾,或致肾精亏虚,胸腺失于滋养,久而虚损,或令肾阳虚乏,一则胸腺失于温养激活,其气亦虚,二则不能温化水湿,导致水湿停滞,久留不去,郁而成毒,水湿浊毒可直伤胸腺;七情失调,肝气不舒,气机郁滞,则血行滞涩、久而成瘀,水湿不布、聚而成痰,可致胸腺痰瘀壅结。由此可见,脾肾肝肺等脏病变,皆能累及胸腺,或令胸腺失养,或邪伤胸腺,或痰湿毒瘀壅结其中,以致胸腺亏虚,或形质受损,出现组织增生甚至肿瘤等变化。胸腺受累而罹病后,会出现两方面变化,一是胸腺气虚,其调节诸气和脏腑功能之力薄弱,机体防御能力下降,易于感邪为患;二是胸腺痰湿毒瘀壅聚、内环境失衡导致其功能紊乱,在此基础上又聚邪而滋生浊毒。内生浊毒,浸淫肌腠,腐害其形质、损伤其功能,或令脾胃虚损,气血生化无权,而痰湿浊毒更甚;或致肾气虚损,肾之精血亏乏,无以灌溉营养四肢百骸,或肾失温化,水湿停聚,滋生痰毒湿毒;或使肝气虚损,肝血不足,肝窍、筋脉失养;或致心气虚损,心血瘀阻;或使肺气虚损,抗邪力弱,导致本病反复感邪复发,甚而重伤肺气,以致胸中大气下陷,而发生肌无力危象等。上述诸端,导致 MG 反复发作、病情缠绵、顽固难愈。

综合上述,诸脏病变累及胸腺是重症肌无力发病的重要前提;邪毒浸淫、痰瘀壅结、胸腺受损是重症肌无力发病之基础;胸腺内生浊毒,毒伤肌腠,肌腠失其功用,是重症肌无力产生的实质;毒损五脏、脏腑虚损是重症肌无力顽固难愈,甚至发展恶化的关键。

(王　强)

参考文献

［1］全世建,肖会泉. 邓铁涛治疗重症肌无力经验 [J]. 山东中医杂志, 2006, 23 (10): 626-627.

［2］李庚和. 脾肾学说对重症肌无力症的探讨 [J]. 新中医, 1982, 2 (4): 8-10.

［3］孙巍,张静生. 张静生补脾益肾法治疗痿证 [J]. 实用中医内科杂志, 2014, 28 (5): 9-11.

［4］于振宣,黄坤强,季晓莉. 尚尔寿治疗痿证经验 [J]. 中医杂志, 1995, 36 (9): 522-524.

［5］李春杰,余柏林. 曹洪欣教授治疗重症肌无力的经验 [J], 中国中医药信息杂志, 1999, 6 (11): 27.

［6］王中琳. 王新陆教授从肝脾肾论治重症肌无力经验 [J]. 中国中医药现代远程教育, 2010, 8 (15): 4-5.

［7］邓斌. 邓毓漳治疗重症肌无力经验 [J]. 江西中医药, 2010, 41 (4): 22-23.

［8］况时祥,何前松,况耀鋆. 从胸腺论治重症肌无力 [J]. 贵阳中医学院学报, 2017, 39 (5): 1-4.

第二章

西医对重症肌无力病因和发病机制的认识

第一节 研究概况

西医对重症肌无力（myasthenia gravis，MG）的认识已有300余年历史。Thomas Willis 最早在1672年首次描述了一例MG患者的临床表现，其后200余年间，人们对MG研究较少，直到1895年，MG才得以正式命名（Jolly，1895）。此后，人们对MG的研究逐步深入，逐渐认识到MG和胸腺相关，可伴有胸腺增生或胸腺瘤（Weigert，1901；Bell，1917；Gordon Holmes，1923），但对其具体机制仍不清楚。20世纪30年代，Mary Walker 发现，应用毒扁豆碱可以治疗MG（Walker MB，1934），自此，人们对MG的发病部位开始聚焦于神经肌肉接头。20世纪50~60年代，Simpson 和 Nastuck 提出了MG的自身免疫学说，认识到MG患者血清内存在自身抗体和补体；1973年，Patrick 和 Lindstrom 研究发现，乙酰胆碱受体抗体（AChR-Ab）可损害神经肌肉接头的结构和功能，导致肌无力的发生，从而证实了MG的自身免疫机制。

近半个世纪以来，MG的病因、病理及发病机制研究取得很大进展。病因方面，发现遗传因素和感染因素和MG有一定关系；病理方面，发现MG患者神经肌肉接头突触后膜乙酰胆碱受体的数量减少，且有补体的沉积和后膜结构的破坏。发病机制方面包括体液免疫和细胞免疫。体液免疫方面，MG的发病与B细胞的活化及AChR-Ab的产生有关，其中自身抗体除AChR-Ab外，目前还发现了MuSK抗体、LRP4抗体、Agrin抗体以及其他横纹肌相关抗体等多种抗体；细胞免疫方面，认识到$CD4^+T$细胞、$CD8^+T$细胞在MG发病中起重要作用，已阐明辅助性T细胞（Th1、Th2、Th3、Th17）、调节性T细胞和MG的关系，细胞因子及其网络失衡与MG的关系密切，现已发现多种免疫分子、基因、蛋白均参与 MG 的免疫反应；另外，胸腺与 MG 的关系密切，MG 患者胸腺病理改变主要表现为胸腺增生和胸腺瘤，胸腺生发中心（GC）是 B 细胞活化和免疫应答的主要场所，滤泡辅助性 T 细胞可促进 GC 的形成和 B 细胞活化，而滤泡调节性 T 细胞则可抑制这一作用。

　　MG 的病因和发病机制仍有很多未明之处，研究仍在不断深入，本章将就现有的 MG 病因、发病机制作一简要概述。在阐述 MG 病因与发病机制之前，先简要复习一下神经肌肉接头的病理生理学。

第二节　神经肌肉接头的病理生理学

（一）神经肌肉接头的解剖

　　骨骼肌纤维由脊髓前角细胞或脑干 α 运动神经元发出的轴突支配。这些运动神经在邻近肌纤维处发出很多分支，并脱去髓鞘，组成神经末梢，这部分神经末梢也称突触前膜，与其相对应的肌膜称突触后膜，突触前膜和突触后膜之间称之为突触间隙。神经肌肉接头（neuromuscular junction，NMJ）由突触前膜、突触间隙、突触后膜组成。突触前膜内含有许多突触小泡，每个小泡内含有约 8 000~13 000 个乙酰胆碱分子；突触后膜由许多皱褶组成，皱褶隆起顶端有许多乙酰胆碱受体（acetylcholine receptor，AChR）；突触间隙内含有许多乙酰胆碱酯酶（acetylcholinesterase，AChE），AChE 能将乙酰胆碱（acetylcholine，ACh）水解为胆碱和乙酸，从而终止神经肌肉传递。

（二）神经肌肉接头的信号传递

　　神经肌肉接头的信号传递经历了从电信号到化学信号，再转化为电信号，直至肌肉收缩的过程。首先，当由神经纤维传来的动作电位到达神经末梢时，突触前膜去极化，电压门控钙离子通道开放，导致 Ca^{2+} 内流，胞质内 Ca^{2+} 浓度增高，启动突触小泡出胞机制，突触小泡内的 ACh 释放至突触间隙；其次，ACh 再与突触后膜的 AChR 结合，进而激活肌膜阳离子通道开放，导致后膜去极化，产生终板电位（endplate potential，EPP）；最终，电信号传递至肌纤维，导致肌肉收缩。

（三）终板电位和安全系数

　　突触前膜以量子释放的形式释放 ACh。一个突触小泡所含的 ACh，称一个量子的 ACh。静息状态下，突触前膜约每秒发生一次 ACh 释放，其引起的后膜终板电位极其微小，称微终板电位（miniature endplate potential，mEPP）。

当突触前膜产生的动作电位造成 Ca^{2+} 内流时,大量突触小泡几乎同时释放 ACh,引起的微终板电位将叠加为 EPP。通常情况下,NMJ 产生的 mEPP 比生成动作电位所需的阈值大。神经肌肉传递安全系数指的是 mEPP 和产生肌肉动作电位所需阈值电位的比值。安全系数降低可引起神经肌肉传递不良。影响 mEPP 的因素有:神经冲动的量子内容,传导属性、突触后膜 AChR 的密度和突触间隙,AChE 的活性等。

（四）突触后膜与乙酰胆碱受体

突触后膜表面汇聚乙酰胆碱受体(AChR)。AChR 是由 5 个亚基围绕一个中心通道排列所组成的跨膜糖蛋白。肌肉 AChR 有两种亚型:胚胎型或无神经支配肌肉表达的 AChR,由 2α、β、γ 和 δ 亚基组成;肌肉受神经支配后,形成成人 AChR 亚型,由 2α、β、δ 和 ϵ 亚基组成。AChR 的 α 亚基是 ACh 结合位点的重要分子结构,AChR 抗体的主要靶点位于 α 亚基的胞外区域。突触后膜还有与乙酰胆碱受体(AChR)功能相关的蛋白质,如 MuSK、Rapsyn、LRP4 等,这些蛋白分布具有高度空间特异性,其异常均可导致重症肌无力的发生。

第三节　西医对重症肌无力病因的认识

MG 的发病尚未发现明确病因,有自身免疫病倾向的个体在发生感染或内环境紊乱的情况下,极易患病。MG 发病的内因可能是遗传,在感染等外因下促发。

（一）遗传环境因素

MG 在人群中的异质性较大,不同地区、不同种族的发病率不一,且不同性别、不同年龄患者的临床异质性较大,而同卵双生的 MG 具有高度一致性,说明遗传、环境因素可能在 MG 病因学中有一定作用。迄今已发现很多候选基因与 MG 关系密切,这些基因有 HLA 等位基因,以及 *CTLA-4*、*CHRNA*1、*TNIP*1、*PTPN*22、*LGALS*1、*FOXP*3、*IL4R*、*DAF* 等基因,增加了 MG 的易感性。随着全基因组关联研究的开展及检测技术的提高,将会发现更多的相关基因。

（二）感染因素

感染是多数自身免疫性疾病的外部因素。病原体感染导致人体固有免疫激活,这可能是诱发自身免疫应答的关键。MG 患者胸腺固有免疫的激活是由具有高度种系保守性的模式识别受体以及炎症反应所介导的。病毒感染可能也参与了 MG 中特异性 AChR 免疫应答的诱导。已有不少报道提示,病毒感染与 MG 有关。被病毒感染的患者可出现 MG 急性发病,提示病毒感染可能与 MG 的发生存在关联。其机制可能为:病毒感染后,基于病毒抗原和自我抗原的相似性,通过分子模拟导致 T 细胞、B 细胞和抗体的交叉反应。

第四节　西医对重症肌无力发病机制的认识

（一）自身抗体与重症肌无力

20 世纪 60 年代,人们已认识到重症肌无力是一种自身免疫性疾病,并认为其发病机制和血清免疫球蛋白有关,但是,一直没有明确其致病性抗体。直到 20 世纪 70 年代,Patrick 和 Lindstrom 观察到,通过电鳐提取的 AChR 免疫家兔,会出现重症肌无力的表现,且出现与 MG 相似的电生理表现,从而证实乙酰胆碱受体抗体（AChR-Ab）是导致 MG 的致病性自身抗体;临床试验也证实 AChR-Ab 可导致 MG。大约 80%~85% 的 MG 患者血清中可检测到 AChR 抗体（放射免疫沉淀法）。AChR 抗体结合于 AChR 2 个 α 亚基的胞外区域。AChR 抗体主要是 IgG1 和 IgG3 型抗体。IgG1 和 IgG3 通过激活补体,形成膜攻击复合物,导致突触后膜裂解以及 AChR 数目减少,从而影响神经肌肉信号传递。AChR-Ab 还可以通过以下两种途径产生致病作用:第一,通过与 AChR 结合或蛋白交联作用,使 AChR 的内化降解增加,导致 AChR 数量减少。第二,少量但数量不等的 AChR-Ab 可以直接与 AChR 的主要免疫原区结合,从而直接阻断 AChR 的功能。

随着对重症肌无力研究的深入,发现除乙酰胆碱受体抗体外,还有许多针对神经肌肉接头突触后膜蛋白或分子的抗体,这些抗体均参与 MG 的发病。按照其部位及其对乙酰胆碱的作用可分为以下几类:

1. Agrin-LRP4-MuSK 信号通路

（1）肌肉特异性酪氨酸激酶（muscle-specific tyrosine kinase,MuSK）抗体:用标准的放射免疫沉淀法检测,仍约有 15% 的全身性重症肌无力患者血清 AChR-Ab 阴性。Hoch W 等首次在血清阴性的重症肌无力患者中检测到 MuSK-Ab。大约有 4%~6% 的 MG 患者血清 MuSK-Ab 阳性。MuSK-Ab 介导的重症肌无力存在地域、种族、性别差异,中欧多于北欧,东亚北部多于南部;在美国,非裔美国人多于白人;女性多于男性。MuSK 是受体酪氨酸激酶家族的一员,表达于成熟神经肌肉接头突触后膜。MuSK 是聚集蛋白（agrin）的受体之一,对 AChR 在突触后膜的聚集非常重要。Agrin 由运动神经元释放,与突触后膜的低密度脂蛋白受体相关蛋白4(low-density lipoprotein receptor-related protein 4, LRP4)结合,激活MuSK,引起Dok-7募集及非受体酪氨酸激酶和GTP酶活化,导致AChR在突触后膜的聚集。MuSK-Ab主要是IgG4型抗体,IgG4作用过程中没有补体参与。MuSK-Ab通过结合在抗原表位,阻断MuSK与LRP4的结合,抑制Agrin-LRP4-MuSK系统功能,影响AChR的聚集,从而影响神经肌肉接头的信号传递。MuSK-Ab介导的重症肌无力球部症状较重,且胆碱酯酶抑制剂治疗效果欠佳。

(2)低密度脂蛋白受体相关蛋白4(LRP4)抗体:血清AChR-Ab和MuSK-Ab双阴性(血清双阴)的MG患者可能存在LRP4-Ab,而血清双阴性的MG患者中,LRP4-Ab的阳性率存在差异,一项研究为4%,另一项研究为18.7%。LRP4是低密度脂蛋白受体家族中的一员。LRP4由NMJ后膜下的肌核表达并于NMJ聚集。LRP4与聚集蛋白结合,激活MuSK引起细胞内的信号级联反应,从而导致AChR的聚集。LRP4-Ab主要是由IgG1亚群组成,而IgG1为补体激动剂,推测LRP4介导的免疫损害可能有补体参与。LRP4-Ab阳性的重症肌无力患者主要表现为严重的四肢无力或进行性延髓性麻痹,一般无胸腺瘤,通常发生于年轻女性。

(3)聚集蛋白(agrin)抗体:仍有2%~5%的MG患者血清中AChR-Ab、MuSK-Ab、LRP4-Ab均为阴性(血清三阴性)。2012年,Cossins等在3种抗体均阴性的MG患者血清中发现了聚集蛋白抗体(Agrin-Ab)。Agrin是一种蛋白多糖,可由运动神经末梢或肌肉分泌。MG患者血清中的Agrin-Ab主要作用于神经末梢分泌的agrin。如前所述,Agrin-LRP4-MuSK通路可以诱导AChR在突触后膜簇集,而Agrin-Ab抑制了agrin的作用,影响AChR的簇集,从而影响神经肌肉接头的信号传递。

2. 抗横纹肌相关抗体

(1)Titin抗体:Titin,即肌连蛋白,又称连接素,是一种细胞内蛋白,在所有突触后膜蛋白中分子量最大,约为3 000 000,主要存在于骨骼肌及心肌纤维中,其含量在肌肉中约占10%。Titin对肌纤维的完整性起支架作用,对肌纤维的弹性发挥重要作用,其主要免疫原区位于肌纤维A/I带交界区。针对Titin产生的自身免疫应答会引起严重的肌无力症状。大约30%的重症肌无力患者,尤其是伴有胸腺瘤或晚发型的MG患者可以检测到Titin抗体。

(2)Ryanodine受体(RyR)抗体:RyR是另一种细胞内蛋白,又称雷诺丁受体,是一种跨模型钙离子通道蛋白,主要表达在肌质网的终池附近,在兴奋-

收缩偶联中介导 Ca^{2+} 的释放。RyR-Ab 主要是 IgG1 和 IgG3 型抗体,因而推测其作用过程中有补体参与。RyR-Ab 存在于 70% 的伴有胸腺瘤和 AChR-Ab 阳性的重症肌无力患者中,在晚发型的重症肌无力患者中检出率为 14%。MG 患者体内的 RyR-Ab 对位于骨骼肌和心肌的 RyR 存在交叉反应。

3. 其他抗体　其他如 Kvl.4-Ab、AChE-Ab 及作用于 Dok-7、ColQ、MMPs、HSPs 的抗体报道较少,其作用机制有待于进一步研究。

(二)体液免疫与重症肌无力

B 淋巴细胞(B-lymphocyte)是体液免疫的主导细胞,在骨髓中发育成熟后,进入外周淋巴细胞池。外周 B 淋巴细胞在遇到特异性抗原与相关细胞因子的刺激下可活化,并在抗原呈递细胞(APC)与 Th 细胞的协助下,转化成分泌特异性抗体的浆细胞以及记忆性 B 淋巴细胞而发挥免疫作用;在趋化因子的介导下,静息 B 淋巴细胞被活化,抗原呈递细胞将 AChR 呈递给活化的 B 淋巴细胞,诱导 B 淋巴细胞转化成分泌抗 AChR-Ab 的浆细胞,导致 MG 发病。

(三)补体与重症肌无力

补体(complement)在 MG 发病中的作用很早就被认识。最初,在 AChR-Ab 阳性的 MG 患者的血清中发现存在不同水平的补体因子。随后通过免疫组化和电镜观察,在 NMJ 突触后膜发现有 IgG、C3、C9 的沉积,并且在突触间隙可见脱落的褶皱碎片,大量的补体沉积导致 AChR 含量减少及 NMJ 的结构完整性破坏。后来有研究发现,AChR-Ab 水平较高的 MG 患者血清 C3 和 / 或 C4 水平显著降低,并且血清 C3 或 C4 水平与 MG 的临床严重程度及抗 Titin 和抗 RyR 抗体的存在无关,经过免疫球蛋白治疗和血浆置换后,患者血浆 C3、C4 水平下降。以上说明,MG 患者体内的 AChR-Ab 可激活补体系统,使大量补体沉积于 NMJ,引起 NMJ 和 AChR 的免疫病理损伤,最终导致 NMJ 传导障碍而发生肌无力。MG 患者体内 AChR-Ab 存在 IgG1 和 IgG3 两种亚型,IgG1 和 IgG3 可激活补体系统。MuSK-Ab 阳性的 MG 患者因其抗体为 IgG4 亚型,目前没有证据表明其 NMJ 处有补体沉积,但有研究认为,MuSK-Ab 阳性的难治性重症肌无力患者 NMJ 处有补体沉积。LRP4-Ab 阳性的 MG 患者抗体为 IgG5 亚型,目前其与补体的关系还有待于进一步研究。

补体系统主要通过经典途径参与 MG 的发病。补体调节因子是补体激活过程中重要的调控因子,能够调节和抑制补体系统,保护宿主细胞免受补体攻击引起免疫损伤。补体调节因子有:衰变加速因子(decay accelerating factor,

DAF)、膜辅因子蛋白(membrane cofactor protein,MCP)、膜反应性溶解抑制物(membrane inhibitor of reactive lysis,MIRL)等。这些补体调节因子能保护细胞表面不被自身补体激活,能抑制自身免疫应答。研究发现,DAF1 敲除小鼠中,实验性自身免疫性重症肌无力(EAMG)的发生率和临床严重程度均增加,NMJ 处 C3 沉积增多,肌肉 AChR 浓度降低,提示补体调节因子的缺乏在EAMG 的发病机制中有重要作用。

(四) 细胞免疫、细胞因子与重症肌无力

1. **CD4$^+$T 细胞**　MG 的发生与发展依赖于 AChR 特异性 CD4$^+$T 细胞的活化及其与 B 细胞的相互作用,最终产生高亲和力的特异性 AChR 抗体。CD4$^+$T 细胞按其功能分为辅助性 T 细胞(helper T cell,Th cell)和调节性 T 细胞(regulatory T cell,Treg cell)。Th 细胞根据其分泌的细胞因子和功能的不同,分为不同的亚群,主要有 Th1、Th2、Th17;Treg 细胞表面表达 CD25 和转录因子 FOXP3,可主动抑制自身反应性 T 细胞的活化和增殖,控制 T 细胞对自身抗原以及异体抗原的过度应答而达到免疫耐受作用。以下列举主要的CD4$^+$T 细胞亚群及其细胞因子。

(1)Th1 细胞及其细胞因子:Th1 细胞主要分泌促炎细胞因子,具有细胞毒性,能刺激自身抗体和补体的合成,从而破坏神经肌肉接头突触后膜结构,导致 AChR-Ab 减少而致病。Th1 分泌的细胞因子主要有白细胞介素 -2(IL-2)、白细胞介素 -12(IL-12)、γ 干扰素(IFN-γ)、肿瘤坏死因子 -α(TNF-α)。

IL-2 能促进 Th1 细胞的增殖、分化及 IFN-γ 的分泌,还能促进 B 细胞增殖,增强免疫应答。研究发现,IL-2 在 MG 患者的血清中高表达,且其水平与 AChR 抗体水平、病情的严重程度及胸腺增生情况相关。IL-12 是 Th1 细胞分泌的主要细胞因子,是巨噬细胞、B 淋巴细胞等抗原呈递细胞在免疫应答中产生的细胞因子,可特异性促进 Th1 细胞发育而抑制 Th2 细胞的功能,增强CD8$^+$T 细胞的细胞毒性。IFN-γ 在免疫调节中也起着重要作用,一方面可以激活巨噬细胞,增强 T 细胞的增殖和活化功能;另一方面还可以促进 B 细胞的增殖和分泌自身抗体。TNF-α 是免疫和炎症反应中的重要调节因子,由巨噬细胞、自然杀伤(NK)细胞、T 细胞和 B 细胞分泌。在 MG 的发病中,TNF-α可以促进胸腺细胞的增殖和分化,还可诱导抗原呈递细胞活化产生 IL-2,促使T 细胞增殖活化。

(2)Th2 细胞及其细胞因子:Th2 细胞主要分泌抗炎细胞因子,如白细胞介素 -4(IL-4)、白细胞介素 -5(IL-5)、白细胞介素 -6(IL-6)、白细胞介素 -10(IL-10)

等。Th2 细胞可下调活化的抗原呈递细胞（APC）和 Th1 细胞，促进 B 细胞的增殖、分化和抗体的形成。因此，Th2 细胞的主要作用是辅助特异性 B 淋巴细胞增殖并产生 AChR-Ab，启动体液免疫应答。

IL-4 主要由活化的 T 细胞产生，可促进 B 细胞增殖，使 B 细胞呈递抗原能力增强，同时提高巨噬细胞呈递抗原的能力，使其具有杀伤肿瘤细胞的功能。IL-4 在重症肌无力中的作用存在争议。既往认为，IL-4 对 MG 的发病起促进作用。目前认为，IL-4 可通过直接或间接作用促进 Treg 细胞分化以及免疫抑制细胞因子如转化生长因子 -β（TGF-β）的分泌而诱导免疫耐受。IL-5 主要由 Th2 细胞和激活的肥大细胞产生，可促进 B 细胞分化与生长，诱导嗜酸性粒细胞分化，促进 IgA 合成，诱导细胞毒性 T 细胞的生成。IL-6 可以促进 B 细胞分化为浆细胞，使抗体分泌增加，还可以诱导 T 细胞的活化、增殖和分化，促进 T 细胞表达 IL-2R 和 IL-2。IL-6 协同 TGF-β 可以诱导 CD4$^+$ 初始 T 细胞分化成 Th17 细胞，并能促进调节性 T 细胞的分化。IL-10 既能抑制巨噬细胞的抗原呈递和 Th1 细胞的免疫应答，又能刺激 B 细胞增殖分化，使其产生大量 IgM、IgG、IgA 抗体。所以，IL-10 有免疫促进和免疫抑制双重作用。目前多数观点认为，IL-10 的免疫抑制作用不足以对抗其免疫促进作用，IL-10 通过促进 B 细胞和 Th2 细胞的活化而致病。研究发现，MG 患者外周血 IL-10 mRNA 水平较正常对照表达增高，且随病情的缓解而下降。

（3）Th3 细胞及其细胞因子：Th3 细胞是由 CD4$^+$T 细胞分化而来的一类具有调节功能的 T 淋巴细胞亚群，主要分泌 TGF-β。TGF-β 是一种重要的内源性免疫抑制细胞因子，可抑制 T 细胞及 B 细胞的增殖分化，抑制 NK 细胞活性，拮抗 TNF-α，抑制自身抗原特异性 T 细胞产生；TGF-β 还可促使幼稚 CD4$^+$T 细胞表达 Foxp3，促进 Treg 的分泌，诱导免疫耐受。

（4）Th17 细胞及其细胞因子：Th17 细胞是一种较新发现的 Th 细胞，可诱导和维持组织的炎症反应，在清除胞外细菌及真菌感染中发挥着重要作用。Th17 细胞清除抗原的范围较 Th1、Th2 细胞广泛。目前，Th17 细胞已被证明和 MG 等多种自身免疫性疾病有关。Th17 细胞主要分泌白细胞介素 -17（IL-17）、白细胞介素 -21（IL-21）和白细胞介素 -22（IL-22）。

IL-17 是 Th17 细胞分泌的主要细胞因子，可促进细胞增生分化、招募中性粒细胞，通过诱导异位淋巴滤泡样结构以及生发中心形成，辅助 B 细胞产生自身抗体。IL-17 在 MG 和 EAMG 中有重要作用。Wang 等研究发现，在伴有胸腺瘤的 MG 患者中 IL-17 水平显著升高，其重症肌无力定量评分（QMG 评分）、血清 AChR-Ab 水平与 Th17 细胞比例呈正相关,且其 IL-17 水平可一定程度反映 MG 的严重程度。Th17 细胞及 IL-17 可能通过诱导 B 细胞失耐受而参与抗体介导的免疫病理损伤。IL-21 可刺激 T 细胞增殖、NK 细胞增殖和分化以及 CD40 特异性应答 B 细胞的增殖,对 IL-4 和 IgM 单克隆抗体活化的B 细胞有抑制作用。IL-21 在 MG 中起促进作用,MG 患者外周血 IL-21 水平明显高于正常对照组;使用糖皮质激素治疗后,IL-21 水平明显下降。

(5)Treg 细胞:Treg 细胞可抑制效应 T 细胞活性,诱导免疫耐受。Treg 细胞包括天然 Treg 细胞和获得性 Treg 细胞。天然 Treg 细胞是指胸腺中的 T 细胞自然分化并发育成熟后,进入外周淋巴组织的调节性 T 细胞,其抑制活性需要在 T 细胞受体活化后才能表现出来;获得性 Treg 细胞是指在外周血中成熟的 $CD4^+CD25^+$T 细胞,在树突状细胞和 TGF-β 的作用下转变而成的具有免疫抑制功能的 Treg 细胞。Treg 细胞在免疫耐受中发挥重要作用,可阻止自身免疫性疾病的发生。有研究发现,MG 患者体内 $CD4^+CD25^+$Treg 细胞水平较健康对照组明显降低,且在接受免疫抑制剂或胸腺手术治疗后,其数量增多。

Treg 细胞表达叉头样转录因子(forkhead transcription factor 3,Foxp3)。Foxp3 对 Treg 细胞的发育及功能起重要作用。有实验表明,MG 患者外周血 $CD4^+CD25^+$Treg 细胞数量与健康对照组相当,但其 Foxp3 表达下降,说明 Foxp3 表达下降与 MG 相关。Balandina 等研究发现,MG 患者胸腺 $CD4^+CD25^+$Treg Foxp3mRNA 表达低于对照组,且伴免疫抑制功能降低,提示 Foxp3 表达下降及其基因异常可能在 M G 的发生、发展中起重要作用。Treg 细胞还表达其他表面分子:细胞毒性 T 淋巴细胞相关抗原 4 (cytotoxic T lymphocyte-associated antigen-4,CTLA-4)和糖皮质激素诱导的肿瘤坏死因子受体(glucocorticoid-induced tumour necrosis factor receptor,GITR)。CTLA-4 在维持 T 细胞耐受方面具有双重功能:Treg 细胞表达的 CTLA-4 可抑制异常幼稚 T 细胞激活,而 Tconv 细胞表达的 CTLA-4 可防止自身反应性 T 细胞在重要器官中的积累。GITR 能增强免疫抑制功能。

2. $CD8^+$ 细胞　$CD8^+$ 细胞也称抑制性 T 细胞(Ts 细胞),可抑制 T 淋巴细胞活性和 B 淋巴细胞产生抗体,有抑制细胞免疫及体液免疫的作用,其作用靶细胞主要是 Th 细胞。MG 患者 $CD8^+$ 细胞百分率明显降低,$CD4^+$/$CD8^+$ 比值增高。$CD8^+$ 细胞主要通过两种机制发挥细胞毒作用:一是分泌穿孔素、颗粒酶、颗粒溶解素及淋巴毒素等物质直接杀伤靶细胞;二是通过 Fas/FasL 途径诱导靶细胞凋亡。

3. **免疫自稳、免疫失衡与细胞因子网络**　免疫是机体抵抗外来侵袭、保持内环境相对稳定的一种复杂的生理性保护功能。免疫应答不足或超常都会给机体带来不利影响而致病。人类在长期进化过程中已形成一整套免疫平衡调节机制,即免疫自稳。MG 的细胞免疫失衡机制较为复杂。MG 的发病与自身反应性 B 细胞的活化及致病性自身抗体的产生有关,这一过程依赖于 CD4$^+$Th 细胞的作用。如前所述,Th1 细胞、Th2 细胞、Th3 细胞、Th17 细胞分泌的细胞因子作用各异,它们可通过协同、叠加或拮抗等方式相互影响,构成动态的细胞因子网络,如该网络失衡,则可能导致 MG 的发生。Th17/Treg 失衡在 MG 发病中的作用越来越受到重视。Th17 细胞在介导炎症反应中发挥着重要作用,而 Treg 细胞则抑制 CD4$^+$T 细胞的活化及增殖,从而维持机体的免疫耐受。Treg 细胞及 Th17 细胞在分化过程中紧密相连,相互抑制。Th17 细胞分泌的炎症因子 IL-17A、IL-21 诱导 Th17 细胞分化,抑制 Treg 细胞的分化,而 Treg 细胞的特异性转录因子 Foxp3 又可影响 Th17 细胞转录因子 RORγt,从而抑制 Th17 细胞的分化。另外,TGF-β 可诱导初始 CD4$^+$T 细胞分化成 Th17 细胞或 Treg 细胞,但 IL-6 在其中起关键作用。在 IL-6 存在的情况下,Treg 细胞的分化被抑制,而 Th17 细胞可大量产生,所以 IL-6 与 Th17/Treg 失衡也密切相关。

（五）胸腺与重症肌无力

1. **胸腺的解剖与生理**　胸腺是中枢免疫器官,是 T 细胞分化、发育、成熟的场所。胸腺位于纵隔前上方,由结缔组织形成的小叶间隔分成许多不完全分割的小叶,每个小叶含有皮质和髓质两部分。胸腺皮质内 85%~90% 的细胞为未成熟 T 细胞(胸腺细胞),其他有胸腺上皮细胞、巨噬细胞、树突状细胞;胸腺髓质内有胸腺上皮细胞(大量)、较成熟的胸腺细胞(疏散分布)、巨噬细胞、树突状细胞。

胸腺为 T 细胞分化提供微环境。胸腺微环境主要由胸腺上皮细胞、巨噬细胞、树突状细胞、细胞外基质成分构成。胸腺上皮细胞组成的网状结构称胸腺基质,构成胸腺微环境的主要成分。胸腺上皮细胞通过两种方式影响胸腺细胞的分化:①细胞 - 细胞间相互接触:如上皮细胞表达的主要组织相容性复合体(MHC)Ⅰ类或Ⅱ类分子与胸腺细胞表达的 T 细胞受体(TCR)结合,调节胸腺细胞的发育;②分泌细胞因子:胸腺上皮细胞可分泌多种细胞因子如 IL-2、TNF-α 等促进胸腺细胞的发育。树突状细胞高表达 MHC Ⅱ类分子,而巨噬细胞则表达低水平的 MHC Ⅱ类分子,对 T 细胞的发育起重要作用。细胞外基质由多种胶原蛋白、网状蛋白纤维、葡糖胺聚糖、糖蛋白等组成,具有维持胸腺细胞正常的生理功能、促进细胞间相互作用和胸腺细胞移行成熟等作用。

T 细胞主要在胸腺内发育成熟。来自骨髓的淋巴样干细胞从外周到达胸腺,从皮质区逐步向髓质区移行。受胸腺不同区域微环境的影响,胸腺细胞表面分子不断发生变化,经历阳性选择和阴性选择,从双阴性($CD4^-CD8^-$)胸腺细胞到双阳性($CD4^+CD8^+$)胸腺细胞,最终发育为单阳性($CD4^+CD8^-$ 或 $CD4^-CD8^+$)胸腺细胞(成熟 T 细胞)。最终,大部分胸腺细胞死亡,仅有小部分发育为具有对抗原识别的自身 MHC 限制性和对自身抗原耐受性的成熟 T 细胞。发育成熟的 T 细胞最终离开胸腺,经血液循环到达外周淋巴组织而发挥作用。

此过程中,T 细胞先后经历阳性选择和阴性选择。在皮质区,胸腺细胞表达的 TCR 同自身 MHC 分子结合,能够识别自身 MHC 分子的胸腺细胞存活并继续发育,表达特异性识别自身 MHC Ⅰ 类分子呈递抗原的 TCR 的胸腺细胞发育为成熟的 $CD8^+$ T 细胞,表达特异性识别自身 MHC Ⅱ 类分子呈递抗原的 TCR 的胸腺细胞发育为成熟的 $CD4^+$ T 细胞,此即阳性选择,阳性选择决定 T 细胞对抗原应答的 MHC 限制性;在髓质区,树突状细胞和巨噬细胞通过其表达的 MHC Ⅱ 类分子,与自身抗原肽形成的复合物同发育中的胸腺细胞表面的 TCR 结合,导致自身反应性 T 细胞克隆清除,此即阴性选择,阴性选择决定自身耐受性。

2. 胸腺异常与重症肌无力

(1)胸腺肌样细胞与 MG:胸腺肌样细胞与外周骨骼肌细胞的发育类似,可表达包括 AChR 抗原在内的多种肌肉蛋白基因。胸腺肌样细胞表达的 AChR 与 NMJ 突触后膜上的 AChR 抗原性一致。生理条件下,胸腺内的肌样细胞主要诱导抗原特异性耐受;发生炎症反应,如病毒或细菌感染时,肌样细胞被髓质树突状细胞吞噬加工,激活自身反应性 T 淋巴细胞,机体自身耐受性被破坏,促进 B 细胞转化为浆细胞,分泌 AChR-Ab,且针对胸腺 AChR 产生的抗体可与 NMJ 的 AChR 发生交叉反应,最终导致 NMJ 传递障碍。

(2)胸腺 T 细胞发育异常:前文已述,正常情况下,未成熟的 T 细胞在胸腺内分别经历阳性选择和阴性选择,最后分化成为具有 MHC 限制性、自身耐受性的成熟 T 细胞进入外周。当阳性选择和阴性选择发生缺陷时,未成熟的自身反应性 T 细胞成功逃避中枢耐受介导的细胞凋亡作用而进入外周,参与自身免疫应答,导致重症肌无力的发生。这一过程涉及多种途径,树突状细胞、细胞因子、自身免疫调节因子、凋亡因子等的异常均可引起自身反应性 T 细胞形成,导致 MG 的发生。

1)树突状细胞异常:树突状细胞(dendritic cell,DC)在机体免疫系统中有双重作用。未成熟 DC 具有很强的抗原捕获和处理能力,但因其表面低表达 MHC Ⅱ类分子和共刺激信号,不能激活 T 淋巴细胞,诱导 T 细胞无能、T 细胞克隆清除或产生调节性 T 细胞,诱导免疫耐受;成熟 DC 则可通过上调其表面 MHC Ⅱ类分子和共刺激信号的表达,活化初始 T 淋巴细胞,启动免疫应答。

2)炎症因子促进胸腺炎症反应:IFN-γ 是 MG 胸腺慢性炎症反应的关键因子。IFN-γ 受体表达于肌样细胞及胸腺上皮细胞表面,这是 IFN-γ 上调肌样细胞及胸腺上皮细胞表面 AChR 表达的基础。胸腺处于炎症反应状态时,在 IFN-γ 的作用下肌样细胞和胸腺上皮细胞过度表达 AChR;随着炎症反应的加重,肌样细胞和胸腺上皮细胞发生死亡,并被树突状细胞吞噬。过度表达的 AChR 作为抗原物质,被树突状细胞加工为抗原肽-MHC 复合物,表达在其细胞表面。这些抗原信息进一步刺激 T、B 细胞的活化,从而产生 AChR 特异性 T、B 细胞。IFN-β 可促进胸腺上皮细胞凋亡及 DC 的自身抗原呈递;上调胸腺上皮细胞的趋化因子 CXCL13 和 CCL21 的表达水平,促进了生发中心(GC)形成和过度增殖;还可促进胸腺上皮细胞过表达 B 细胞活化因子,诱导自身反应性 B 细胞活化。Th17 细胞分泌的 IL-17 也导致免疫反应炎症,并介导了生发中心的形成。

3)调节性 T 细胞(Treg 细胞)异常与 MG:Treg 细胞在胸腺发育成熟之后进入外周淋巴组织,在外周免疫耐受中起重要作用。目前对于胸腺内 Treg 细胞数量有无减少存在争议,有研究认为,胸腺内的 Treg 细胞数量减少,也有研究表明胸腺内 Treg 细胞数量正常,但其功能存在缺陷。叉头样转录因子(Foxp3)是 Treg 细胞发育和功能所必需的分子,也是功能性 Treg 细胞的标志性分子。研究发现,MG 患者外周血 CD4$^+$CD25$^+$Treg 细胞表面 Foxp3 分子表达下降,表明 MG 患者 Treg 细胞的功能发生缺陷,不能发挥其免疫抑制功能。Treg/Th17 失衡是 MG 的重要发病机制,MG 胸腺上皮细胞过量分泌 IL-6 和 IL-1,使 Th17 细胞分泌增多,抑制 Treg 细胞的功能,产生持久的炎症反应和针对 MG 患者胸腺 AChR 的免疫应答。

4)自身免疫调节因子(autoimmune regulator,AIRE)基因:AIRE 主要表达于胸腺髓质上皮细胞,可调控胸腺细胞的阴性选择。在胸腺中,髓质上皮细胞高表达 AIRE,可促进外周组织抗原转录,促进 mRNA 前体向 mRNA 的转变,成熟 mRNA 翻译的蛋白通过 MHC Ⅰ类和Ⅱ类分子传递给胸腺髓质中不成

熟的胸腺细胞,导致自身反应性 T 细胞趋向凋亡,此即 T 细胞分化中的阴性
选择。胸腺中的 AIRE 还可以引导胸腺细胞进入胸腺调节性 T 细胞,并激活
Foxp3 的表达。AIRE 只存在于髓质上皮细胞,在皮质上皮细胞缺失。研究发
现,95% 的胸腺瘤患者存在 AIRE 基因缺失。

　　5)胸腺异常凋亡与凋亡分子:在 T 细胞发育过程中,自身反应性 T 细胞
的凋亡至关重要。胸腺内有 Bcl-2、Bax、Fas 等重要凋亡分子,其表达异常可
导致自身反应性 T 细胞清除障碍,导致 MG 的发生。Bcl-2 表达于胸腺髓质,
能够阻止细胞的程序化死亡。MG 患者胸腺中存在 Bcl-2 的上调表达,但随
着 MG 病情进展,Bcl-2 的表达下降。Bax 是 Bcl-2 家族中的一员,可促进细
胞的凋亡。Bax 主要表达于胸腺上皮细胞,次要表达于胸腺细胞;Bax 的表
达随病情的进展而增高,提示 Bax 表达可能是影响 MG 病情进展的原因之
一。Caspase-3 也称凋亡素。MG 患者 Caspase-3 表达高于正常,病情越重,其
表达越高。Fas 是肿瘤坏死因子超家族的成员,在细胞凋亡中发挥重要作用。
Fas 能通过调节胸腺细胞阴性选择而影响自身反应性胸腺细胞的凋亡。MG
患者 $CD4^+CD8^+$ 双阳性胸腺上皮细胞 Fas 的表达低于正常,提示 MG 患者胸
腺 $CD4^+CD8^+$ 双阳性上皮细胞存在 Fas 介导的凋亡障碍,Fas 的异常表达影响
$CD4^+CD8^+$ 双阳性 T 细胞分化为 MHC 限制的 $CD4^+T$ 细胞和 $CD8^+T$ 细胞,从
而影响自身免疫性 T 细胞的清除。

　　(3)胸腺异位生发中心(germinal center,GC)形成:生发中心(GC)是 B 细
胞滤泡内的二级淋巴结构,是 B 细胞分化、成熟及体液免疫应答的场所。在
GC 内,B 细胞经历亲和力成熟(体细胞超变和正选择)和类别转换重组以产生
高亲和力抗体。胸腺异位 GC 是指在胸腺慢性炎症的基础上,胸腺局部形成
与经典 GC 类似的结构。从 MG 患者胸腺异位 GC 提取的特异性 B 细胞,其
免疫学特征与经典 GC 中的 B 细胞一致,且能够自发产生抗体,因此,GC 和乙
酰胆碱受体抗体(AChR-Ab)的产生具有明显关联。胸腺生发中心的形成受 B
细胞趋化因子 CXCL13 的调节,而 CXCL13 由胸腺上皮细胞分泌。在炎症反
应环境下,胸腺上皮细胞过度表达 CXCL13,且 B 细胞聚集、激活,从而在胸腺
中形成典型的 GC。

　　1)滤泡辅助性 T 细胞(follicular helper T cell,Tfh cell):Tfh 细胞由辅助性
$CD4^+T$ 细胞分化,迁移至 GC 辅助 B 细胞增殖,促进异位 GC 的形成及 B 细胞
产生高亲和力的抗体。Tfh 细胞高表达 CXC 趋化因子受体 -5(CXCR5)、诱导
性协同刺激分子(ICOS)、程序性死亡受体 1(PD-1)和 B 细胞淋巴瘤 -6(Bcl-6),

还可分泌白细胞介素-6(IL-6)、IL-10 和 IL-21 等细胞因子。MG 患者胸腺 GC中的自身反应性 B 细胞,经过细胞增殖及抗体亲和力成熟后离开 GC 成为特异性 AChR 反应性浆细胞或记忆 B 细胞。在 MG 患者胸腺中,GC 的 B 细胞经历了高度的体细胞突变和抗原驱动的细胞选择,产生大量异质性 B 细胞簇并使非抗原特异性免疫球蛋白基因高表达。这些寡克隆 GC 在肌样细胞、胸腺上皮细胞以及 GC 旁的浆细胞上有 AChR 表达,从而产生针对 AChR 的特异性 B 细胞及抗体激活补体,导致 AChR 特异性自身免疫应答。

2)滤泡调节性 T 细胞(follicular regulatory T cell,Tfr cell):Tfr 细胞来源于天然 Treg(nTreg)细胞,是一类新发现的调节生发中心反应的调节性 T 细胞亚群,其表面同时表达外周 Treg 细胞特征性转录因子 Foxp3 及 Tfh 细胞特有的趋化因子受体 CXCR5。在机体的免疫系统中,有一部分 CXCR5Foxp3$^+$T细胞。细胞表达转录因子 Bcl-6,启动了 Bcl-6-CXCR5 轴的反应,使其在获得CXCR5 表型的过程中逐渐分化为 B 细胞。与 Tfh 细胞相似,Tfr 细胞的形成需依赖 Bcl-6、SAP、CD28 及 B 细胞。Tfr 细胞可表达外周 Treg 细胞相关基因,如*Foxp*3、*CTLA*4、*GITR*、*KLRG*1、*PRDM*1,同时表达 Tfh 细胞相关基因,如 *CXCR*5、*PDCD*1、*Bcl*-6、*CXCL*13、*ICOS* 等。在功能上,Tfr 细胞因表达 CXCR5 与 Tfh 细胞相似,能定位于生发中心,同时因表达 Foxp3 与效应 Treg 细胞相似,可通过Bcl-6 及 SAP 特异性抑制 Tfh 细胞介导的 B 细胞。因此,Tfr 细胞具有 Tfh 细胞及 Treg 细胞的双重特性,能定位于生发中心,调节 Tfh 细胞的数目及生发中心的反应。

Tfr 细胞水平降低可导致 MG 的发生。研究表明,与健康对照者相比,MG患者外周血 Tfr 细胞比例、Tfr/Tfh 比值明显降低;Tfr/Tfh 比值与 MG 严重程度呈负相关;经糖皮质激素或他克莫司治疗后,Tfr/Tfh 比值明显升高,患者肌无力症状明显好转。目前,Tfr 细胞在胸腺生发中心的比例及作用还有待进一步研究。

(4)胸腺增生、胸腺瘤与 MG:据报道,75%~90% 的 MG 患者伴有胸腺异常,其中 85% 为胸腺增生,15% 为胸腺瘤。MG 患者切除胸腺后其细胞免疫、体液免疫均受抑制,可使 AChR 抗体减少,说明胸腺能诱导 AChR 抗体的产生。伴胸腺异常的 MG 患者的胸腺病理改变类型有胸腺增生、胸腺瘤、胸腺退化,其中以胸腺增生最为常见。

胸腺增生包括胸腺滤泡增生、胸腺弥漫增生或胸腺炎症。胸腺滤泡增生的病理改变主要表现为 B 细胞浸润,异位生发中心的形成,而弥漫增生或胸腺炎症的病理改变则表现为实质内的弥漫 B 细胞浸润不伴 GC 形成。胸腺内异位生发中心的形成和 B 细胞活化可以产生 AChR-Ab 而致病。

胸腺瘤包括 5 型:A 型、AB 型、B1 型、B2 型、B3 型,以 AB 型、B1 型、B2 型多见。A 型及 AB 型胸腺瘤的共同病理表现为含有梭形肿瘤上皮细胞,无或仅有稀疏的未成熟 T 细胞;AB 型胸腺瘤则富含灶性或弥漫的未成熟淋巴细胞,伴或不伴上皮样或多角形肿瘤细胞;B1 型、B2 型、B3 型胸腺瘤的共同病理表现为含有上皮样肿瘤上皮细胞,B1 型、B2 型、B3 型上皮细胞含量依次由稀疏至致密逐渐递增,未成熟淋巴细胞由致密至稀疏逐渐递减,其中 B1 型胸腺瘤尚需有特征性的胸腺样皮质及髓质区域。

胸腺瘤上皮细胞的功能类似胸腺皮质上皮细胞,能诱导产生不成熟的 T 细胞,即 CD4$^+$CD8$^+$ 双阳性细胞。与胸腺髓质、外周免疫器官淋巴结和脾、外周血的成熟 T 细胞不同,它们可以对自身抗原起免疫反应,且不能表达髓质上皮细胞相关的分子或蛋白,包括 AIRE,因此,不能进行阴性选择而发育为成熟的 T 细胞,也不能形成对自身抗原的耐受性。

少部分 MG 患者合并胸腺退化。胸腺退化的病理改变为胸腺组织被大量脂肪组织和上皮空隙取代、皮髓质萎缩、少量的上皮细胞残余,残余的胸腺髓质内可见大量 B 细胞浸润(甚至可有 GC 形成)以及浆细胞弥漫性分布,提示退化胸腺内可能也存在活跃的组织增生和免疫活化反应。

(刘建辉)

参考文献

[1] Leite MI, Jacob S, Viegas S, et al. IgG1 antibodies to acetylcholine receptors in' seronegative' myasthenia gravis [J]. Brain, 2008, 131 (Pt 7): 1940-1952.

[2] Chang T, Leite MI, Senanayake S, et al. Clinical and serological study of myasthenia gravis using both radioimmunoprecipitation and cell-based assays in a South Asian population [J]. J Neurol Sci, 2014, 342 (1-2): 82-87.

[3] Mossman S, Vincent A, Newsom-Davis J. Myasthenia gravis without acetylcholine receptor antibody: a distinct disease entity [J]. Lancet, 1986, 1 (8473): 116-119.

[4] Cortés-Vicente E, Gallardo E, Martínez MÁ, et al. Clinical characteristics of patients with double-seronegative myasthenia gravis and antibodies to cortactin [J]. JAMA Neurol, 2016, 73 (9): 1099-1104.

[5] Phillips WD, Christadoss P, Losen M, et al. Guidelines for pre-clinical animal and cellular

models of MuSK-myasthenia gravis [J]. Exp Neurol, 2015, 270: 29-40.

［6］张大启, 杨丽. LRP4 抗体阳性的重症肌无力研究进展[J]. 天津医科大学学报, 2016, 22 (1): 87-89.

［7］Powers K, Schappacher-Tilp G, Jinha A, et al. Titin force is enhanced in actively stretched skeletal muscle [J]. J Exp Biol, 2014, 217 (Pt 20): 3629-3636.

［8］Zczudlik P, Szyluk B, Lipowska M, et al. Antititin antibody in early-and late-onset myasthenia gravis [J]. Acta Neurol Scand, 2014, 130 (4): 229-233.

［9］Jutel M, Akdis CA. T-cell subset regulation in atopy [J]. Curr Allergy Asthma Rep, 2011, 11 (2): 139-145.

［10］La Flamme AC, Pearce EJ. The absence of IL-6 does not affect Th2 cell development in vivo, but does lead to impaired proliferation, IL-2 receptor expression, and B cell responses [J]. J Immunol, 1999, 162 (10): 5829-5837.

［11］Zhang GX, Xiao BG, Yu LY, et al. Interleukin 10 aggravates experimental autoimmune myasthenia gravis through inducing Th2 and B cell responses to AChR [J]. J Neuroimmunol, 2001, 113 (1): 10-18.

［12］Yoshimura A, Muto G. TGF-β function in immune suppression [J]. Curr Top Microbiol Immunol, 2011, 350: 127-147.

［13］Hickman-Brecks CL, Racz JL, Meyer DM, et al. Th17 cells can provide B cell help in autoantibody induced arthritis [J]. J Autoimmun, 2011, 36 (1): 65-75.

［14］Schaffert H, Pelz A, Saxena A, et al. IL-17-producing CD4$^+$T cells contribute to the loss of B-cell tolerance in experimental autoimmune myasthenia gravis [J]. Eur J Immunol, 2015, 45 (5): 1339-1347.

［15］Li Y, Rauniyar VK, Yin WF, et al. Serum IL-21 levels decrease with glucocorticoid treatment in myasthenia gravis [J]. Neurol Sci, 2014, 35 (1): 29-34.

［16］Masuda M, Matsumoto M, Tanaka S, et al. Clinical implication of peripheral CD4$^+$CD25$^+$ regulatory T cells and Th17 cells in myasthenia gravis patients [J]. J Neuroimmunol, 2010, 225 (1-2): 123-131.

［17］田亮, 黄显雄, 楚兰. 淋巴细胞亚群在重症肌无力患者中的变化及其研究进展 [J]. 医学信息 (上旬刊), 2011, 24 (9): 6300-6302.

［18］李媛, 楚兰, 张艺凡. 重症肌无力免疫学机制研究进展 [J]. 中国神经免疫学和神经病学杂志, 2015, 22 (3): 209-214.

［19］Hu Y, Wang X, Yu S, et al. Neutralizations of IL-17A and IL-21 regulatory T cell/T-helper 17 imbalance via T-helper17-associated signaling path way in immune thrombocytopenia [J]. Expert Opin ther Targets, 2015, 19 (6): 723-732.

［20］Zhou L, Lopes JE, Chong MM, et al. TGF-β-induced Foxp3 inhibits T$_H$17 cell differentiation by antagonizing RORγt fuction [J]. Nature, 2008, 453 (7192): 236-240.

［21］Kimura A, Kishimoto T. IL-6: regulator of Treg/Th17 balance [J]. Eur J Immunol, 2010, 40 (7): 1830-1835.

［22］Xu WH, Zhang AM, Ren MS, et al. Changes of Treg-associated molecules on

CD4[+]CD25[+]Treg cells in myasthenia gravis and effects of immunosuppressants [J]. J Clin Immunol, 2012, 32 (5): 975-983.

［23］Scarpino S, Di Napoli A, Stoppacciaro A, et al. Expression of autoimmune regulator gene (AIRE) and T regulatory cells in human thymomas [J]. Clin Exp Immunol, 2007, 149 (3): 504-512.

［24］Melo-Lima BL, Evangelista AF, de Magalhães DA, et al. Differential transcript profiles of MHC class Ib (Qa-1, Qa-2, and Qa-10) and Aire genes during the ontogeny of thymus and other tissues [J]. J Immunol Res, 2014, 2014: 159247.

［25］Salakou S, Kardamakis D, Tsamandas AC, et al. Increased Bax/Bcl-2 ratio up-regulates caspase-3 and increases apoptosis in the thymus of patients with myasthenia gravis [J]. In Vivo, 2007, 21 (1): 123-132.

［26］杜英, 张清勇, 阮丽荣, 等. 重症肌无力患者胸腺细胞凋亡障碍与 Fas 表达异常的关系 [J]. 细胞与分子免疫学杂志, 2003, 19 (5): 450-453.

［27］Wen Y, Yang B, Lu J, et al. Imbalance of circulating CD4[+]CXCR5[+]FOXP3[+]Tfr-like cells and CD4[+] CXCR5[+] FOXP3-Tfh-like cells in myasthenia gravis [J]. Neurosci Lett, 2016, 630: 176-182.

［28］陶晓勇. 重症肌无力患者他克莫司治疗远期疗效分析及滤泡调节性 T 细胞、滤泡辅助性 T 细胞在重症肌无力发病机制中的作用初探 [D]. 北京: 中国人民解放军医学院, 2017.

［29］Zhao S, Ding J, Wang S, et al. Decreased expression of circulating Aire and increased Tfh/Tfr cells in myasthenia gravis patients [J]. Biosci Rep, 2018, 38 (6): BSR20180096.

［30］Ströbel P, Chuang WY, Marx A. Thymoma-associated paraneoplastic myasthenia gravis [M]//Kaminski HJ. Myasthenia gravis and related disorders. 2nd edition. New York: Humana Press, 2009: 105-117.

第三章

重症肌无力的诊断与鉴别诊断

自 1672 年 Willis 最早描述了重症肌无力（MG）患者的临床表现，Samuel Wilks 爵士首次报道首例重症肌无力以来，人类对 MG 的观察越来越全面，逐步从症状学特征，到神经电生理的改变，到 MG 患者胸腺的异常变化，再到明确 MG 为一类自身免疫性疾病，发现了乙酰胆碱受体抗体等多种抗体与本病的相关性，认识日益深入，临床诊断也越来越趋于全面和精准。本章简述 MG 的临床诊断与鉴别诊断。

第一节　重症肌无力的临床表现

重症肌无力在任何年龄组均可发病，有两个发病年龄高峰，分别在 20~40 岁（以女性多见，通常抗 AChR-Ab 阳性和胸腺增生）和 40~60 岁（以男性伴胸腺瘤者多见）；10 岁以下发病仅占 10%。常见诱因有劳累、睡眠障碍、感染、情感刺激、月经、妊娠和分娩、手术等，自行停药或不规律使用糖皮质激素等也可使病情加重或复发。

（一）临床特征

1. **肌无力特点**　重症肌无力的主要临床表现为骨骼肌无力和极易疲劳，晨轻暮重，活动后加重，休息后减轻，使用胆碱酯酶抑制剂治疗可明显改善症状。病程呈进展性或缓解与复发交替发展，部分呈持续性。病程长短不一，数月、数年，甚至数十年。部分患者发病后 2~3 年可自然缓解。

2. **肌无力分布特点**　全身骨骼肌均可受累。常从一组肌群无力开始，逐步累及其他肌群，甚至全身骨骼肌。部分患者首发症状为全身肌无力。

（1）眼外肌无力：是最常见的首发症状，约占 70%~80%。表现为一侧或两侧眼外肌麻痹,如眼睑下垂、复视、斜视、畏光及流泪。重症者出现眼球运动受限,甚至眼球固定。一般眼内肌不受影响,瞳孔对光反射多正常。眼睑下垂可左右交替或自行缓解,也可逐渐发展至延髓肌、躯干肌,甚至向全身转化。40% 的成年眼肌型重症肌无力患者在数月、数年内发展成为其他类型。若发病 2 年内仍仅为眼肌型重症肌无力,患者可能出现延髓肌、躯干肌或全身型肌无力的机会约为 10%。

(2)面肌无力:累及面部肌肉,可出现面部僵硬、表情淡漠、苦笑面容、闭眼不全、鼓腮漏气、吹气不能等。查体时,闭目可用手指轻易将眼睑张开,或眼睑闭合不完全,以及白色巩膜露出或埋睫征阳性。

(3)咽喉肌和咀嚼肌无力:可出现构音障碍,表现为鼻音、发音困难或发音不清晰;饮水呛咳,甚至液体可经鼻腔反流,患者不敢快速饮水;长期吞咽困难者可引起体重下降,严重者出现流涎或影响气道通气。累及咀嚼肌时,患者咀嚼越来越费力,进食时间延长。

(4)颈肌无力:若累及胸锁乳突肌和斜方肌,则颈软、抬头困难、转头及耸肩不能,严重者头前倾,患者常用手托起腮部。

(5)四肢肌无力:重症肌无力患者肢体无力较常见,主要为肢体近端受累为重,表现为梳头、抬臂、行走、上楼梯等困难。大多有易疲劳感或肢体沉重感,且与劳累后的正常疲劳感不同,休息后可缓解。查体:肢体疲劳试验异常,上肢握力值低于正常。

(6)呼吸肌无力:呼吸肌受累出现呼吸困难者为重症肌无力危象,是本病致死的直接原因。患者早期主要表现为:焦虑、气短、端坐呼吸、恐惧感、夜间睡眠差,随即会出现气促、胸闷、憋气、呼吸困难等症。常合并不能抬头、坐位时头下垂等颈肌无力的表现,以及言语断续、呛咳、咳嗽无力等咽喉肌和肋间肌无力的表现。

(7)合并胸腺瘤:约 20%~25% 的 MG 患者伴有胸腺瘤,约 80% 的 MG 患者伴有胸腺增生。约 20%~25% 的胸腺瘤患者可出现 MG 症状,多见于 50 岁左右的成年人,临床表现一般较无胸腺瘤的患者重,通常表现为进展性全身型和咽喉肌无力型;伴发胸腺瘤的重症肌无力患者抗 AChR-Ab 和抗 Titin 抗体多为阳性。

(8)合并其他自身免疫性疾病:最常见合并甲状腺疾病、系统性红斑狼疮、干燥综合征等。

3. **肌无力危象**   主要分以下 3 种。

（1）肌无力危象（myasthenic crisis，MC）：重症肌无力加重，呼吸受累，以致不能维持正常通气，需气管插管或正压呼吸机辅助呼吸，约占95%。本危象的特点是注射新斯的明后显著改善。

（2）胆碱能危象（cholinergic crisis）：约占4%，是因过量使用胆碱酯酶抑制剂后激活支气管平滑肌烟碱型受体（N_2受体）引起的呼吸困难，同时伴有瞳孔缩小、汗多、唾液分泌增多等。注射阿托品后可缓解，而注射新斯的明后不仅无效，反而症状会加重。

（3）反拗性危象（brittle crisis）：约占1%，是指在应用抗胆碱酯酶药物期间，因感染、手术、分娩的因素导致患者突然对抗胆碱酯酶药物无效，而出现呼吸困难。注射新斯的明后无效，但也不会加重症状。

（二）MG 的临床分型及其意义

1958 年，Osserman 提出重症肌无力的临床分型，简便直观，以后经过多次改良，在临床上得到了广泛应用，但缺乏客观的判断指标，不利于临床观察与比较。为此，美国重症肌无力基金会（MGFA）于 2000 年提出新的重症肌无力临床分型与量化评分。

1. 改良的 Osserman 分型　目前，改良的 Osserman 分型在国内外被广泛应用。该方法主要包括受累肌群、疾病病程、治疗分期及预后判定等，共分为5 型。

Ⅰ型（眼肌型）：单纯眼外肌受累，但无其他肌群受累的临床及电生理所见，也没有向其他肌群发展的证据；对糖皮质激素治疗反应佳，预后良好。

Ⅱ型（全身型）：主要累及四肢肌，药物治疗反应较好，预后较好。

Ⅱa 型（轻度全身型）：四肢肌群轻度受累，常伴眼外肌受累，一般无咀嚼、吞咽、构音困难，生活自理无困难；对药物治疗反应较好，预后一般。

Ⅱb 型（中度全身型）：四肢肌群中度受累，常伴眼外肌受累，一般有咀嚼、吞咽、构音困难，生活自理有困难；对药物治疗反应欠佳，预后一般。

Ⅲ型（急性暴发型）：急性起病，进展较快，多于起病数周或数月内出现延髓麻痹，常伴眼肌受累，生活不能自理，于半年内出现呼吸肌麻痹；对药物治疗反应差，预后差。

Ⅳ型（迟发重症型）：隐性起病，进展较慢，多于 2 年内逐渐由Ⅰ、Ⅱa、Ⅱb型进展到延髓麻痹和呼吸肌麻痹，临床起病半年以后出现呼吸肌麻痹；对药物治疗反应差，预后差。

Ⅴ型（伴肌萎缩型）：重症肌无力患者于起病后半年内逐渐出现肌萎缩。

因长期肌无力而出现失用性或继发性肌肉萎缩者不属于此型。

2. **MGFA 分型** 2000 年，美国重症肌无力基金会(Myasthenia Gravis Foundation of America，MGFA)在改良 Osserman 分型的基础上提出了基于定量测试的临床分型(MGFA clinical classification)，仅以受累肌群的选择性与肌无力严重程度作为分型基础，共分 5 型(表 3-1)。

表 3-1 美国重症肌无力基金会临床分型(MGFA 临床分型)

Ⅰ型	任何眼肌无力、可伴有眼闭合无力，其他肌群肌力正常
Ⅱ型	无论眼肌无力的程度，其他肌群轻度无力
Ⅱa	主要累及四肢肌或 / 和躯干肌，可有同等程度以下的咽喉肌受累
Ⅱb	主要累及咽喉肌或 / 和呼吸肌，可有同等程度以下的四肢肌或 / 和躯干肌受累
Ⅲ型	无论眼肌无力的程度，其他肌群中度无力
Ⅲa	主要累及四肢肌或 / 和躯干肌，可有同等程度以下的咽喉肌受累
Ⅲb	主要累及咽喉肌或 / 和呼吸肌，可有同等程度以下的四肢肌或 / 和躯干肌受累
Ⅳ型	无论眼肌无力的程度，其他肌群重度无力
Ⅳa	主要累及四肢肌或 / 和躯干肌，可有同等程度以下的咽喉肌受累
Ⅳb	主要累及咽喉肌或 / 和呼吸肌，可有同等程度以下的四肢肌或 / 和躯干肌受累
Ⅴ型	气管插管，伴或不伴机械通气(除外术后常规使用)；无插管的鼻饲病例为 Ⅳb 型

重症肌无力(MG)的临床分型始于 20 世纪中期，这使临床医师对该病的诊断、治疗、预后等有了深入认识，并利用其分型系统进行了一系列临床研究，如按照分型评估疾病的严重程度、选择恰当的治疗方案、判断疾病的预后等。改良的 Osserman 临床分型能够反映出受累肌群，其疗效评价则是对患者的综合评判，包括了症状、药物治疗以及生活质量等因素，它体现了治疗的最终效果。不同 Osserman 分型的 MG 与其低频重复电刺激检查结果存在较高一致性，能反映出病情严重程度。MGFA 临床分型系在改良 Osserman 分型基础上提出，仅以受累肌群的选择性与肌无力严重程度作为分型基础，较 Osserman 分型能更客观、细致地反映出患者病情及治疗前后的变化与波动，适用于个体化的评价与观察。

另外，Osserman 分型、MGFA 临床分型等对 MG 患者预测术后发生危象具有积极意义，MG 患者分型级别越高，其术后 MG 危象发生的可能性越大，且不同的分型术后发生 MG 危象的概率具有统计学差异。

第二节　重症肌无力常用的辅助检查

（一）疲劳试验

病态疲劳性也是重症肌无力的诊断要点之一，而且是诊断重症肌无力的必备条件。其检查方法有：①睁眼：持续用力睁眼，观察上眼睑疲劳出现下垂的时间和下垂的严重程度，持续睁眼 60 秒无睑下垂为阴性。②闭眼：持续用力闭眼，看是否因眼轮匝肌无力、疲劳而出现闭目不合或出现埋睫征消失。③平举：双上肢用力持续维持 90° 的侧平举状态的最长时间，≥120 秒为正常。④抬头：取枕仰卧，持续用力屈颈抬头 45°，观察维持的最长时间，≥120 秒为正常。⑤抬腿：仰卧，直腿上举 45°（左右腿分别做），观察维持的最长时间，≥120 秒为正常。

（二）冰敷试验、药物试验

重症肌无力主要表现为横纹肌群肌无力，冰敷试验可出现阳性。冰敷试验为：令患者平卧，同时嘱患者闭目休息，将医用冰袋置于下垂的眼睑 2 分钟、20 分钟后，观察上睑下垂是否改善。分别以睑裂变化幅度 ≥2mm 及 ≥3mm 为阳性标准。该实验原理为：低于 28℃时，突触间隙中乙酰胆碱酯酶的活性被抑制，故乙酰胆碱的降解减少，局部浓度增高。

MG 患者新斯的明试验可呈阳性。即给予甲硫酸新斯的明 1.5mg 及阿托品 1.0mg 肌内注射（儿童剂量酌减），注射前、后每 10 分钟测定各项指标 1 次并记录与注射前数据的差值，试验结束后求出注射后 6 次记录值的均值，取均值小数点后 1 位数作为该项的阳性界值。各项指标中只要有 1 项阳性就定为新斯的明试验阳性。采用 MG 临床相对记分法来判定其结果，即>80% 为阳性，25%~80% 为可疑，<25% 为阴性。

新斯的明试验注意事项：肌内注射新斯的明起效时间为 10~30 分钟，血药浓度达峰时间为 30 分钟，半衰期为 51~90 分钟，因此新斯的明试验需要观察 1 小时左右。一般 20~30 分钟时临床症状开始好转，40 分钟后无力症状逐渐恢复。试验常见恶心、腹痛、腹泻、出汗、流涎等不良反应，主要由胆碱能兴奋过度引起，且应用过量时常出现心动过缓、低血压、不安、肌肉震颤、分泌物增加、肌无力危象等，故临床常用 1.5mg 甲硫酸新斯的明肌内注射并配以 1.0mg 阿托品来对抗胆碱能 M 受体副作用。由于新斯的明可导致子宫肌肉收缩，因此孕妇慎用。新斯的明试验为诊断 MG 方法中特异性最高者（100%）。

(三) 神经电生理检查

1. **重复神经电刺激 (RNS)** 常用的具有确诊价值的检查方法之一。检查包括低频 (2~5Hz) 重复神经电刺激和高频 (10~20Hz) 重复神经电刺激, 典型改变为低频和高频重复刺激尺神经、面神经和副神经等运动神经时, 动作电位波幅递减于低频在 10% 以上, 为阳性表现, 支持本病的诊断; 全身型阳性率 >80% 且与病情明显相关。特别提醒: 在停用胆碱酯酶抑制剂 12~18 小时后才能行 RNS, 否则可能会出现假阴性。

2. **单纤维肌电图 (SFEMG)** 通过颤抖和传导阻滞的测定评价神经肌肉接头的功能, 较 RNS 更敏感, 甚至在临床未受累肌肉也能发现异常。MG 患者表现为颤抖增宽和阻滞, 但特异性差。

(四) 胸腺 CT 检查

约 20%~25% 的 MG 患者伴有胸腺瘤, 约 80% 的 MG 患者伴有胸腺增生, 约 20%~25% 的胸腺瘤患者可出现 MG 症状, 纵隔 CT 的胸腺瘤检出率可达 94%。部分 MG 患者的胸腺异常需要进行胸腺增强扫描才能被发现。

(五) 抗体检测

多数全身性 MG 患者血中可检测到烟碱型乙酰胆碱受体 (nAChR) 抗体, 少部分患者血中可检测到抗肌肉特异性酪氨酸激酶 (MuSK) 抗体、抗低密度脂蛋白受体相关蛋白 4 (LRP4) 抗体。其中, 大约 80% 的重症肌无力患者血清中存在 AChR 抗体, 约 5%~10% 的患者血清中存在 MuSK 抗体, 部分患者血清中存在 LRP4 抗体。

1. **AChR 抗体** 胸腺是产生 AChR 抗体的主要场所。据文献报道, 全身型 MG 患者中 AChR 抗体阳性率达 80%~85%, 眼肌型 MG 患者中阳性率可达 50%~70%, 合并胸腺瘤的 MG 患者中阳性率可达 100%。抗 AChR 抗体的主要检测方法为放射免疫沉淀法, 其敏感性和特异性均较高。

2. **MuSK 抗体** MuSK 抗体是一种 110kDa 的蛋白质, 是针对肌肉特异性酪氨酸激酶 (MuSK) 的抗体, 可见于 40%~70% 血清 AChR 抗体阴性的全身型 MG 患者。

3. **LPR4 抗体** 是跨膜蛋白低密度脂蛋白受体相关蛋白家族的成员之一, 主要为 IgG1 和 IgG2。由于血清阴性患者中 LPR4 抗体检测的高度变异性, LRP4 抗体在各种类型 MG 中的阳性率为 1%~5%; 在 AChR 抗体和 MuSK 抗体双阴性的 MG 患者中, 其阳性率为 7%~33%。

4. **Titin** 也称连接素, 是一个大分子收缩蛋白, 分子量 2 800kDa。Titin

是与肌肉基本结构、功能及发育相关的蛋白,其抗体可在 80%~90% 的合并胸腺瘤 MG 患者的血清中检测到。而早发性 MG 和胸腺增生患者的血清中几乎检测不到。将 Titin 抗体检测与胸部 CT 扫描结合时,对 MG 合并胸腺瘤患者的诊断特异性达 100%。

5. RyR　也称 Ryanodine 敏感性钙通道,并有 3 种不同的异构型:骨骼肌的 RyR1、心肌的 RyR2 和脑的 RyR3。其中,骨骼肌的 RyR1 位于肌浆网,当细胞膜去极化后反应性释放钙离子,从而在肌肉兴奋收缩耦联中起着重要作用。研究发现,14% 的 MG 患者 RyR 抗体阳性,而 MG 合并胸腺瘤的患者中 70%RyR 抗体阳性。RyR 抗体阳性的患者临床症状往往较严重且死亡率较高,也有以此来评估病情轻重及预后者。

(六)其他检查

MG 可以合并甲状腺功能亢进症、甲状腺功能减退症或其他自身免疫性疾病,故需完善甲状腺功能检查、自身抗体谱检测、类风湿因子检测、白细胞介素检测、淋巴细胞亚群检查等。

第三节　重症肌无力的诊断要点

重症肌无力的诊断要点包括:

1. **症状学**　受累骨骼肌无力、易疲劳性和波动性,晨轻暮重,活动后加重,休息后减轻。

2. **疲劳试验**　眼外肌、四肢肌或咽喉肌疲劳试验阳性,同时神经系统查体未见提示其他疾病的体征。

3. **药物试验**　新斯的明试验阳性。

4. **神经电生理检查**　重复神经电刺激检查显示低频重复电刺激波幅递减,单纤维肌电图显示颤抖增宽伴阻滞。

5. **抗体检测**　AChR 抗体或 MuSK 抗体、LRP4 抗体等阳性。

另外,胸部 CT、MRI 检查可确定有无伴发胸腺增生或胸腺瘤。

第四节　重症肌无力的鉴别诊断

眼肌型重症肌无力通常要与米勒 - 费希尔综合征(Miller-Fisher 综合征)、格雷夫斯眼病(Graves 眼病)等鉴别,全身型重症肌无力需与兰伯特 - 伊顿综合征（Lambert-Eaton 综合征）、慢性炎性脱髓鞘性多发性神经病、多发性肌炎等鉴别，见表 3-2、表 3-3。

表 3-2   需与眼肌型重症肌无力鉴别的疾病

疾病	临床特征
Miller-Fisher 综合征	属吉兰 - 巴雷综合征变异型，以眼外肌麻痹、共济失调和腱反射减退为主要临床表现，脑脊液出现蛋白 - 细胞分离，病程有自限性
Graves 眼病	属于自身免疫性甲状腺疾病，表现为自限性眼外肌无力、眼睑退缩，不伴眼睑下垂。眼眶 CT 显示眼外肌肿胀，甲状腺功能亢进或减退
慢性进行性眼外肌麻痹	属于线粒体肌病，表现为双侧进展性无波动性眼睑下垂、眼外肌麻痹，可伴近端肢体无力，复视较少见。肌电图示肌源性损害。血乳酸轻度增高，肌肉活体组织检查（简称活检）和基因检测有助于诊断
痛性眼肌麻痹综合征	由海绵窦、眶上裂或眶尖部位非特异性炎症所致。表现为头痛、同侧眼肌麻痹及复视，MRI 或活检有肉芽肿表现，激素治疗有效
眼咽型肌营养不良	属于进行性肌营养不良，起病年龄以 20~40 岁多见，主要表现为无波动性的眼睑下垂，斜视，多无复视；肌电图为肌源性损害，血清肌酶增高。肌肉活检和基因检测有助于诊断
眶内占位病变	可由眶内肿瘤、脓肿、炎性假瘤等导致，表现为眼外肌麻痹并伴有结膜充血、眼球突起、眼睑水肿等。眼眶影像学检查有助于诊断

表 3-3   需与全身型重症肌无力鉴别的疾病

Lambert-Eaton 综合征	好发于 40 岁以上人群，多继发于小细胞肺癌，也可见于其他恶性肿瘤。肌无力表现为下肢重于上肢，以近侧为主，短暂肌肉收缩后肌力增强，持续收缩则无力加重。合并自主神经受累表现，腱反射减退或消失。肌电图示低频 RNS 可见波幅递减，但高频 RNS 可见波幅明显递增
慢性炎性脱髓鞘性多发性神经病	免疫介导的急性炎性周围神经病，表现为弛缓性肢体肌无力，腱反射减退或消失。肌电图示运动神经传导潜伏期延长、传导速度减慢、阻滞、异常波形离散等。脑脊液有蛋白 - 细胞分离现象
多发性肌炎	骨骼肌间质性炎性病变，表现为进行性加重的弛缓性肢体肌无力和疼痛。肌电图示肌源性损害。心肌酶显著升高、肌肉活检有助于诊断。糖皮质激素治疗有效
代谢性疾病	由机体内糖原、脂肪酸、线粒体代谢障碍引起的一组肌肉病，临床表现以急性复发性运动后极度疲劳、持续性肌无力、肌肉疼痛、肌痉挛为特征，腱反射减退或消失，伴有其他脏器受累。肌电图提示肌源性损害，心肌酶正常或轻度升高，肌肉活检和基因检测有助于确诊

续表

进行性脊髓性肌萎缩	是侵犯脊髓前角细胞的运动神经元病,表现为弛缓性肢体肌无力和萎缩、肌束震颤、腱反射减退或消失,无感觉受累。肌电图示典型神经源性改变
肉毒中毒	为肉毒杆菌毒素累及神经肌肉接头突触前膜所致,表现为眼外肌麻痹,瞳孔散大和对光反射迟钝,吞咽、构音、咀嚼无力,肢体对称性弛缓性瘫痪,可累及呼吸肌,同时可伴有自主神经症状如体位性低血压等。对食物进行肉毒杆菌分离及毒素鉴定有助于诊断

（赵芝兰）

参考文献

［1］ Leuzzi G, Meacci E, Cusumano G, et al. Thymectomy in myasthenia gravis: Proposal for a predictive score of postoperative myasthenic crisis [J]. Eur J Cardiothorac Surg, 2014, 45 (4): e76-e88.

［2］ Watanabe A, Watanabe T, Obama T, et al. Prognostic factors for myasthenic crisis after transsternal thymectomy in patients with myasthenia gravis [J]. J Thorac Cardiovasc Surg, 2004, 127 (3): 868-876.

［3］ 景筠, 路阳, 卢炜. 眼眶冰敷试验和休息试验对重症肌无力的诊断价值 [J]. 中国神经精神疾病杂志, 2007, 33 (10): 577-580.

［4］ 彭丹涛, 许贤豪, 佘子瑜. 新斯的明试验改良结果判定法研究 [J]. 中国神经免疫学和神经病学杂志, 2007, 14 (1): 1-3.

［5］ Higuchi O, Hamuro J, Motomura M, et al. Autoantibodies to low-density lipoprotein receptor-related protein 4 in myasthenia gravis [J]. Ann Neurol, 2011, 69 (2): 418-422.

［6］ Pevzner A, Schoser B. Peters K. et al. Anti-LRP4 autoantibodies in AChR-and MuSK-antibody-negative myasthenia gravis [J]. J Neurol, 2012, 259 (3): 427-435.

［7］ Yamamoto AM, Gajdos P, Eymard B, et al. Anti-titin antibodies in myasthenia gravis, tight association with thymoma and hetergeneity of nonthymoma patients [J]. Arch Neurol, 2001, 58 (6): 885-890.

［8］ Romi F, Gilhus NE, Varhaug JE, et al. Thymectomy in nonthymoma early-onset myasthenia gravis in correlation with disease severity and muscle autoantibodies [J]. Eur Neurol, 2003, 49 (4): 210-217.

第四章

重症肌无力的常用西医疗法

　　对重症肌无力(MG)治疗的探索由来已久,在过去的 10 余年里,基于对自身免疫的了解和对罕见疾病的药物开发,重症肌无力的治疗已取得了较大进展,但仍有 1/3 的患者在经历 MG 恶化,对需要住院治疗的标准治疗反应不佳,与疾病和治疗相关的并发症仍然很高,非免疫抑制治疗通常不能缓解症状,免疫抑制和调节剂可能有副作用和不同的效益。此外,其临床亚型基于年龄、性别、胸腺病理学、抗体类型以及其他定义不明确等因素,在治疗上目前仍具有较大的难度及临床异质性,故迄今 MG 仍为公认的难治性罕见病,其治疗仍面临着较大的挑战。MG 的现代治疗主要涉及免疫抑制剂、胆碱酯酶抑制剂、胸腺切除术、单克隆抗体和粒细胞集落刺激因子及免疫调节治疗,如静脉注射免疫球蛋白和血浆置换等。现就本病常用治疗方法进行简要介绍。

第一节　对症治疗

　　胆碱酯酶抑制剂的应用历史:

　　1935 年,Viet 在波士顿总医院设立了第 1 所重症肌无力诊所,以口服或静脉注射甲硫酸新斯的明作为重症肌无力的诊断手段;1953 年,美国西达赛奈(Cedars-Sinai)医院重症肌无力诊所的 Osserman 医师将短效腾喜龙用于诊断性治疗,效果更佳,并加以广泛应用;1954 年和 1955 年,Osserman 医师和 Schewab 医师分别提出吡啶斯的明(也称溴化吡啶斯的明,或溴吡斯的明)和美斯的明治疗重症肌无力有效。目前,尚无正规的大型的随机对照试验(RCT)证实胆碱酯酶抑制剂的有效性,但大量病例临床应用的强有力的有效性证实,目前似无开展随机对照试验的必要性。

胆碱酯酶抑制剂主要包括甲硫酸新斯的明、溴吡斯的明等。此类药物是治疗所有类型 MG 的一线药物,用于改善临床症状,特别是新确诊患者的初始治疗,并可作为单药治疗早期轻型 MG 患者。

【作用机制】胆碱酯酶抑制剂为可逆性抗胆碱酯酶药,能抑制胆碱酯酶的活性,使胆碱能神经末梢释放的乙酰胆碱破坏减少,突触间隙中乙酰胆碱量增多,对运动终板上的烟碱型胆碱受体(N$_2$ 受体)有直接兴奋作用,从而提高全身骨骼肌的肌力。

【应用范围】是治疗所有类型 MG 的一线药物,可明显减轻肌无力的症状,特别是新确诊患者的初始治疗。但仅能改善症状,长期使用会出现药物敏感性下降,且不利于乙酰胆碱受体的修复,所以一般与其他免疫调节剂配合使用,其剂量应个体化。

【用法用量】胆碱酯酶抑制剂中溴吡斯的明最常用。成人通常剂量为 60mg,每日 3~4 次口服,儿童剂量为 7mg/(kg·d),分 3~4 次口服,国内一般最大剂量不超过 480mg/d。

【不良反应】不良反应包括恶心、腹泻、胃肠痉挛、心动过缓,口腔、消化道及呼吸道分泌物增多,支气管痉挛、流泪等。MuSK-Ab 阳性的 MG 患者常不能耐受胆碱酯酶抑制剂,会出现严重的肌肉痉挛;接受大剂量治疗的重症肌无力患者,常出现精神异常。

【使用注意】对于口服后容易出现腹泻、腹痛的患者,建议在进食半小时后服用。最新研究发现,溴吡斯的明缓释剂会增加患者的耐受性,但仅美国和欧洲批准使用该药。

第二节　免疫治疗

(一)短期免疫疗法

1. 免疫球蛋白冲击疗法　静脉注射免疫球蛋白(IVIg)。

【作用机制】免疫球蛋白能够对浆细胞产生的抗体起到抑制作用,同时能够与具有抗体竞争性的靶向组织相结合,抑制浆细胞产生抗体功能,干扰补体激活途径,清除患者体内细菌及病毒,提升患者抵抗力,降低毒性细胞因子释放,进而促进患者临床症状缓解。

【应用范围】主要用于病情急性进展、胸腺切除术前准备的 MG 患者。激素冲击的危重患者亦可联合使用以降低危象发生风险。还可用于合并感染的急危重症 MG 患者。

【用法用量】对于需免疫球蛋白冲击治疗者,正规应按 0.4g/(kg·d)静脉滴注,5 天为 1 个疗程,多在使用后 5~10 天起效,作用可持续 2 个月左右;在临床应用中,部分患者使用 0.2g/(kg·d)也有效,但有待于临床扩大样本量进一步证实。另外,对于起效较慢的免疫抑制剂或可能诱发肌无力危象的激素冲击治疗的患者,或因经济条件受限难以承受大剂量丙种球蛋白冲击的重症 MG 患者,可予稍小剂量或稍短时期的丙种球蛋白,亦可改善症状或降低激素治疗过程中肌无力危象的发生率。

【不良反应】头痛、无菌性脑膜炎、流感样症状和肾功能损害等。需注意丙种球蛋白与激素冲击联合时,患者体内为高凝状态,有血栓形成风险,特别是深静脉血栓及颅内静脉窦血栓形成风险,临床应高度重视其促凝作用带来的并发症;对于联合激素使用的长期卧床患者,必要时需考虑联合抗凝治疗。

【使用注意】高凝状态、肾衰竭、免疫球蛋白过敏等患者禁用 IVIg。

2. **血浆置换(PE)**　1960 年,Simpson 提出了重症肌无力的自身免疫学说,并据此逐渐开展免疫抑制、抗胸腺球蛋白和血浆置换(PE)等治疗方法。PE 通过采用健康人血浆或血浆代用品置换患者血浆,从而降低患者外周循环中 AChR-Ab 水平,促使 NMJ 处结合的抗体解离。近年来利用免疫吸附树脂的免疫吸附血浆置换(immunoadsorption plasmapheresis,IA),运用对 AChR-Ab 有特殊亲和力的配体制备的过滤柱,能特异地去除 MG 患者血浆中的 AChR-Ab。

【作用机制】血浆置换可将血浆中的抗体、激活免疫应答的介质、免疫复合物迅速清除,再将去除血浆后的血液有形成分及所需补充的血浆(或白蛋白)、平衡液输回体内,可在较短时间内缓解肌无力症状,达到辅助治疗的目的。

【应用范围】PE 用于急重症 MG 患者,或需尽快起效、呼吸功能不全或吞咽困难、有明显球部症状患者的术前准备等。血浆置换可缩短肌无力危象患者所需的机械通气时间,临床常用于危及生命的 MG 患者,治疗重度全身型 MG、难治性 MG 患者可能有效;MuSK 抗体阳性患者血浆置换的疗效优于 IVIg,眼肌型或轻度全身型患者一般无须应用。

【使用方法】血浆置换通常用法为每次按体质量 50ml/kg 或 2L 置换液,第 1 周隔日 1 次,共 3 次,若改善不明显其后每周 1 次,常规进行 5~7 次。多于首次或第 2 次血浆置换后 2 天左右起效,持续 1~2 个月。

【不良反应】血钙降低、低血压、继发性感染和出血等。

【使用注意】血浆置换不能用于败血症及凝血功能障碍者;选择血浆置换时应考虑静脉穿刺并发症风险,外周入路要比中央静脉入路风险低。

（二）长期免疫疗法

1. **糖皮质激素**　糖皮质激素是治疗 MG 的一线药物,可用于单用胆碱酯酶抑制剂无法充分改善临床症状者,可使 70%~80% 的 MG 患者症状得到显著改善。糖皮质激素具有强大的抗炎及免疫抑制作用,广泛应用于 MG 的治疗。其通过抑制 AChR 抗体生成,增加突触前膜 ACh 的释放,促进运动终板再生及修复,从而治疗重症肌无力。目前常用于治疗重症肌无力的糖皮质激素包括醋酸泼尼松、甲泼尼龙、地塞米松。

甲泼尼龙与醋酸泼尼松为中效糖皮质激素。甲泼尼龙的糖 / 盐作用比较好,长期服用疗效稳定,不通过肝脏转化,适用于肝功能不全者,且水钠潴留较轻。泼尼松（龙）的糖 / 盐作用比次之,可长期服用,肝功能不全者适合用泼尼松龙,不宜使用泼尼松。地塞米松为长效糖皮质激素,生物半衰期长,下丘脑 - 垂体 - 肾上腺轴（HPA）抑制作用长而强,不宜长期使用,抗炎治疗指数高,用药剂量小,可用于其他糖皮质激素反应不佳或无效的情况。我们的临床应用主要以甲泼尼龙为主,部分患者使用泼尼松龙,其用法列举如下:

一般可采用口服小剂量激素,待病情减轻或缓解后减量,直至隔日服用最低有效剂量。如病情危重,可在保证呼吸机辅助通气前提下进行糖皮质激素冲击治疗。具体使用方法如下:

（1）大剂量冲击疗法:适用于中、重度患者。用法:甲强龙(注射用甲泼尼龙琥珀酸钠)500~1 000mg/d 静脉注射 3~5 天,然后改为 500mg/d(如使用 1 000mg 冲击者)、250mg/d、120mg/d 分别静脉注射 3~5 天;后改为 60mg 每天顿服,症状缓解后,维持 4~8 周后逐渐减量,每 2~4 周减 5~10mg/d,至 40mg/d 后每 4~8 周减 5mg/d,直至隔日服用最低有效剂量。大剂量冲击疗法可导致 40%~50% MG 患者的肌无力症状在 4~5 天内一过性加重,尤其是合并延髓肌及呼吸肌麻痹的患者,甚至引起肌无力危象,所以建议应用冲击疗法时应充分评估患者肌无力严重程度,并在准备呼吸机辅助通气的前提下进行。我们通过大量的临床实践也证实了大剂量激素冲击治疗可同时抑制细胞免疫及体液免疫,可在短期内改善重症肌无力症状,因此对于中、重度重症肌无力及难治性重症肌无力患者,可酌情使用,但临床上应用大剂量激素冲击治疗时还需充分评估其可能增加骨质疏松、股骨头缺血性坏死等风险。

此外,对于大剂量激素冲击的疗程,临床应用也存在不同差异。我们通过长期实践总结出大剂量激素冲击治疗,同时联合或不联合免疫抑制剂,患者激素序贯减量至最低有效维持剂量的时间通常为 9~12 个月,临床治疗有效率可达到 80% 以上。国内部分学者主张短程大剂量激素冲击疗法,通过比较不同治疗时段、性别、起病年龄、临床类型、免疫抑制剂的疗效,发现 MG 患者治疗 4 周时的总有效率为 92.5%,治疗 12 个月时的总有效率为 87.5%,两种激素应用疗程并无统计学差异,因此认为短程大剂量糖皮质激素冲击联合免疫抑制剂治疗可显著改善 MG 患者临床表现。

(2)中等剂量治疗:适用于轻、中度重症肌无力患者,或重症肌无力症状较重,但因伴随潜在感染(可控制性)、糖尿病、高龄、骨质疏松等,不能耐受大剂量激素冲击治疗等情况。用法:开始予甲泼尼龙 120~80mg/d 静脉注射 3~5 天,如重症肌无力症状缓解,可每 3~5 天逐渐序贯减量至 80~60mg/d,并逐渐序贯减量;如初始应用 80~120mg/d 后,重症肌无力症状仍未见明显改善,经过 5~7 天观察后仍无改善者,可逐渐加至 250~500mg/d 静脉滴注,待症状改善后,维持治疗 1 周后逐渐对半减量至 60mg 每天顿服,维持 4~16 周后逐渐减量,每 2~4 周减 5~10mg,至 40mg 后每 4~8 周减 5mg,直至隔日服用最低有效剂量(其间如联合使用免疫抑制剂,激素减量速度可酌情加快)。

(3)小剂量"爬坡"法:适用于使用单纯胆碱酯酶抑制剂无效的儿童患者、年老体弱患者、眼肌型患者或病情较轻的患者。用法:一般从 20mg/d 甲泼尼龙片顿服开始,每 3 天增加 4mg,直至症状缓解后,维持治疗 1~2 周后再逐渐减量。小剂量"爬坡"法因需观察时间较长,且较难把握患者起效时间及最佳起效剂量,有时于门诊应用后部分患者依从性较差可能影响疗效,故相比大剂量激素冲击及中等剂量治疗,目前较少应用。

对于成年全身型 MG 和部分眼肌型 MG 患者,为尽快减少糖皮质激素的用量或停止使用、获得稳定而满意的疗效、减少激素不良反应,应早期联合使用免疫抑制剂,如硫唑嘌呤、环孢素 A 或他克莫司等。

2. 免疫抑制剂

(1)硫唑嘌呤(azathioprine,AZA)

【作用机制】硫唑嘌呤可抑制 CD4+T 细胞和 IL-2 受体,从而抑制细胞和体液免疫,抑制核酸合成以干扰淋巴细胞增殖。

【应用范围】MG 经验性免疫治疗的一线推荐药物,眼肌型 MG 和全身型

MG 皆可使用。硫唑嘌呤可降低眼肌型重症肌无力向全身型重症肌无力转化的风险。眼肌型重症肌无力患者如使用糖皮质激素治疗且疗效欠佳时,可推荐联合硫唑嘌呤免疫治疗。对于全身型重症肌无力患者,在初始阶段通常推荐与糖皮质激素联合使用,其疗效较单用糖皮质激素好,同时可以减少糖皮质激素的用量。单独使用硫唑嘌呤,虽有免疫抑制作用但不及糖皮质激素类药物。部分儿童(>3 岁)和少年 MG 患者经胆碱酯酶抑制剂和糖皮质激素治疗后效果仍不佳者,可慎重考虑联合使用硫唑嘌呤。

【用法用量】因可致部分患者肝酶升高和骨髓抑制,服用硫唑嘌呤应从小剂量开始,逐渐加量,儿童每日 1~2mg/kg,成人每日 2~3mg/kg,分 2~3 次口服。多于使用后 3~6 个月起效,1~2 年后可达全效,可以使 70%~91% 的 MG 患者症状得到明显改善。如无严重和 / 或不可耐受的不良反应,可长期服用。

【不良反应】特殊的流感样反应、白细胞减少、血小板减少、消化道症状、肝功能损害、感染和脱发等。

【使用注意】开始服用硫唑嘌呤时宜从小剂量开始,7~10 天后需查血常规和肝功能,如正常可加到足量。长期服用硫唑嘌呤的 MG 患者,在服药期间至少 2 周复查血常规,4 周复查肝、肾功能各 1 次,若白细胞计数<3.5×10^9/L,需减量直至恢复,若<1.0×10^9/L 或转氨酶水平上升 1 倍需暂停使用。有研究表明,在使用硫唑嘌呤之前,建议检测巯基嘌呤甲基转移酶表型或基因型,如证实为遗传酶缺陷可预测白细胞减少的风险增加,即酶缺陷可能导致严重的骨髓抑制。因此,在有条件的情况下,建议使用硫唑嘌呤前筛查嘌呤甲基转移酶缺陷,以减少硫唑嘌呤诱导的不可逆性骨髓抑制的风险。

(2)环磷酰胺(cyclophosphamide,CTX)

【作用机制】环磷酰胺是一种烷化剂,可以修饰 DNA 的鸟嘌呤碱基,具有细胞毒作用。CTX 主要抑制体液免疫,对 B 细胞有很强的抑制作用。

【应用范围】临床主要用于难治性 MG、老年性 MG、合并胸腺瘤的 MG 或肌无力危象患者。

【用法用量】通常成人静脉滴注 400~800mg/w,或分 2 次口服,100mg/d,直至总量 10~20g,个别患者需要服用到 30g;儿童每日 3~5mg/kg(不大于 100mg/d),分 2 次口服,好转后减量为每日 2mg/kg。环磷酰胺与糖皮质激素联合使用后 3~6 个月起效,1~2 年后可达全效,可以显著改善肌无力症状,并可在 6~12 个月时减少糖皮质激素用量。

【不良反应】白细胞减少、脱发、恶心、呕吐、腹泻、出血性膀胱炎、骨髓抑制、远期肿瘤风险等。每次注射前均需要复查血常规和肝功能。

【使用注意】大剂量环磷酰胺冲击治疗时,需同时应用利尿剂和辅助药物美司钠,以降低膀胱出血的风险;小剂量环磷酰胺长期服用易引起骨髓抑制,1~2 个月需进行一次血常规评估。

(3)环孢素 A(cyclosporine A):环孢素 A 是第一个在 2 个小型的随机双盲对照试验中证实对全身型重症肌无力治疗有效的免疫抑制剂。环孢素 A 可早期与糖皮质激素联合使用,能显著改善肌无力症状,并降低血中 AChR 抗体滴度。如无严重不良反应可长期和糖皮质激素联合使用,疗效和硫唑嘌呤相当,但不良反应较硫唑嘌呤少。

【作用机制】环孢素 A 是一种最初用于抑制同种异体移植排斥反应的药物,主要作用与硫唑嘌呤相似,可阻断干扰素与其受体结合,或干扰相关基因转录,抑制辅助 T 细胞功能。

【应用范围】主要用于因糖皮质激素或硫唑嘌呤不良反应或疗效欠佳,不宜坚持用药的 MG 患者,对某些难治性病例亦可能有效。

【用法用量】每日口服 2~4mg/kg,通常使用后 3~6 个月起效,使用过程中注意监测血浆环孢素 A 浓度,并根据浓度调整环孢素 A 的剂量。

【不良反应】主要包括肾功能损害、血压和血糖升高、震颤、牙龈增生、肌痛和流感样症状等。

【使用注意】服药期间至少每月查血常规、肝肾功能各 1 次,以及监测血压,不定期复查血糖。

(4)吗替麦考酚酯(mycophenolate mofetil,MMF):目前在美国,MMF 已成为治疗 MG 的常用药物,用于硫唑嘌呤控制不佳或不良反应较大的 MG 患者,也可早期与糖皮质激素联合使用。几个回顾性研究显示,其具有良好的耐受性,且可不与糖皮质激素联合而单独使用,临床有效率可达 70%,且与硫唑嘌呤相比,起效时间更快(通常为 11 周)。

【作用机制】MMF 为治疗 MG 的二线药物,主要通过阻断嘌呤合成选择性抑制 T 细胞和 B 细胞增殖。

【应用范围】MMF 主要用于硫唑嘌呤控制不佳或不良反应较大的 MG 患者,也可早期与糖皮质激素联合使用。对于不耐受激素治疗的轻型 MG 患者可单独使用。

【用法用量】0.5~1.0g/ 次,每日 2 次。

【不良反应】MMF 与硫唑嘌呤、环孢素 A 相比,较安全,对肝、肾不良反应小。常见不良反应有胃肠道反应,表现为恶心、呕吐、腹泻、腹痛等。

【使用注意】服用本药第 1 个月每周查 1 次全血细胞计数,第 2、3 个月每个月查 2 次,3 个月后每个月查 1 次。如果发生中性粒细胞减少时,应停止或酌情减量使用本药。MMF 不能与硫唑嘌呤同时使用。

(5)氨甲蝶呤(methotrexate)

【作用机制】氨甲蝶呤是一种抑制二氢叶酸还原酶的叶酸抗代谢物。氨甲蝶呤与叶酸合用可以看作是 MG 的二线药物。大剂量时可作为肿瘤化疗的一种方案,具有不同的细胞毒性效应;小剂量时常发挥诱导免疫调节作用,但机制尚未完全清楚。

【应用范围】通常用于硫唑嘌呤治疗无效和 / 或不耐受者,对于老年多病患者优于环孢素 A。也可作为激素增敏剂,一些非对照研究表明,应用氨甲蝶呤可以使 38%~87% 的 MG 患者症状减轻或减少激素用量。

【用法用量】每周 10~25mg,于服用氨甲蝶呤后次日服用叶酸片 5mg。在一个重症肌无力的小型随机单盲的研究中,对比了“氨甲蝶呤 17.5mg/w 联合每日常规剂量泼尼松”与“硫唑嘌呤 2.5~3.0mg/(kg·d)联合每日常规剂量泼尼松”,2 年后两组的每日泼尼松剂量和 QMG 评分平均水平出现了显著下降,这些数据表明硫唑嘌呤和氨甲蝶呤在 2 年期间的疗效相似,而氨甲蝶呤还有经济成本优势。

【不良反应】最常见的不良事件为非特异性疼痛(19%),其余不良反应包括胃肠道反应、肝功能损害等等。在大剂量应用时,该药物和其代谢产物沉积在肾小管可致高尿酸血症肾病。

【使用注意】服药期间至少每月查血常规、肝肾功能 1 次。氨甲蝶呤具有致突变性,且致畸性和致癌性较烷化剂为轻,但长期服用后,有潜在的导致继发性肿瘤的危险。

(6)他克莫司(FK506):他克莫司与环孢素 A 属同一种免疫抑制剂,药效是环孢素 A 的 10~100 倍。在一项研究中,13 名 7~13 岁的儿童患者因对泼尼松反应较差而接受他克莫司 1~2mg/d 治疗 1 年,结果显示泼尼松剂量明显减少,QMG 评分、MGMMT 评分、MG 日常生活能力评分及抗 AChR 抗体水平降低,MG 症状改善,且大多数患者能够完全停用泼尼松。

【作用机制】FK506 可抑制 IL-2 的活化及 IL-2 受体的表达,还能抑制其他细胞因子,减少炎症反应,抑制细胞毒性 T 细胞的产生以及特异性辅助 T 细胞依赖的 B 细胞增殖,从而减少 AChR-Ab 产生。

【应用范围】FK506 是中、重度 MG 患者可选择的二线治疗药物,尤其是 RYR 抗体阳性的患者,可与糖皮质激素早期联合使用,以尽快减少糖皮质激素的用量,减少其不良反应。在眼肌型 MG 中也可作为单药治疗。部分糖皮质激素治疗无效的重症肌无力患儿,也可酌情使用。

【用法用量】他克莫司起效较快,一般 2 周左右起效。使用方法:口服 3.0mg/d 或 0.05~0.1mg/(k·d),餐前 1 小时或餐后 2 小时(食物会减少或延缓 40% 的药物吸收)口服。有条件时检测他克莫司血药浓度,一般维持血药浓度在 5~10ng/ml,并根据血药浓度调整药物剂量。快代谢型 MG 患者需要加大药物剂量,直到疗效满意为止。临床上应用时,对于快代谢型 MG,常常推荐配合使用五酯胶囊,因为研究认为其可抑制或减慢肝酶代谢,从而提高他克莫司血药浓度。他克莫司如无严重不良反应,可长期服用。

【不良反应】包括消化道症状、麻木、震颤、头痛、血压和血糖升高、血钾升高、血镁降低、肾功能损害等。

【使用注意】服药期间至少每月查血常规、肝肾功能 1 次。需注意的是,他克莫司为大环内酯类药物衍生物,对大环内酯类药物过敏者禁用。

(7)利妥昔单抗(rituximab,RTX)

【作用机制】RTX 是一种单克隆抗体,特异性针对 B 细胞表面 CD20 抗原并导致 B 细胞耗竭,临床应用于多种自身免疫性疾病。

【应用范围】适用于糖皮质激素和传统免疫抑制治疗无效的 MG 患者,特别是抗 MuSK 抗体阳性的 MG 患者。

【用法用量】成年 MG 患者的推荐剂量为 $375mg/m^2$ 体表面积,静脉滴注,每周 1 次,连续给药 4 次,4 次给药后需间隔 6~9 个月。初次使用利妥昔单抗会出现外周血和淋巴组织中的 B 细胞损耗,一般要到 9~12 个月后才会恢复到正常水平。

【不良反应】包括发热、寒战、心脏毒性、支气管痉挛、白细胞减少、血小板减少和进行性多灶性白质脑病等。

【使用注意】利妥昔单抗的治疗应在具备完善复苏设备的病区内进行。对出现呼吸系统症状或低血压的患者至少监护 24 小时,监测是否发生细胞因子释放综合征。对出现严重不良反应的患者,特别是有严重呼吸困难、支气管痉挛和低血糖者,应立即停止使用。

第三节　胸腺手术治疗

【作用机制】绝大部分 MG 患者伴有胸腺异常,如增生、胸腺瘤和淋巴滤泡增生等,这些增生的组织往往会产生很多自身抗体,尤其是 AChR 抗体。胸腺切除术可以有效抑制活跃的生发中心和疾病诱导的 T 淋巴细胞持续释放。胸腺切除术不仅是 MG 治疗的一个选项,而且是 MG 治疗的支柱。

【适用范围】胸腺摘除手术适应证包括 MG 合并胸腺瘤患者,乙酰胆碱受体抗体(AChR-Ab)阳性全身型 MG 患者、AChR-Ab 阴性全身型 MG 患者对症及免疫治疗不满意。但 MuSK 抗体、低密度脂蛋白受体相关蛋白 4(LRP4)抗体或 agrin 抗体阳性患者不适合胸腺切除术。从发病年龄考虑,通常认为早发型 MG(年龄<60 岁)患者待病情稳定后应及早切除所有胸腺组织;18 岁以下,既没有胸腺瘤也无胸腺增生证据且病情不严重者,不推荐手术切除胸腺。

【术式选择】MG 患者胸腺切除术主要包括传统开胸手术和胸腔镜手术。目前普遍认为,胸腺切除术常见手术路径包括经颈切口、经胸骨正中切口、经胸前外侧切口、经剑突下切口等路径,其中胸骨正中劈开胸腺扩大切除术应用广泛。而随着医学技术的发展,胸腔镜手术被广泛用于治疗胸腺瘤伴 MG,并具有手术时间短、创伤小、并发症少、对应用激素的 MG 患者术后切口愈合的影响较小、术后患者恢复快等优势,从而得到国内外临床治疗的肯定。无论接受何种手术方式切除胸腺的患者,其总体预后良好居多,这也提示合并胸腺异常的 MG 患者首选胸腺切除术,对改善其长期疗效有积极意义。所以,对于行胸腺切除术的患者,采用何种方式的手术都应最大限度清扫胸腺及前上纵隔脂肪组织。

【注意事项】手术应在病情稳定时进行,应将胸腺瘤与所有的胸腺组织一并切除;未完全切除胸腺瘤的术后患者,以及世界卫生组织(WHO)病理分型为 B$_2$ 型以上的患者,应放疗和 / 或化疗。70% 的 MG 患者行胸腺手术后症状缓解,但也有部分患者手术效果仍不佳,甚至加重。研究表明,MG 患者行胸腺切除术后肌无力危象的发生率可达 9.5%~30.3%,同时病理类型为胸腺瘤的 MG 患者术后发生肌无力危象的比例较无胸腺瘤者显著增加,此外合并自身免疫性疾病、Osserman 分型Ⅲ型以上、合并感染、高龄等均是重症肌无力患者胸腺切除术后病情加重的危险因素,临床上对此类型患者应提高警惕。我们基于长期临床实践总结得出,在胸腺切除围手术期前后 1 周进行复方中药汤剂联合黄芪注射液、参麦注射液、参附注射液等中成药大输液等中医疗法，可增强患者体质、抗御手术对患者的打击、防止病情加重甚至出现肌无力危象，促进病情改善，再联合常规西医治疗手段，可大大降低患者术后肌无力危象的发生率。

第四节　肌无力危象的治疗

肌无力危象（myasthenic crisis，MC）是重症肌无力患者在病程中突然出现的病情加重、严重威胁患者生命的急性并发症，主要表现为严重呼吸受累，出现呼吸衰竭，需无创或气管插管呼吸机辅助通气；是重症肌无力患者死亡的主要因素。据文献报道，20% 的 MC 发生在 MG 确诊后的第 1 年，而 15%~20% 的 MG 患者一生中至少会发生 1 次 MC，而之后存活的患者中约 1/3 可发生多次肌无力危象。既往的研究显示，MC 的病死率在 1955 年以前高达 80%，而随着对疾病的认识逐步深入和综合救治水平的提高，目前 MC 的病死率为 3%~8%。总之，MC 病情重、变化快，一旦发生需立即行紧急机械呼吸支持、预防及控制感染、防治各种并发症，同时给予免疫抑制治疗，使患者尽快脱离危象。具体治疗原则为：

（一）初步判断危象的性质

MC 根据诱因不同，可分为 3 种：

1. 肌无力危象　由重症肌无力加重，即 NMJ 处 ACh 量不足所致的危象。此类最为常见，常可由上述原因或胆碱酯酶抑制剂（AChE-I）减量引起，因呼吸肌麻痹、咳痰、吞咽无力而危及生命。

2. 胆碱能危象　由 NMJ 处 ACh 过量所致危象。除上述肌无力危象表现外，尚有乙酰胆碱蓄积过多症状，如毒蕈碱样中毒：恶心、呕吐、腹泻、腹痛、瞳孔缩小、多汗、流涎、气管分泌物多、心率慢；烟碱型胆碱能中毒症状：肌肉震颤、痉挛、紧缩感；中枢神经症状：焦虑、失眠、精神错乱抽搐等。

3. 反拗危象　难以区别危象性质而无法采用停药或加大药物剂量改善症状者，多发生在长期较大剂量应用 AChE-I 治疗后。

肌无力危象早期应增加 AChE-I 的用量，可立即给予新斯的明 0.5~1.0mg 肌内注射。胆碱能危象则应停用 AChE-I，立即给予阿托品 1~2mg 静脉注射。

大多 MC 发生时难以判断其性质，但无论何种 MC，在判断困难或上述处理无效时，均应立即采取下列措施，避免延误抢救时机。

（二）对症处理

1. **停用 AChE-I**　在难以判定危象是由 ACh 不足所致的肌无力危象还是由 ACh 过量所致的胆碱能危象时,应立即停用 AChE-I,并给予呼吸支持等抢救性治疗。直到能判定危象性质后,再予相应治疗。

2. **调节 AChE-I 的剂量**　在肌无力危象前状态初期,患者如合并 I 型呼吸衰竭,可根据患者血气分析结果及指脉氧饱和度,调节患者吸氧浓度。胆碱酯酶抑制剂可抑制胆碱酯酶活性,但药物过量时,会出现呼吸肌无力加重,易导致胆碱能危象,同时增加气道分泌物,不利于呼吸道的管理;对于需用无创呼吸机的患者,需减少胆碱酯酶抑制剂剂量,避免口腔及气道大量分泌物的渗出;如需用有创呼吸机辅助通气,可暂停胆碱酯酶抑制剂 3~4 天,以提高乙酰胆碱受体敏感性。

3. **去除诱因**

（1）尽快控制感染（支原体感染、真菌感染、结核杆菌感染等）;MG 患者常需长期免疫治疗,感染的风险极大增加,尤其是机会性感染,常具有起病隐匿、病情重的临床特点。MC 常因感染控制不良促发,所以对于 MC,需注意真菌、病毒、结核杆菌等机会性感染的针对性治疗。病原体 NGS 检测常用于临床抗生素的选择,提供用药依据。

（2）停用诱发加重的药物（如可能影响神经肌肉接头传递的药物）或其他因素,部分抗生素（如氨基糖苷类、大环内酯类、喹诺酮类、氯喹和萘啶酮酸等）、肌松药、苯二氮䓬类药物、β- 受体阻滞剂、含碘的造影剂。其他如精神因素、高温、发热、低钾、甲状腺功能亢进等也是 MC 的诱因。

（3）减少激素剂量:大剂量短程激素冲击疗法起效快,短期内可达到满意疗效,且糖皮质激素使用的相关不良反应较少,但其可阻滞突触前膜 ACh 释放,导致部分患者的症状在用药后 1 周左右加重,甚至诱发肌无力危象,如诱发肌无力危象,需逐渐序贯减量。

（三）短期免疫疗法

短期免疫疗法包括静脉注射免疫球蛋白（IVIg）、免疫吸附（IA）、血浆置换（PE）。

PE 和 IA 能够快速清除血浆中的自身抗体,如 ACh 受体抗体、抗 MuSK 抗体等,并通过血管内外的渗透平衡,从而使神经肌肉接头中的抗体减少,同时也能清除血浆中的其他有害成分,如可溶性黏附分子、细胞因子和补体等,但是儿童、并发心衰、败血症、低血压和怀孕期的患者不推荐使用。

IVIg治疗MG的作用机制尚不清楚,可能与抗炎症介质、细胞因子以及免疫调节作用相关,通常用量是0.4g/(kg·d),连续使用5天。

PE和IVIg的疗效类似,具体可根据患者呼吸困难的程度、并发症情况、医疗水平和经济情况等因素作出选择。对于合并肺部严重感染的患者,更推荐使用人丙种球蛋白。

通过以上3项措施,力争免做气管插管或气管切开。

(四)气管插管、气管切开、使用人工呼吸器

指征:①严重的呼吸困难;②肌内注射新斯的明无改善;③血氧分析示$PO_2 < 50mmHg$,$PCO_2 > 50mmHg$,$pH < 7.25$。

当患者出现MC时,保证呼吸道通畅、及时给予合理的机械通气是治疗的第一步。相对于经鼻气管插管正压呼吸机辅助呼吸,无创双水平正压通气辅助呼吸具有无创、耐受性良好、减少肺部感染并发症、缩短住院时间等特点,但是对于口腔分泌物过多、吞咽困难、二氧化碳潴留明显的患者,该法不适用。建议初始辅助控制通气为低潮气量(6~8ml/kg),呼吸频率12~16次/min,呼气末正压(PEEP)$5cmH_2O$,可避免肺损伤,以调整FiO_2达到$SaO_2 > 92\%$或$PaO_2 > 70mmHg$,之后根据动脉血气分析结果进行调整,支持压5~15cmH_2O以防止肺不张和减少呼吸肌做功。

(五)激素及免疫抑制治疗

对于已经气管插管,全身骨骼肌受累较重,需尽快改善临床症状者,可使用激素冲击疗法,如甲强龙1 000mg,静脉注射,每天1次,共3次,序贯减量,也可以泼尼松1mg/(kg·d)作为初始剂量,病情好转后逐渐减量。如经激素冲击治疗后,仍存在症状缓解不明显,或脱机困难者,在排除活动性感染的情况下,可予CTX冲击疗法,具体方法为600~800mg,静脉滴注,每周1次。

(六)拔管后继续用糖皮质激素,化疗或放疗、手术

对于已经脱机拔管的MG患者,后续仍需长期激素或者联合免疫抑制剂治疗,AChR-Ab阳性伴胸腺增生的全身型成年患者、MG伴胸腺瘤患者均推荐手术切除胸腺治疗,如为B_2型以上胸腺瘤,后期还需积极放化疗。

MC是临床上的急重症,在诊疗MG过程中,要做好预防MC的准备,采取有效措施,尽可能降低发生MC的概率;发生MC后要迅速识别,并采取正压呼吸支持、免疫治疗和激素治疗等综合手段,降低MC并发症和死亡的发生率。

(李 艳)

参考文献

［1］李尊波, 熊葶, 刘建军, 等. 短程大剂量糖皮质激素冲击联合其他免疫抑制剂治疗重症肌无力的疗效观察 [J]. 中国神经免疫学和神经病学杂志, 2015, 22 (1): 16-19.

［2］Mantegazza R, Antozzi C, Peluchetti D, et al. Azathioprine as a single drug or in combination with steroids in the treatment of myasthenia gravis [J]. J Neurol, 1988, 235 (8): 449-453.

［3］Booth RA, Ansari MT, Loit E, et al. Assessment of thiopurine S-methyltransferase activity in patients prescribed thiopurines: a systematic review [J]. Ann Intern Med, 2011, 154 (12): 814-823.

［4］De Feo LG, Schottlender J, Martelli NA, et al. Use of intravenous pulsed cyclophosphamide in severe, generalized myasthenia gravis [J]. Muscle Nerve, 2002, 26 (1): 31-36.

［5］Chaudhry V, Cornblath DR, Griffin JW, et al. Mycophenolate mofetil: a safe and promising immunosuppressant in neuromuscular diseases [J]. Neurology, 2001, 56 (1): 94-96.

［6］Heckmann JM, Rawoot A, Bateman K, et al. A single-blinded trial of methotrexate versus azathioprine as steroid-sparing agents in generalized myasthenia gravis [J]. BMC Neurol, 2011, 11: 97.

［7］王维治, 刘卫彬. 重症肌无力管理国际共识 (2016) 解读 [J]. 中华神经科杂志, 2017, 50 (2): 83-87.

［8］Sanders DB, Wolfe GI, Benatar M, et al. International consensus guidance tor management of myasthenia gravls: Executive summary [J]. Neurology, 2016, 87 (4): 419-425.

［9］Hehir MK, Hobson-webb LD, Benatar M, et al. Rituximab as treatment for anti-MuSK myasthenia gravis: Multicenter blinded prospective review [J]. Neurology, 2017, 89 (10): 1069-1077.

第五章

重症肌无力的常用方药和中医特色疗法

第一节　常　用　中　药

一、益气类

黄　芪

【性味归经】甘,微温;归肺、脾经。

【功效】健脾补中,升阳举陷,益卫固表,利尿,托毒生肌。

【主治应用】用于脾气亏虚、倦怠乏力,或中气下陷、脱肛、子宫脱垂,以及自汗、疮疡内陷、脓成不溃或久溃不敛、水肿、脚气、面目浮肿等。

【经典论述】"主痈疽,久败疮,排脓止痛……补虚。"(《神农本草经》)

"补丈夫虚损,五劳羸瘦,止渴,腹痛泄利,益气,利阴气。"(《名医别录》)

"助气,壮筋骨。长肉,补血。"(《日华子本草》)

【名家经验】陈修园:"黄芪气微温,禀少阳之气,入胆与三焦;味甘无毒,禀太阴之味,入肺与脾。…… 黄芪入脾而主肌肉,入肺而主皮毛也。…… 黄芪入胆而助中正之气,俾神明不为风所乱;入三焦而助决渎之用,俾窍道不为风所壅;入脾而救受克之伤,入肺而制风木之动。"

张锡纯:"黄芪,性温,味微甘。能补气,兼能升气。"

张山雷:"黄芪……补益中土,温养脾胃。凡中气不振,脾土虚弱,清气下陷者最宜。其皮味浓质厚,力量皆在皮中,故能直达人之肤表肌肉,固护卫阳,充实表分,是其专长,所以表虚诸病,最为神剂。"

【药理研究】本药能促进机体代谢,抗疲劳,促进血清和肝脏蛋白质的更新；能显著提高机体非特异性免疫、体液免疫、细胞免疫功能，增强自然杀伤细胞的活性，促进诱生干扰素；能降低红细胞免疫黏附抑制因子的活性，提高增强因子的活性，促进脾脏的浆细胞增殖，并且能增强网状内皮系统的吞噬功能，增强 T 淋巴细胞增殖反应，同时对 T 细胞、B 细胞、树突状细胞功能具有明显的增强作用，能调节 Th1/Th2 细胞因子的失衡状态，改善患者机体免疫功能紊乱状况；还有降血脂、抗衰老、抗缺氧、抗辐射、保肝等作用。

【应用心悟】黄芪为治疗重症肌无力最常用的中药，补诸虚不足，益元气，壮脾胃，营养四肢。《神农本草经》列其为上品。黄芪对 MG 的治疗主要体现在：一是健脾、益气。黄芪能针对 MG 脾气虚损的基本病机及以劳力性肌无力为主要临床特征者发挥独特治疗效应。二是实卫固表。黄芪通过增强肺卫功能，提高机体防御功能，减少外邪感染机会，从而防止 MG 反复发作。三是托毒生肌。黄芪能扶助正气，鼓邪外出，令 MG 患者痰湿毒邪外排，而使邪去正安，有利于病情康复；又能健脾生肌，促进病变肌肉组织的修复和功能恢复。需要指出的是，药理研究多显示黄芪所含成分对机体免疫功能尤其是细胞免疫和体液免疫功能有增强作用，这似不宜于本病早期或复发期的治疗，但临床上黄芪大多用于复方中，是在复方的整体之中发挥调节作用，因此不必完全固执于其药理研究结果。如张静生的研究表明黄芪复方可降低乙酰胆碱受体抗体（AChR-Ab）水平，纠正 MG 患者淋巴细胞亚群失衡状态，抑制异常免疫反应，说明黄芪融入复方后发挥的是免疫调节作用。另外，临床也常用单味的黄芪注射液静脉滴注，一则可提高非特异性免疫功能，减少继发感染机会，二则与其他中成药注射液同用能发挥免疫调节作用，此外在大剂量激素冲击治疗或胸腺手术前后予大剂量黄芪注射液静脉滴注又能强化患者体质，使其能耐受这些治疗对体质的冲击，加速病情改善。故黄芪为重症肌无力治疗最常用药物，经辨证确实存在脾胃或脾肺气虚者都可运用，常重剂用之。通常用于复方中，常为主药，用量可达 60~200g/d，小儿酌减，用量较小作用不显著。也可配合静脉滴注黄芪注射液。

党　参

【性味归经】甘，平；归脾、肺经。

【功效】补中益气，生津，养血。

【主治应用】用于气虚不足、倦怠乏力、气急喘促、脾虚食少、面目浮肿、久泻脱肛等。

【经典论述】"补中益气,和脾胃,除烦渴。中气微虚,用以调补,甚为平妥。"(《本草从新》)

"力能补脾养胃,润肺生津,健运中气,本与人参不甚相远。其尤可贵者,则健脾运而不燥,滋胃阴而不滞,润肺而不犯寒凉,养血而不偏滋腻,鼓舞清阳,振动中气,而无刚燥之弊。"(《本草正义》)

【名家经验】焦树德:主要功用为补气健脾。常作为人参的代用品以治疗气虚证。

谢海洲:党参味甘性平,不腻不燥,补脾气而不燥,滋胃阴而不腻,升清阳而无刚燥之弊,为补脾益肺常用之品,其补益脾肺功似人参,故常作为人参的代用品,亦为补气之要药。

【药理研究】党参能调节胃肠运动,抗溃疡,增强免疫功能;能升高动物红细胞、血红蛋白、网织红细胞;还有延缓衰老、抗缺氧等作用。党参多糖作为疫苗佐剂,能有效增强免疫疫苗的生物活性,且无毒副作用。

【应用心悟】党参功能补中益气,生津养血。补脾益气为 MG 患者主要治法之一。党参作用平和,较之人参、西洋参,价格低廉,适宜长期使用;较之太子参偏于养阴益气,补中益气之力更强,故尤宜于以脾胃亏虚为基本病机的 MG 患者使用。一般用量 15~20g,病重者可用至 30~60g。

人　参

【性味归经】甘、微苦,微温;归心、肺、脾、肾经。

【功效】大补元气,复脉固脱,补脾益肺,生津,安神益智。

【主治应用】用于气虚欲脱、脉微欲绝之证,以及肺虚气喘、脾胃虚弱、倦怠乏力、食欲不振、胸腹胀满、久泻脱肛、消渴、神志不安、心悸怔忡、失眠等。

【经典论述】"补五脏,安精神,定魂魄,止惊悸,除邪气,明目,开心益智。"(《神农本草经》)

"治脾肺阳气不足,及肺气喘促,短气少气,补中缓中,泻肺脾胃中火邪,善治短气。"(《药类法象》)

【名家经验】谢海洲:人参既具大补元气之功,可挽气虚暴脱之危;又有补脾益肺之效,以治素体虚弱之症;更能扶正祛邪,以治气虚邪实诸证,急救缓图无不相宜;且能养心强心安神,以治心脑疾病;亦可用治消渴,多获良效。

【药理研究】人参能增强机体对有害刺激的防御能力,加强机体适应性。人参茎叶皂苷能明显提高抗感染能力,既是免疫增强剂,也是免疫调节剂。人参具有中枢拟胆碱活性和拟儿茶酚胺活性，能增强胆碱系统功能，增加 ACh 的合成和释放，同时提高中枢 M- 胆碱受体密度。人参还有延缓衰老、抗缺氧、抗辐射等作用。

【应用心悟】人参大补元气，补脾益肺，主要用于急危重症气虚患者。对于 MG，主要用于 MG 重症患者、肌无力危象前期及肌无力危象患者，10~15g/d，短期使用，也可小剂量配入复方制成丸散或胶囊剂长期服用，以增强机体免疫功能，促进免疫稳态的形成。小剂量长期服用的剂量一般为 0.6~1g/d。

白　术

【性味归经】苦、甘、温；归脾、胃经。

【功效】健脾益气，燥湿利水，止汗，安胎。

【主治应用】用于脾虚食少、腹胀泄泻、痰饮眩悸、水肿、自汗、胎动不安等。

【经典论述】"主风寒湿痹，死肌，痉，疸。止汗，除热，消食。"（《神农本草经》）

"治一切风疾，五劳七伤，冷气腹胀，补腰膝，消痰，治水气，利小便，止反胃呕逆，及筋骨弱软，痃癖气块，妇人冷癥瘕，温疾，山岚瘴气，除烦长肌。"（《日华子本草》）

【名家经验】谢海洲：白术味甘而温，专入脾胃，为健脾燥湿之要药，而善于补脾阳。脾主运化，喜燥而恶湿，得阳则运，得升则健，故脾阳不振，运化失职，水湿不化而致痞满、泄泻、痰饮、水肿等症，均可应用本品。

周超凡：白术补益之力不如人参，但其专入脾胃经，故常用于脾不健运或脾虚水泛的重症肌无力、肝硬化腹水等。

【药理研究】白术所含成分能有效促进小鼠脾淋巴结增殖，且存在浓度依赖性；对细胞因子 IL-2、IL-4、IL-10、IL-12、TGF-β1 的分泌有明显促进作用，其中对 IL-2、TGF-β1 的作用随浓度增高而逐步增强，对 IL-4、IL-10、IL-12 则在小剂量时影响较明显，随浓度增高而逐步降低；能有效促进外周血淋巴细胞增殖。

【应用心悟】作为补中益气汤和四君子汤的主要药物之一，白术为治疗 MG 的常用之品。白术专入脾胃，功擅健脾燥湿，尤宜于脾胃虚弱而兼夹水湿之证。MG 患者见舌苔白腻或白厚腻，或见水滑苔者宜重用至 20g 以上，伴见大便溏泄用土炒白术，证属脾胃气虚而兼便秘者在辨证用方中配用大剂量生白术 30~60g。本品有固表止汗作用，对证属脾胃虚弱而伴见自汗较重者有一举两得之效。

茯　苓

【性味归经】甘、淡,平;归心、肺、脾、肾经。

【功效】利水渗湿,健脾,宁心。

【主治应用】用于水肿尿少、痰饮眩悸、脾虚食少、便溏泄泻、心神不安、惊悸失眠等。

【经典论述】"止消渴好唾,大腹淋沥,膈中痰水,水肿淋结,开胸腑,调脏气,伐肾邪,长阴,益气力,保神守中……"(《名医别录》)

"能利窍去湿。利窍则开心益智,导浊生津;去湿则逐水燥脾,补中健胃。祛惊痫,厚肠脏,治痰之本,助药之降。以其味有微甘,故曰补阳。但补少利多。"(《本草正》)

【名家经验】焦树德:茯苓淡渗利湿,能利尿消水。凡五脏六腑身体各部出现水湿停留的证候,皆可用茯苓治疗。……茯苓味甘益脾,能助脾运化水湿而达到健脾的作用。

沈丕安:茯苓健脾的含义,除了加强消化功能之外,还能提高免疫功能。既能提高细胞免疫功能,又能提高体液免疫功能。

【药理研究】①抗炎作用:茯苓能够对抗不同实验模型下的急慢性炎症,其显著的抗炎效果在国外公认度很高。②对免疫功能的作用:茯苓多糖能直接抑制肿瘤细胞,增强机体免疫力,主要表现在抑瘤生长,同时增强细胞免疫和体液免疫,抗脾脏增大,抗胸腺萎缩;茯苓素可诱导小鼠腹腔巨噬细胞进入激活状态,还能诱导增强小鼠腹腔巨噬细胞的抗病毒作用,能有效增强小鼠的细胞及体液免疫。

【应用心悟】茯苓功能健脾、利水、渗湿,药性平和,适宜于脾胃虚弱、水湿内聚之证,且健脾而不滋腻,渗湿而不伤阴,MG 脾胃气虚兼水湿停滞者常用之。另外,不少 MG 患者长期使用激素或环磷酰胺、硫唑嘌呤等免疫抑制剂,常伤损脾胃,令其健运无权,水湿内生,此时茯苓常为必用之品。临证时常与白术、桂枝并用,常用量 15~20g。

山　药

【性味归经】甘,平;归脾、肺、肾经。

【功效】健脾,补肺,固肾,益精。

【主治应用】用于脾胃虚弱、食少体倦、泄泻、妇女白带、肺虚久咳、肾虚梦遗精滑、小便频数等。

【经典论述】"主伤中,补虚羸,除寒热邪气,补中,益气力,长肌肉。"(《神农本草经》)

"能健脾补虚,涩精固肾,治诸虚百损,疗五劳七伤。"(《本草正》)

【名家经验】谢海洲:山药味甘性平,既能补气又能养阴,为气阴双补之要品,上能养肺,中能补脾,下则益肾而涩精缩尿。作用缓和,为一味平补之品,久服可增强机体免疫功能。

【药理研究】山药能增强非特异性免疫功能、特异性细胞免疫和体液免疫功能;有抗氧化、抗衰老作用;可保护胃黏膜、助消化;有降脂、抗肿瘤作用。

【应用心悟】古谓"山药长肌肉",实则指本品有健脾益胃之功,能令脾胃强健,气血生化有源而能充养肌肉,故对于肌肉痿弱无力之症有效。本品既能补气又能养阴,药性平和,适宜久服而有益于改善机体免疫功能。又,本品有保护胃肠黏膜作用,故对于 MG 伴有胃十二指肠溃疡、慢性胃炎者尤宜;大便溏泄常配芡实,便次频繁者再加诃子。又,本品有降血糖作用,伴糖尿病者,或长期用激素致血糖增高者,可常规配入。

薏 苡 仁

【性味归经】甘、淡,凉;归脾、胃、肺经。

【功效】利水消肿,渗湿,健脾,清热排脓,除痹。

【主治应用】用于水肿、小便不利、泄泻、肺痈、肠痈以及湿痹筋脉拘挛等。

【经典论述】"主筋急拘挛,不可屈伸,风湿痹,下气。"(《神农本草经》)

"健脾益胃,补肺清热,去风胜湿。"(《本草纲目》)

"薏苡仁甘淡冲和,质类米谷,又体重力厚,故能补益胃气,舒筋除湿中虚,故又能通降湿热使下行。"(《神农本草经百种录》)

【名家经验】周超凡:薏苡仁上泻肺火,下清大肠,中能补脾健运。性寒不伤胃气,补脾而不滋腻,渗湿力不峻烈,药性和缓,是一味清补淡渗利湿要药。

【药理研究】薏苡仁能提高免疫功能,调节子宫收缩,还有解热、镇痛、抗炎、抗肿瘤等作用。

【应用心悟】清代陈士铎力倡用薏苡仁治疗痿病,系湿热困滞脾胃所致肌肉痿软无力之症。因此,本品主要用于 MG 脾胃气虚兼夹湿热者,临床见舌苔黄腻、口淡或口苦、或大便不爽等,或兼见午后发热,或下肢无力较重,常与苍术同用。由于本品有抑制骨骼肌收缩作用,故 MG 患者不宜久用及大剂量使用。另外,本品有抗癌作用,故合并胸腺瘤者可在辨证治疗基础上配用。

黄　精

【性味归经】甘,平;归脾、肺、肾经。

【功效】补气养阴,健脾,润肺,益肾。

【主治应用】用于脾胃气虚、体倦乏力、胃阴不足、口干食少、肺虚燥咳、劳嗽咳血、精血不足、腰膝酸软、须发早白、内热消渴。

【经典论述】"补五劳七伤,助筋骨,止饥,耐寒暑,益脾胃,润心肺。"(《日华子本草》)

"宽中益气,使五脏调和,肌肉充盛,骨髓强坚,皆是补阴之功。"(《本经逢原》)

【名家经验】沈丕安:黄精药性平和,既健脾益气又能养阴润肺,兼有类似党参和沙参两药的部分功效。因有抑制肾上腺皮质功能作用,故对免疫疾病采用长期服用激素和大剂量激素冲击治疗者,虽然并发了明显药物性库欣综合征,肾上腺皮质功能已处于抑制减退甚至萎缩状态,这时不宜使用黄精,确实要用也要与补肾药同用。

裘昌林:黄精益气健脾、养阴填精,补而不腻,常用于治疗 MG 之脾胃虚弱、肾气亏虚、肺燥阴虚证,常配合淫羊藿使用。但中寒泄泻、痞满、气滞、纳差者不用。

【药理研究】黄精多糖能够提高免疫功能低下机体、青年小鼠、老年小鼠的免疫功能,促进 DNA、RNA 和蛋白质的合成,促进小鼠胸腺和脾的发育,提高小鼠腹腔巨噬细胞吞噬百分率和吞噬指数;增加小鼠溶血素的生成;增加正常小鼠迟发型超敏反应的发生率,以及恢复免疫功能低下小鼠的迟发型超敏反应,并具有良好的抗炎作用。

【应用心悟】黄精补脾、润肺、益肾,气阴双补,作用平和,补益而具强身之效,故长期使用,能增强体质,促进机体免疫功能恢复正常;对于 MG 病程较长的患者,与淫羊藿较大剂量同用(均 30g 左右),改善肌无力作用较好;又有一定的降糖降压作用,故对于合并血糖或血压增高者,可配合山药、枸杞入复方之中,有一定稳定血糖血压作用。

仙　鹤　草

【性味归经】苦、涩,平;归肺、肝、脾经。

【功效】收敛止血,截疟,止痢,解毒,补虚。

【主治应用】用于咯血、吐血、崩漏下血、疟疾、血痢、痈肿疮毒、阴痒带下、脱力劳伤。

【经典论述】"治妇人月经或前或后,赤白带下……日久赤白血痢。"(《滇南本草》)

【名家经验】朱良春:仙鹤草别名脱力草,江浙民间用此品治脱力劳伤有效,足证其有强壮之功。单用此品治疗气血虚弱之眩晕有一定效果,即从其强壮作用引申而来。

周超凡:临证治疗难治性慢性痢疾、神经衰弱(眩晕),以及用于治疗顽固性慢性咳嗽,皆取得较好疗效。治疗癌症时也广泛使用仙鹤草。

【药理研究】具有抗肿瘤、止血、镇痛抗炎、降血糖、抗氧化等多种药理作用。

【应用心悟】仙鹤草有补虚强壮之功,可用于脱力劳伤之症,其补虚有"赛人参"之功。干祖望称仙茅、仙灵脾(淫羊藿)、仙鹤草合用为三仙汤,用于未感受外邪而有神疲怠惰者,效果理想,谓为中药的激素。现代研究证明,仙鹤草素对已疲劳的横纹肌有兴奋作用。取其善治脱力劳伤症之长,用于具有活动劳累后加重、休息后减轻特征的 MG 的治疗,初步观察表明,能较好地缓解患者肌无力症状。对四肢无力、疲乏较甚者,临床配用仙鹤草 30~45g,常有佳效。

二、补血类

当　归

【性味归经】甘、辛,温;归肝、心、脾经。

【功效】补血调经,活血止痛,润肠通便。

【主治应用】主治血虚诸证;血虚或血虚兼有瘀滞的月经不调、痛经、经闭及跌打损伤等。

【经典论述】"温中止痛,除客血内塞,中风痉汗不出,湿痹,中恶,客气虚冷,补五脏,生肌。"(《名医别录》)

"治一切风、一切血,补一切劳,破恶血,养新血,及主癥癖,肠胃冷。"(《日华子本草》)

【名家经验】张山雷:当归是血家气药,以辛升运行为用,以温和燠煦为功,气血虚寒者得之,则血随气行而归其所归。

【药理研究】药理研究表明,当归提取物能增强免疫系统功能,促进造血功能,抗辐射损伤,抗肿瘤,抗炎镇痛;当归所含多糖对致衰剂损伤大鼠胸腺结构与功能有很好的保护作用。

【应用心悟】当归养血荣筋,且补血而兼调气活血之效,善治血虚血滞所致痿证。MG 以脾气亏虚为基础,气虚血不能自生,故每兼血液亏虚,治疗时常配用当归等补血之品。从药理研究看,当归对特异性免疫和非特异性免疫之异常皆有良好改善作用,对 MG 胸腺病变有治疗效应,故为治疗 MG 常用之品。用量一般宜每剂 10~20g。

白　芍

【性味归经】苦、酸,微寒;归肝、脾经。

【功效】养血敛肝,柔肝止痛,平抑肝阳。

【主治应用】用于月经不调、经行腹痛、崩漏,以及自汗、盗汗等;肝气不和所致的胁痛、腹痛、手足拘挛疼痛,以及肝阳亢盛引起的头痛、眩晕等。

【经典论述】"主邪气腹痛,除血痹,破坚积,寒热,疝瘕,止痛,利小便,益气。"(《神农本草经》)

【名家经验】张山雷:补益肝脾真阴,而收摄脾气之散乱,肝气之恣横,则白芍也。

谢海洲:白芍入肝经,既补肝又泻肝。补者即补肝血,此乃补肝之体也;泻者,柔肝、泻肝之亢盛,此乃泻肝之用也。若营卫不和,气血不调,络道不畅,肢体疼痛者,常用赤白芍,再益桂枝、柴胡,其效更佳。

【药理研究】白芍总皂苷对自身免疫过程中的多个环节都有调节作用,有抗炎作用并能显著促进抑制性 Th2 细胞的增生,对细胞免疫作用有浓度依赖性,低浓度有促进作用,高浓度有抑制作用;能抑制 B 淋巴细胞增殖,而对体液免疫有抑制作用。

【应用心悟】白芍功擅养血,又具敛肝、柔肝、平抑肝阳之用,《神农本草经》谓之能"益气"。有研究表明,本品的药理作用类似人参,故 MG 气虚血虚之证皆为所宜,兼有焦虑抑郁者尤宜,常配柴胡、枳实(四逆散)、生麦芽等。笔者临证时,针对女性月经期患者常在复方中加用白芍、丹参调肝和血,围绝经期患者常配用白芍、合欢皮等。

鸡 血 藤

【性味归经】苦、甘,温;归肝、肾经。

【功效】行血补血,调经,舒筋活络。

【主治应用】主治血瘀或血虚之月经不调、痛经、经闭,以及痹痛、肢体麻木、半身不遂等。

【经典论述】"其藤最活血,暖腰膝,已风瘫。""壮筋骨,已酸痛,和酒服……治老人气血虚弱、手足麻木、瘫痪等症;男子虚损,不能生育及遗精白浊……妇女经水不调,赤白带下;妇女干血劳及子宫虚冷不受胎。"《本草纲目拾遗》

【名家经验】谢海洲:本品活血之中有养血之效,养血功同四物,且藤药有通络作用,其性走而不守,养血而不滞结,活血而不伤正,可用于血虚血瘀、月经不调、经闭腹痛等……用于血虚肢体麻木、瘫痪、风湿痹痛以及跌打损伤、瘀血作痛。

班秀文:补虚为主,善治虚证;但补中有行,巧治瘀血;且通养血脉,堪治顽疾。

杨丁友:鸡血藤性温,味苦、微甘,《中药大辞典》言"活血舒筋,治腰膝酸软、麻木瘫痪,为强壮性之补血药",且价廉而无副作用,以鸡血藤400~600g水煎代茶饮治疗重症肌无力(痿证)多例,取得较好疗效。

【药理研究】鸡血藤对小鼠 T 淋巴细胞转化功能和 IL-2 活性均有不同程度的抑制作用;具有扩血管、抗血小板聚集、促进磷代谢等作用。

【应用心悟】传统认为,本品功擅活血养血、温经通络,常用于肝血亏虚,经脉不利所致肢体瘫痪、麻木、疼痛以及风湿痹痛等,但自杨丁友等报道本品有治疗 MG 作用后,开始引起学术界重视。笔者认为,本品既能活血、温经、通络,使脉络通利、气血畅行,又滋养肝血令肝血健旺,能令肌肤筋脉得到充分的气血精微的滋养,故能治疗 MG。初步观察表明,本品治疗 MG,主要用于证属肝肾阴虚者,或脾胃虚弱而兼有血虚者;主要用于病程较长的难治性病例,尤其是中度全身型及以上型病例,用药疗程一般要半年以上,一般剂量宜大,通常 60g 以上。

紫 河 车

【性味归经】甘、咸,温;归肺、肝、肾经。

【功效】补肾益精,养血益气。

【主治应用】主治肾阳不足、精血亏虚、虚劳羸瘦、阳痿遗精、宫冷不孕;气血不足、产后乳少,肺肾虚喘、骨蒸劳嗽等。

【经典论述】"血气羸瘦,妇人劳损,面黯皮黑,腹内诸病渐瘦者。"(《本草拾遗》)

"大补元气,理血分,治神伤梦遗。"(《本草再新》)

【名家经验】尚尔寿:针对痿病的病机特点,以平肝息风、补益肝肾、健脾益气、祛痰通络为治则,制订复肌宁胶囊1号、2号等系列方药,对伴有肾精不足者善用紫河车等血肉有情之品为其特色。

焦树德:功能大补气血,为滋补强壮药,可用于各种虚损、精血不足之证。

【药理研究】紫河车灌胃能提高正常小鼠的 T 淋巴细胞比率、淋巴细胞数量及胸腺指数,还能对抗泼尼松引起的免疫抑制作用。胎盘粉制剂能明显提高小鼠单核巨噬细胞吞噬指数,对小鼠脾淋巴细胞转化反应有较强促进作用。

【应用心悟】紫河车为补肾益精壮阳之佳品,《本草分经》谓其"治一切虚劳损极,大有奇效",重症 MG 病例配用之,有助于加速症状改善,缓解期后配用之,又为促进康复的理想之品。通常,MG 重症患者,身体虚弱、极度乏力甚至出现肌无力危象者,可与新鲜胎盘 1 个加上适量黄芪、人参等与鸡或鹅同炖,饮汤食肉,增强体力、缓解症状作用显著;对各型 MG 患者,可予紫河车粉 10~12g 配入复方扶正培本,强化体质,加速康复,也可以紫河车粉适量配入健脾益肾复方中,制成丸剂或胶囊剂,长疗程服用,使患者免疫功能逐步恢复正常,最终达到彻底治愈的目的。

熟 地 黄

【性味归经】甘,微温;归肝、肾经。

【功效】补血养阴,填精益髓。

【主治应用】主治血虚萎黄,心悸怔忡,月经不调,崩漏下血;肝肾阴虚,腰膝酸软,骨蒸潮热,盗汗遗精,内热消渴;肝肾不足,精血亏虚,眩晕耳鸣,须发早白等。

【经典论述】"大补血虚不足,通血脉,益气力。"(《珍珠囊》)

"填骨髓,长肌肉,生精血。补五脏内伤不足,通血脉,利耳目,黑须发,男子五劳七伤,女子伤中胞漏,经候不调,胎产百病。"(《本草纲目》)

【名家经验】张锡纯:其性微温,甘而不苦,为滋阴补肾主药。治阴虚发热,阴虚不纳气作喘,劳瘵咳嗽,肾虚不能漉水,小便短少,积成水肿,以及各脏腑阴分虚损者,熟地黄皆能补之。

【药理研究】熟地黄多糖可显著改善模型小鼠的造血功能;熟地黄粗多糖可使胸腺皮质显著增厚,脾小结显著增大,胸腺皮质淋巴细胞数和脾淋巴细胞数显著增加,提示熟地黄粗多糖可显著改善模型小鼠的造血功能,同时对免疫系统也有较好改善和刺激作用。

【应用心悟】熟地黄为养血补虚要药,补血之力强于当归,又为用治肝肾阴虚之佳品,故临证时针对 MG 气血两虚证,补气养血治疗时常将熟地黄与当归并用,而证属肝肾阴虚者又宜生熟地黄同用以增滋补肝肾之力。

枸　杞

【性味归经】甘,平;归肝、肾经。

【功效】滋补肝肾,益精明目。

【主治应用】用于肝肾不足、遗精、腰膝酸痛,以及头晕、目眩等症。

【经典论述】"补精气诸不足,易颜色,变白,明目安神。"(《药性论》)

"坚筋能老,除风,补益筋骨,能益人,去虚劳。"(《食疗本草》)

【名家经验】张锡纯:枸杞子味甘多液,性微凉,为滋补肝肾最良之药,故其性善明目,退虚热,壮筋骨,除腰疼,久久服之,延年益寿,此皆滋补肝肾之功也。

【药理研究】枸杞能显著提高机体的非特异性免疫抵抗力;对 T 淋巴细胞增殖和亚群稳定有调节作用。老年人服用枸杞制剂后,淋巴细胞应答能力增强;IgA、IgC、IgM 等水平均升高,显示对体液免疫有改善作用。

【应用心悟】枸杞为滋补肝肾之要药,兼能补气,药性平和。药理研究显示,本品所含成分有良好的免疫调节作用,尤其能显著提高非特异性免疫功能,增强机体防御抗病能力,长期服用能提高处于低下水平的细胞免疫和体液免疫功能,故为 MG 病情稳定后长期巩固治疗的理想之品,肝肾阴虚者必用之品,兼血虚之证者亦常配用。邓铁涛治疗 MG 的基础方中常将枸杞、制首乌同用,验之临床,疗效确切。

制　首　乌

【性味归经】苦、甘、涩,微温;归肝、肾经。

【功效】补血,止血,滋阴,润肺。

【主治应用】用于血虚萎黄、眩晕、失眠、头发早白、腰膝酸软、筋骨不健等,肠燥便秘、瘰疬、疮痈及久疟等。

【经典论述】"能养血益肝,固精益肾,健筋骨,乌髭发,为滋补良药。不寒不燥,功在地黄、天门冬诸药之上。"(《本草纲目》)

【名家经验】谢海洲:制用补肝肾、强筋骨,益精血。

【药理研究】制首乌多糖具有较好的免疫调节作用;能增加免疫器官胸腺重量以及肾上腺重量,能够增强巨噬细胞的吞噬能力,促进溶血素、溶血空斑形成,促进淋巴细胞转化,具有较好的免疫增强作用。

【应用心悟】"肝为罢极之本",肝主筋,能耐受疲劳,是运动功能的根本。肝之阴血不足,筋脉肌肉失养,是多种痿病的重要发病基础。制首乌滋肝阴、养肝血,作用平和,对证属肝肾阴虚者或证兼血虚者,以 12~15g/ 剂长期调补,无论对眼肌型还是全身型病例都有良好效果。而从药理研究看,本品有提高机体特异和非特异性免疫作用,可促进病变胸腺形态结构逆转,也显示为促进MG 缓解期及恢复期患者免疫系统功能恢复正常的重要药物。

三、养阴类

生 地 黄

【性味归经】甘、苦,寒;归心、肝、肾经。

【功效】清热凉血,养阴生津。

【主治应用】用于热入营血证;阴虚内热,骨蒸劳热;热病口渴,内伤消渴,肠燥便秘等。

【经典论述】"主折跌绝筋,伤中。逐血痹,填骨髓,长肌肉。"(《神农本草经》)
"填骨髓,长肌肉,利大小便,调经安胎,又能杀虫。"(朱震亨)

【名家经验】施赛珠、沈自尹:生地黄可能有免疫抑制作用或激素样免疫抑制作用,因而对变态反应或免疫性疾病有一定的疗效。用治风湿性关节炎、风湿性心肌炎、干燥综合征、肾病综合征等疾病,常采用大剂量用药,一般逐渐增量,先每日用30g,逐渐增至60g、90g;为防大剂量使用导致腹泻,可与怀山药配伍同用,怀山药用量为每日 15~30g。

【药理研究】地黄提取物能对抗地塞米松对垂体 - 肾上腺皮质系统的抑制作用,促进肾上腺皮质激素的合成,防止糖皮质激素引起的肾上腺皮质萎缩和皮质酮水平下降;可增强细胞免疫功能,尤其对低下的免疫功能具有显著兴奋作用。又有报道,地黄能使亢进的体液免疫下降,具有免疫抑制作用,提示生地黄对机体免疫功能的调节可能是多向的；还有降血糖、抗肿瘤、促进骨髓造血功能、抗衰老和抗炎等作用。

【应用心悟】生地黄对 MG 有较特异的治疗效应，一是能在大剂量或较长期激素使用期间有保护下丘脑 - 垂体 - 肾上腺轴功能，二是在减撤激素时有部分替代激素之效，三是药理研究显示其本身有抑制体液免疫作用。沈丕安认为，生地黄具有降低异常增加的免疫球蛋白和抗体作用，抑制体液免疫，但并不影响细胞免疫水平，甚至可能使细胞免疫功能缓慢增强，同时还能提高内激素水平，因此对多种自身免疫性疾病有良好治疗作用，既治标更治本。在 MG 早期或复发期，可与北沙参、麦冬一起作为辨病用药，抑制抗体产生，抑制体液免疫，从而较快稳定病情。亦可与知母作为对药与淫羊藿、巴戟天等配伍，养阴助阳，阴阳并调，相辅相成，共同促进机体免疫功能恢复正常。通常用量为 30~60g/d，否则疗效不显。

麦　冬

【性味归经】甘、微苦，微寒；归胃、肺、心经。

【功效】养阴生津，润肺清心。

【主治应用】用于肺阴受伤、燥咳、咯血，以及心烦不安、津少口渴等。

【经典论述】"主心腹结气……胃络脉绝，羸瘦短气。"（《神农本草经》）

"治五劳七伤，安魂定魄，止嗽……时疾热狂，头痛。"（《日华子本草》）

【名家经验】张山雷：麦冬……其味大甘，得坤土之正，而膏脂浓郁，故专补胃阴，滋津液，本是甘药补益之上品。凡胃火偏盛，阴液渐枯，及热病伤阴，病后虚羸，津液未复，或炎暑烁津，短气倦怠，秋燥逼人，肺胃液耗等证，麦冬寒润，补阴解渴，皆为必要之药。

谢海洲：麦冬长于清心除烦养心，滋养肺胃之阴以生津润燥，又能润肠通便。

【药理研究】麦冬能增强网状内皮系统吞噬能力，升高外周白细胞计数，提高免疫功能；能增强垂体肾上腺皮质系统作用，提高机体适应性。

【应用心悟】麦冬是一味良好的免疫调节药，能增强非特异性免疫功能及细胞免疫功能，并抑制抗体形成，抑制体液免疫，并有抗炎作用。主要用于肝肾阴虚证及气阴两虚证，与生地黄合用能增强生地黄疗效，临床常与生地黄、北沙参并用；配用淫羊藿、巴戟天，养阴助阳，阴阳并调，亦可用于脾肾阳虚证。通常用量为 10~30g。

北 沙 参

【性味归经】甘、微苦,微寒;归肺、胃经。

【功效】养阴清肺,益胃生津。

【主治应用】用于肺热燥咳,虚痨久咳,阴伤咽干、口渴。

【经典论述】"专补肺阴,清肺火,治久咳肺痿。"(《本草从新》)

【名家经验】沈丕安:北沙参有免疫抑制和抗变态反应作用,在免疫病治疗中,常与生地黄、黄芩等同用,剂量宜大些。

【药理研究】北沙参多糖对细胞免疫和体液免疫,对 T 细胞和 B 细胞都有明显的抑制作用,能抑制小鼠迟发型超敏反应,并且不引起中央免疫器官萎缩;有一定的抗炎作用。

【应用心悟】北沙参补肺益胃,养阴生津,对于 MG 兼见阴津亏虚者为必用之品,对大剂量或长时间使用激素者,配用本品,对激素有增效抑毒之功,故为治疗 MG 常用之品。从药理研究看,北沙参对细胞免疫和体液免疫都有较好的抑制作用,故为多种自身免疫性疾病急性或发作期治疗的专药,常与生地黄、麦冬并用;肝肾阴虚或气阴两虚者可常规使用,其他证候者在辨证用药基础上也可作为辨病用药、抑制抗体产生的针对免疫指标的专药。在 MG 缓解期及恢复期,以生地黄、北沙参、麦冬与淫羊藿、巴戟天并用,阴阳并调,促进抗体及细胞因子等异常免疫因子排出,促使正常免疫功能恢复,是促进疾病完全康复的重要措施之一。用量宜大,一般在 30g/d 以上。

女 贞 子

【性味归经】甘、苦,凉;归肝、肾经。

【功效】滋补肝肾,明目乌发。

【主治应用】用于阴虚内热、头晕、目花、耳鸣、腰膝酸软、须发早白。

【经典论述】"主补中,安五脏,养精神,除百疾。久服肥健。"(《神农本草经》)

"益肝肾,安五脏,强腰膝,明耳目,乌髭发,补风虚,除百病。"(《本草备要》)

"黑发黑须,强筋强力……多服补血去风。"(《本草蒙筌》)

【名家经验】朱良春:女贞子以补肾之阴见长,一般用于肝肾阴虚,目暗不明,视力减退,须发早白,腰酸耳鸣及阴虚内热等。对膳食结构失衡和环境污染引发的现代病及自身免疫紊乱导致的风湿病等,可扩大应用之。

谢海洲：功能滋补肝肾，乌发明目，具有久服无弊之特点。其补而不腻，补而兼清，为清补之佳品。与黄芪配用能气阴双补，提高机体免疫功能，具有抗衰老和预防感冒之功，常用于久病虚损劳伤，术后放化疗之后恢复正气。

【药理研究】研究显示，女贞子能明显降低 T 淋巴细胞的功能，增强体液免疫功能，抑制变态反应，并具有抗炎作用，以及影响内分泌系统功能作用，从多方面发挥免疫调节效应。

【应用心悟】女贞子能促进细胞免疫和体液免疫作用，又通过促进垂体肾上腺皮质系统，促进皮质激素释放，还有抗炎作用，故为治疗 MG 的常用之品。但主要用于 MG 恢复期以后，如大剂量激素及免疫抑制剂使用后免疫功能被抑制，用之能促其逐步回归正常。本品还有较好的升高白细胞及降低转氨酶作用，在使用环磷酰胺或硫唑嘌呤等免疫抑制剂时并用之有防止白细胞计数降低及肝功能损害作用，已出现白细胞、肝功能异常者加用之有改善作用。

墨 旱 莲

【性味归经】甘、酸，寒；归肾、肝经。

【功效】滋补肝肾，凉血止血。

【主治应用】用于眩晕耳鸣、视物昏花、腰膝酸软、发白齿摇、劳淋带浊、咯血、吐血、衄血、尿血、血痢、崩漏、外伤出血。

【经典论述】"乌髭发，益肾阴。"（《本草纲目》）

【名家经验】朱良春：为能滋阴补肾，又能凉血止血之佳药。凡肝肾不足，阴虚血热之证均可使用，还善治过敏性疾病如过敏性皮炎、过敏性鼻炎等。

【药理研究】水煎剂能明显增加小鼠胸腺重量；可提高外周血中白细胞数量和 T 淋巴细胞百分率，故能增强细胞免疫功能；并有保护体液免疫功能作用。

【应用心悟】本品为较好的免疫调节药，与女贞子合用即二至丸，为功效平和的滋补肝肾之剂。MG 患者在久用激素出现肝肾阴虚之象时，复方中配伍二至丸，不唯能较好地改善肝肾阴虚症状，也对久用激素等免疫抑制剂所致免疫功能低下状态有良好的改善作用。

续 断

【性味归经】苦、辛，微温；归肝、肾经。

【功效】补肝肾，强筋骨，续折伤，止崩漏。

【主治应用】用于腰背酸痛、足膝无力、胎漏、崩漏、带下、遗精、跌打损伤、金疮、痔漏、痈疽疮肿。

【经典论述】"主伤寒,补不足……久服益气力。"(《神农本草经》)

"助气,补五劳七伤,破癥结瘀血……"(《日华子本草》)

【名家经验】谢海洲:其补肝肾、壮筋骨、祛风湿功似杜仲、桑寄生、狗脊等,故补肝肾不足,筋骨疼痛,兼风湿者常配伍使用。然续断又善于通利血脉,续筋接骨,止崩固漏,有补而善走之特点;杜仲长于补养肝肾,有补而不走之特点;桑寄生偏于益血脉、祛风湿;狗脊尤善通督达脊,祛风除湿,为腰脊疼痛之佳品。

【药理研究】有免疫增强作用,以及促进组织增生和止痛作用。

【应用心悟】续断补益肝肾,强筋健骨,且补而不滞,又具通利血脉之效,有一定免疫调节作用。对 MG 肝肾虚损而伴见腰膝酸软或上下肢无力者,本品配杜仲融入复方,能提高疗效。通常用量为 20~30g/d。

杜　仲

【性味归经】甘,温;归肝、肾经。

【功效】补肝肾,强筋骨,安胎。

【主治应用】用于肝肾不足之腰膝酸痛、下肢痿软及阳痿、尿频、胎动不安、或习惯性流产等。

【经典论述】"主腰脊痛,补中,益精气,坚筋骨,强志,除阴下痒湿、小便余沥。"(《神农本草经》)

"杜仲辛甘具足,正能解肝肾之所苦,而补其不足者也。"(《神农本草经疏》)

【名家经验】谢海洲:杜仲味甘性温,专入肝肾,善于补肝肾而强筋骨,故为治肝肾不足、腰膝酸痛、筋骨无力之要药。

【药理研究】具有使小鼠胸腺萎缩的作用,能够增强细胞免疫功能和红细胞膜稳定性,提高体液免疫功能,并有较好的抗炎作用以及增强动物活动能力作用;能提高血液中皮质醇的含量;有明显的镇痛、抗肿瘤等作用。

【应用心悟】杜仲补益肝肾、强壮筋骨,可用治各种虚弱性疾病。张元素谓"其用壮筋骨,及足弱无力以行",指出本品可治疗肢软无力之症。本品用治MG,与温阳之品合用则增其助阳强力之功,于滋补方中则提升补肝强筋之用。从药理研究来看,本品有使小鼠胸腺萎缩的作用,能够增强细胞免疫功能和红细胞膜稳定性,提高体液免疫功能,并有较好的抗炎作用以及增强动物活动能力作用,故亦为较好的免疫调节药,主要用于 MG 缓解期及恢复期患者。通常用量为 15~30g/d。

灵　芝

【性味归经】甘,平;归心、肺、肝、肾经。

【功效】补气安神,止咳平喘。

【主治应用】用于虚劳、咳嗽、气喘、失眠、消化不良等。

【经典论述】"主耳聋,利关节,保神,益精气,坚筋骨,好颜色。"(《神农本草经》)

"疗虚劳。"(《本草纲目》)

【名家经验】谢海洲:补肾健脑,以复方灵芝片久服,充养脑髓。

【药理研究】灵芝多糖能明显促进外周血 T 淋巴细胞增殖和分泌 IFN-γ,同时还能下调 Caspase-3 蛋白表达,并抑制 T 淋巴细胞凋亡;有抗肿瘤,清除自由基,延缓衰老,抗动脉粥样硬化,保护再灌注器官,保护血管内皮细胞等作用。

【应用心悟】有补益强壮之功,作用类似黄芪、党参等。药理研究也显示,本品有免疫调节作用,对不少炎症性肌病有良好治疗效应。常用量为 15~30g/d。

知　母

【性味归经】苦、甘,寒;归肺、胃、肾经。

【功效】清热泻火,生津润燥。

【主治应用】用于外感热病、高热烦渴、肺热燥咳、骨蒸潮热、内热消渴、肠燥便秘。

【经典论述】"主消渴热中,除邪气,肢体浮肿,下水,补不足,益气。"(《神农本草经》)

【名家经验】朱良春:本品临床应用广泛,上中下焦诸多病变皆能治疗;其清热养阴、润燥生津、除烦止渴之功效,鲜有药物能比。

谢海洲:知母苦甘寒,质柔润,性沉降。苦寒沉降相合能清热泻火,甘寒质润能滋阴润燥,故知母以其清润为专长,故凡燥热伤阴不论虚实皆可应用。

【药理研究】①对 T 细胞的影响:所含成分能显著抑制 T 细胞增殖;调节

Th1/Th2 的平衡,抑制细胞免疫应答。②对细胞因子的影响:可抑制脂多糖(LPS)诱导的单核巨噬细胞炎症反应,抑制 TNF-α 和 NO 释放,呈现出抗炎作用。

【应用心悟】知母功善养阴生津,清热除烦,主要用于大量或长时间用激素后出现阴虚内热之证,与生地黄并用清热养阴,且与生地黄并用有部分替代激素之效。沈丕安认为,知母能协助生地黄、龟甲等补肾药促进肾上腺皮质的分泌作用;长期服用糖皮质激素的患者,知母配生熟地黄、龟甲,同时与淫羊藿、制附片、鹿角片等同用,能增强肾上腺皮质功能,助补肾药促进肾上腺皮质功能。

龟　　甲

【性味归经】咸、甘,微寒;归肝、肾、心经。

【功效】滋阴潜阳,益肾强骨,养血补心,退虚热。

【主治应用】用于阴虚潮热、骨蒸盗汗、头晕目眩、虚风内动、筋骨痿软、心虚健忘、遗精、崩漏带下、小儿囟门不合。

【经典论述】"龟甲咸平,肾经药也。……大有补水制火之功,故能强筋骨,益心智,止咳嗽,截久疟,去瘀血,止新血。"(《本草通玄》)

"专补阴衰……善滋肾损。"(《本草蒙筌》)

【名家经验】任继学:治疗颈椎病以益精填髓为根本,常选用龟甲胶、鹿角胶、猪脊髓、枸杞等补肝肾强筋骨,取得较好疗效。

李发枝:重症肌无力的主要病机为脾肾俱损、督任失和,治疗以健脾补肾、调和督任为原则;运用三仙胶(龟甲胶、鹿角胶、鱼鳔胶)配合补中益气汤辨证加减治疗重症肌无力,取得满意疗效。

【药理研究】龟甲对肾上腺皮质有明显的保护作用和预防萎缩作用,可使肾上腺皮质球状带、束状带细胞体积增大,能提高肾上腺皮质的代偿功能;能提高网状内皮系统的吞噬功能,能对抗免疫抑制剂对细胞免疫的抑制作用,并能对白细胞计数下降有保护作用,能提高免疫抑制状态下的脾和胸腺的重量和功能,使淋巴细胞转换率和血清 IgG 升高。可使萎缩的胸腺恢复生长,使淋巴细胞转化率提高,血清 IgC 含量增加,提高细胞免疫及体液免疫功能。

【应用心悟】龟甲具有滋阴潜阳、益肾强骨之功,可用于重症肌无力脾肾阳虚型、肝肾精亏型,以益气升阳、培补脾肾为主。沈丕安认为,龟甲有提高免疫功能作用,以提高非特异性免疫和细胞免疫为主,但患者出现肾精肾阴亏损时,无论免疫亢进还是免疫低下都能运用。药理研究显示,龟甲与生地黄、知母等并用有部分替代激素之效,故为治疗 MG 的特色药物之一,主要用于肝肾阴虚证。龟甲胶似较龟甲作用更强,故临床一般多用前者。

四、温阳类

附　子

【性味归经】辛、甘,大热;有毒;归心、肾、脾经。

【功效】回阳救逆,补火助阳,散寒除湿,通络止痛。

【主治应用】用于亡阳虚脱、肢冷脉微、心阳不足、胸痹心痛、虚寒吐泻、脘腹冷痛、肾阳虚衰、阳痿宫冷、阴寒水肿、阳虚外感、寒湿痹痛。

【经典论述】"主风寒咳逆邪气,温中……寒湿……拘挛膝痛,不能行步。""破癥坚积聚血瘕。"(《神农本草经》)

"凡三焦经络,诸脏诸腑,果有真寒,无不可治。"(《本草正义》)

"乌附毒药,非危病不用,而补药中少加引导,其功甚捷。"(《本草纲目》)

【名家经验】吴佩衡对附子的功效归纳为助阳祛邪,助阳散寒止痛,温化寒湿(痰饮),温肾化气行水,温通经脉,引火归原,回阳救逆,补肾益精,温阳益气通腑,温阳安蛔等方面。吴氏临证,附子用量颇大,最多有用至 450g/ 剂者,一般均在 20g/ 剂以上,强调附子贵在煮透,不在制透,须煮至不麻口为度,服后忌食生冷,避风寒雨湿。

李可:擅用重剂附子组方,治疗急症、重危症、肿瘤等疑难杂病,效验如神;剂量上坚持张仲景时代的 1 两折合现代 15g 左右;煎服方法上采用开水武火急煎,随煮随灌,挽救危急患者;组方上采用炙甘草来缓解附子的毒性。

【药理研究】可提高正常小鼠和免疫功能低下小鼠脾脏和胸腺指数,促进抗体生成,提高淋巴细胞转化能力,增强自然杀伤细胞活性;附子多糖可以剂量依赖性增强人外周血 T 淋巴细胞和 B 淋巴细胞的增殖转化能力,促进 B 淋巴细胞分泌非特异性 IgM 和 IgG,增强外周血淋巴细胞分泌 Th1 和 Th2 细胞因子的活性;附子可促进外周血单个核细胞(PBMC)分泌细胞因子 IFN-γ、IL-4 和 TNF-α;此外,附子还有抗癌、镇痛、显著增强肾上腺皮质激素分泌等作用。

【应用心悟】附子有改善心血管功能,激活下丘脑 - 垂体 - 肾上腺轴功能,强化胃肠功能、免疫功能等多种作用,因此从广义来讲,本品可谓一功能增强剂,可在 MG 不同阶段发挥良好作用。如早期或复发期,在不违背辨证用药原则前提下,采用大剂量用药(45~90g/ 剂),从中医来讲,温壮脾肾阳气,激活或强化黄芪等益气药物作用,加速病情改善;从现代角度讲,有保护下丘脑 - 垂体 - 肾上腺轴(HPA)作用,因大剂量激素或联用免疫抑制剂可抑制下丘脑 - 垂体 - 肾上腺轴功能,而大剂附子能拮抗这一副作用,促使 HPA 功能维持在正常状态。在缓解期及恢复期每剂予 30~45g,激活或增强下丘脑 - 垂体 - 肾上腺轴功能,强化肾上腺皮质激素分泌,同时强化免疫系统功能,有助于病情逐步康复。早期及复发期大剂量用制附子,宜配用淫羊藿、补骨脂以增强温补肾脾之力;缓解期以后如较长时间运用较大剂量(30g 或以上),宜同时配用生地黄、知母等,以兼制其温燥之性。此外,大剂量用药,通常常规配合生姜、甘草以解除其潜在的副作用。

制　川　乌

【性味归经】辛、苦,热;有大毒;归心、肝、肾、脾经。

【功效】祛风湿,温经散寒,止痛。

【主治应用】用于风寒湿痹,尤宜于寒邪偏胜之风寒湿痹;心腹冷痛,寒疝腹痛,外伤瘀痛等。

【经典论述】"主中风,恶风洒洒,出汗,除寒湿痹,咳逆上气,破积聚,寒热。"(《神农本草经》)

"助阳退阴,功同附子而稍缓。"(《本草纲目》)

【名家经验】沈丕安:附子、川乌、草乌三药所含生物碱能兴奋垂体肾上腺系统,促进肾上腺皮质激素分泌,故能提高体内皮质激素水平。常用于类风湿关节炎之阳虚寒湿证,能消炎止痛。

【药理研究】低剂量乌头碱可使实验小鼠胸腺和脾的重量有减轻趋势,表明乌头碱对免疫器官的实体有抑制作用,从而降低免疫功能。乌头碱能明显改善皮质酮造成的阳虚模型小鼠腹腔巨噬细胞表面 Ia 抗原表达的抑制;能显著升高免疫抑制模型小鼠 $CD4^+/CD8^+$ 细胞的比例,维护 T 细胞动态平衡。

【应用心悟】制川乌、草乌用于治疗 MG 主要有两种情况,一是病情重笃的脾肾阳虚证患者,用适量制川草乌(10~12g)激活下丘脑 - 垂体 - 肾上腺轴,改善患者体质状态,以促使病情快速稳定;二是针对病程较长,常规疗法效果不佳的难治性患者,在益气养血、温经通络复方中配合小剂量制川草乌(5~10g),

激活阳气、振奋功能,可提高疗效。通常川草乌并用,用量 5~12g 时,常宜加蜂蜜先煎 60~90 分钟。

干　姜

【性味归经】辛,热;归脾、胃、肾、心、肺经。

【功效】温中散寒,回阳通脉,温肺化饮。

【主治应用】用于心腹冷痛、吐泻、肢冷脉微、寒饮喘咳、风寒湿痹,阳虚吐、衄、下血。

【经典论述】"主胸满咳逆上气,温中,止血,出汗,逐风湿痹,肠澼下利。生者尤良。"(《神农本草经》)

"大热无毒,守而不走,凡胃中虚冷,元阳欲绝,合以附子同投,则能回阳立效。"(《本草求真》)

【名家经验】谢海洲:干姜大辛大热,善祛阴寒入脾胃而温中散寒,回阳救逆又每佐附子,故有"附子无姜不热之说"。治中阳不足寒饮呕逆之症,每伍半夏以温中散寒,降逆止呕;入肺经而温肺化饮,常与细辛相合,温化寒饮之力倍增。

【药理研究】干姜有抗炎、抗肿瘤、抗氧化、增强免疫功能等药理作用。

【应用心悟】笔者治疗 MG,常规配用附子以提高疗效,临证见脾虚湿盛,舌苔白腻、便溏,或脾肾阳虚而见舌苔白腻或水滑、畏寒神倦、大便溏者,常同时配用干姜,取四逆汤意,温振脾肾阳气以提高临床疗效。剂量一般为15~30g。

淫　羊　藿

【性味归经】辛、甘,温;归肝、肾经。

【功效】补肾阳,强筋骨,祛风湿。

【主治应用】用于肾阳虚衰、阳痿、遗精、尿频、筋骨痿软、腰膝无力、风湿痹痛、麻木拘挛等。

【经典论述】"益气力,强志。"(《神农本草经》)

"筋骨挛急,四肢不仁。"(《日华子本草》)

【名家经验】沈丕安:淫羊藿能促进肾上腺功能而提高激素水平。对需要泼尼松减量的免疫病患者,淫羊藿与地黄、炙龟甲、肉苁蓉等同用,服用一段时间后,可以使肾上腺皮质功能逐渐恢复,血浆皮质醇水平提高到正常范围。

【药理研究】①免疫器官：淫羊藿多糖使胸腺细胞产生 IL-2 的能力显著提高，胸腺细胞增殖旺盛，促进胸腺释放成熟细胞。②免疫细胞：淫羊藿总黄酮能够促进 T、B 细胞增殖，且体内作用迅速；淫羊藿总黄酮有拮抗羟基脲抑制模型小鼠 NK 细胞活性的作用；可增加脾脏中 $CD3^+$、$CD4^+$、$CD8^+$、NK 细胞及骨髓有核细胞数量；可以抑制淋巴细胞过度凋亡，校正老龄大鼠 Th1、Th2、Th3 细胞因子之间的比例失衡，重塑 Th1、Th2、Th3 细胞免疫调节网络的良性平衡。③体液免疫：淫羊藿苷可明显增强 B 细胞产生抗体的能力，增强机体的体液免疫功能。

【应用心悟】淫羊藿味甘气香，性温不寒，功擅补肾阳、强筋骨、祛风除湿。《神农本草经疏》云："其味辛甘，其气温而无毒……辛以润肾，甘温益阳气，故主阴痿绝阳，益气力，强志。"强调其有突出的温阳益气之功。本品用治 MG：其一，温壮肾阳，对脾气亏虚及脾肾阳虚者能振奋元阳之气，加速病情向愈；其二，补肝肾、强筋骨，可用于肝肾阴虚之证；其三，益气扶损，改善肌无力症状；其四，散结除滞，其辛能散结，温能行血除滞，对湿毒内聚，气血凝滞而致之胸腺增生或肿瘤也有治疗作用；其五，与大剂量生地黄并用，两调阴阳，协力提高机体免疫能力，并起到平稳递减激素而不发生病情反复作用。现代研究表明，淫羊藿可以作用于免疫器官，有效提高动物的免疫能力，既能有效提高免疫细胞的免疫功能又能促进体液免疫能力，是一味较好的免疫调节药，对 MG 具有独特治疗效应。通常用量为 15~20g/d。

巴　戟　天

【性味归经】甘、辛，微温；归肝、肾经。

【功效】补肾阳，强筋骨，祛风湿。

【主治应用】用于肾虚阳痿、遗精早泄、不孕、筋骨痿软、腰膝酸痛。

【经典论述】"主大风邪气，阴痿不起。强筋骨，安五脏，补中，增志，益气。"（《神农本草经》）

"入肾经血分，强阴益精，治五劳七伤；辛温散风湿，治风气脚气水肿。"（《本草备要》）

【名家经验】周超凡：巴戟天与纯阳无阴之淫羊藿、鹿茸不同，除能温补肾阳外，尚能补益精血，故常用于治疗阴阳失衡、肾阳不足之糖尿病、慢性乙肝等病；又其长在于药性相对平和，可用于保健治疗及病情不重的肾阳亏虚之证的治疗。

沈丕安：巴戟天与淫羊藿都能提高肾上腺皮质激素水平。临床上对于肾上腺皮质功能减退而长期依赖糖皮质激素的患者，二药可合用，以促进皮质功能代偿。

【药理研究】①对淋巴细胞增殖及细胞因子的调节作用：巴戟天促进ConA诱导的免疫模型动物脾淋巴细胞转化增殖，并能明显提高小鼠脾淋巴细胞产生 IL-2、IFN-γ 的水平。②细胞免疫：巴戟天水提液能增强单核吞噬细胞的廓清率及腹腔巨噬细胞的吞噬功能，提高机体的细胞免疫力。③免疫器官：巴戟天寡糖对正常小鼠脾细胞增殖反应有明显促进作用，并能明显增强脾细胞抗体形成数目；巴戟多糖能增加幼年小鼠胸腺重量，提高小鼠巨噬细胞吞噬百分率，提高小鼠脾脏玫瑰花结形成细胞（RFC）的形成。④此外，巴戟天及其提取物还有抗衰老、抗抑郁、抗肿瘤、促进骨生长及造血功能等作用。

【应用心悟】巴戟天有良好的免疫调节作用，且作用平和，适宜长期使用，常与淫羊藿并用。在疾病早期或复发期，可起到类皮质激素样作用；在缓解期，脾气亏虚或脾肾气虚者，二者并用可提高体内肾上腺皮质激素水平，防治激素减撤时病情出现反跳；在恢复期则通过温补脾肾，促进免疫功能逐步回归正常。剂量一般为 10~15g。

锁　阳

【性味归经】甘，温；归脾、肾、大肠经。

【功效】补肾阳，益精血，润肠通便。

【主治应用】用于肾虚阳痿、腰膝无力、遗精滑泄、虚火便秘等。

【经典论述】"润燥养筋，治痿弱。"（《本草纲目》）

"大补阴气，益精血，利大便……润燥养筋，治痿弱。"（《本草原始》）

【名家经验】沈丕安：锁阳治疗腰膝酸软，手足畏寒较好；温补阳气而有弱的润下作用，而治老人阳虚便秘。多发性硬化、帕金森病等以肾虚为多，可用熟地黄、龟甲、锁阳等治疗。

【药理研究】①对免疫器官的影响：锁阳可使阳虚小鼠外周免疫器官脾脏指数明显恢复。②对细胞免疫的影响：锁阳能使阳虚小鼠降低的中性粒细胞百分比升高，可明显对抗氢化可的松引起的腹腔巨噬细胞吞噬功能及脾脏淋巴细胞转化率的降低。③对体液免疫的影响：锁阳对阳虚小鼠及正常小鼠体液免疫功能有明显促进作用，可增加小鼠脾脏溶血空斑形成细胞数，促进免疫球蛋白的形成。

又有研究显示,锁阳复方制剂使实验性自身免疫性重症肌无力模型大鼠乙酰胆碱受体抗体(AChR-Ab)滴度降低,血清 IFN-γ、TNF-α 含量减少。

【应用心悟】锁阳为温和的补益肾阳之品,补肾益精、润燥养筋,传统上即用于肢体痿弱之症。药理研究显示,锁阳能明显提高非特异性免疫功能,对特异性免疫功能也有一定调节作用,对长期依赖激素的患者有类糖皮质激素样作用,故适用于重症肌无力缓解期、恢复期的治疗。

菟 丝 子

【性味归经】辛、甘,平;归肾、肝、脾经。

【功效】补肾固精,养肝明目,止泻,安胎。

【主治应用】用于肾阳虚衰、肾气不固之阳痿、遗精、早泄、小便频数淋沥。

【经典论述】"主续绝伤,补不足,益气力,肥健。"(《神农本草经》)

"补人卫气,助人筋脉。"(《雷公炮炙论》)

【名家经验】谢海洲:菟丝子性平质润,不温不燥,补而不腻,既能补肾固精又能养肝明目,尚可益脾止泻,为平补肝肾滋阴助阳之要药,无论肾阳虚或肾阴虚,均可配伍使用,但仍偏于补阳。

【药理研究】菟丝子乙醇提取物可提高阳虚证大鼠胸腺及脾脏指数、白细胞计数和腹腔巨噬细胞吞噬能力,同时促进 Th 淋巴细胞表达,抑制 Tc 淋巴细胞表达,调整 T 淋巴细胞亚群比值,并能改善肾阳虚证大鼠血清 IgM 和 IgG 水平;金丝桃苷能通过提高免疫抑制小鼠 T 淋巴细胞亚群的 CD3、CD4、CD8 水平以及细胞因子 IFN-γ 及 TNF-α 水平,降低 IL-4、IL-6、IL-10 水平,来拮抗环磷酰胺所致免疫功能抑制,提高机体免疫功能。促进淋巴细胞增殖反应,诱导白细胞介素产生,能够参与体内多种免疫调节过程。

【应用心悟】菟丝子药性平和,既可补阳,又能益阴,且有养肝明目、益肾缩尿之功,温而不燥,补而不腻,药理研究显示有良好的免疫调节作用,故为 MG 各期常用之品,尤其对眼睑下垂、复视伴有视力下降以及老年患者夜尿频多颇为有益。剂量一般为 15~20g。

补 骨 脂

【性味归经】辛、苦,温;归肾、脾经。

【功效】补肾壮阳,固精缩尿,温脾止泻,纳气平喘。

【主治应用】用于下元虚冷、阳痿、遗精、早泄、腰部冷痛、小便频数、遗尿、虚冷泄泻、虚喘等。

【经典论述】"主五劳七伤,风虚冷,骨髓伤败,肾冷精流,及妇人血气堕胎。"(《开宝本草》)

【名家经验】朱良春:补骨脂温暖水土,升达肝脾,收敛固涩,多用于脾肾阳虚、命门火衰以及肾不纳气之腰膝酸痛、阳痿、遗精、泄泻、虚喘等,重剂使用多获良效。

沈丕安:有增强机体免疫功能和升白细胞作用,又有较强的雌激素样作用,故与益气补肾药合用,对有慢性病或处于亚健康状态者有调理强壮之作用。

【药理研究】补骨脂可使肿瘤模型小鼠胸腺、脾指数明显增加,从而增强了小鼠的固有免疫功能,抑制恶性肿瘤生长。补骨脂酚可有效抑制巨噬细胞分泌的炎症刺激因子,改善机体免疫应答,从而减轻机体免疫损伤;对机体特异性免疫有促进作用,能刺激淋巴细胞合成 RNA,提高淋巴细胞的成活率。补骨脂素可有效降低 Th17 水平,还可以上调 Treg 水平,从而使功能失调的免疫系统恢复平衡。补骨脂素等 4 种有效组分对 LPS 诱导的 RAW264.7 细胞产生的 IL-1、IL-6、TNF-α 有抑制作用。补骨脂还有抗肿瘤、抗菌、抗抑郁、雌激素样作用等多种药理作用。

【应用心悟】补骨脂温肾之力颇著,且有良好的温脾止泻之功。现代药理研究显示,本品有明确的免疫调节功能,脾肾气虚、脾肾阳虚及脾胃虚弱之证皆宜用之,尤宜于伴有腹泻或便溏者,常用量为 15~20g,常与淫羊藿配用,阳虚寒盛者再并用制附子。

鹿　茸

【性味归经】甘、咸,温;归肾、肝经。

【功效】补肾阳,益精血,强筋骨,调冲任。

【主治应用】用于肾阳不足、阳痿、肢冷、腰酸、小便清长、精衰、血少、消瘦乏力及小儿发育不良、骨软行迟等,还用于冲任虚损、带脉不固、崩漏带下等。

【经典论述】"主漏下恶血,寒热惊痫,益气强志。"(《神农本草经》)

"补虚羸,壮筋骨,破瘀血,安胎下气,酥炙入用。"(《日华子本草》)

"生精补髓,养血益阳,强筋健骨。治一切虚损,耳聋、目暗、眩运、虚痢。"(《本草纲目》)

【名家经验】周绍华：本品温肾壮阳之力颇强，为补肾壮阳之要药，既大补肾阳充填精髓，用于肾阳虚衰、精血不足之阳痿早泄，宫寒不妊，头晕耳鸣，又温补肝肾，强壮筋骨，治小儿发育不良等症。常用于治疗脾肾阳虚导致的痿证及厥证。

沈丕安：长期使用激素的免疫疾病患者，在激素减量时，可使用鹿茸，使阴阳平衡。

【药理研究】鹿茸可以减轻由酒精引起的免疫抑制，减轻胸腺萎缩，提高胸腺和脾脏指数，提高外周血中性粒细胞的吞噬功能；鹿茸活性多肽可以促进小鼠T、B淋巴细胞的增殖，活化巨噬细胞分泌IL-12。

【应用心悟】鹿茸性温，味甘咸，含有丰富的蛋白质、维生素、激素、磷、钙、镁等营养物质，具有补肾生精、养血益阳、强筋壮骨等作用。鹿茸对机体细胞免疫和体液免疫都有不同程度增强作用，并有抗炎、抗疲劳及强壮作用。MG患者早期服用本品，温肾扶脾，能促进脾虚的改善，加速病情痊愈，病程长者用之，温肾壮阳，复元益损，能阻止病情发展，促进疾病逐步恢复。通常采用小剂量配入补益脾肾复方中制成丸剂或胶囊剂长期服用，渐进式地发挥其突出的增强机体免疫功能作用，每日用量1~2g。

肉 苁 蓉

【性味归经】甘、咸，温；归肾、大肠经。

【功效】补肾阳，益精血，润肠通便。

【主治应用】用于肾虚阳痿、遗精早泄及腰膝冷痛、筋骨痿弱等，肠燥便秘。

【经典论述】"主五劳七伤，补中，除茎中寒热痛，养五脏，强阴，益精气，多子，妇人癥瘕。"（《神农本草经》）

"补命门相火，滋润五脏，益髓强筋。"（《本草备要》）

【名家经验】朱良春：肉苁蓉益精养血助阳，具有阴阳双补之效。温而不热，暖而不燥，补而不峻，滑而不泄，为平补之药。并从润五脏、长肌肉之功用中悟出本品可用于治疗肌营养不良、肌萎缩之症，常用本品配淫羊藿、黄芪、白术、当归、党参等，先后天互补，精血互生，使肌肉得以濡养。

【药理研究】肉苁蓉能增加脾和胸腺的质量，增强腹腔细胞的吞噬能力，提高小白鼠的细胞免疫和体液免疫能力；肉苁蓉总苷能提高模型小鼠淋巴细胞转化能力、外周血IL-2含量、腹腔巨噬细胞吞噬功能、NK细胞活性、CD4$^+$T

和 CD8⁺T 细胞含量。有研究发现,肉苁蓉低分子糖对巨噬细胞具有激活作用,并通过 NF-κB 信号通路来实现。肉苁蓉及其提取物还具有抗疲劳、抗衰老、抗氧化等药理作用。

【应用心悟】本品补而不峻,药性平和,且有良好的润肠通便作用,又有多方面的免疫调节效应,尤其适宜于老年 MG 患者,多用于 MG 缓解期、恢复期的治疗,常配伍淫羊藿、巴戟天等。

五、祛风类

麻　黄

【性味归经】辛、微苦,温;归肺、膀胱经。

【功效】发汗解表,宣肺平喘,利水消肿。

【主治应用】主治风寒表证、咳嗽气喘、风水水肿等。

【经典论述】"麻黄气味轻清,能彻上彻下,彻内彻外,故在里则使精血津液流通,在表则使骨节肌肉毛窍不闭。"(《本经疏证》)

【名家经验】黄煌:麻黄有很强的兴奋作用,可用于重症肌无力等功能低下性疾病。

陶御风:治疗 MG 等疾病,在益气养血、温补脾肾方中加入麻黄,疗效能明显提高。

周超凡:肌无力为气血输布受阻,加入麻黄可通气机,治疗效果较好。

【药理研究】麻黄多糖能提高免疫功能低下模型小鼠 HC_{50},升高胸腺指数;能降低 CD4⁺T 淋巴细胞的相对含量,降低 $CD4^+/CD8^+$ 比值,可能通过抑制 CD4⁺T 淋巴细胞对自身抗原的识别和应答,使已过激应答的免疫系统得到有效控制。

【应用心悟】麻黄有类似胆碱酯酶抑制剂样作用(改善肌无力),同时在 MG 早期或复发期,机体异常免疫反应突出,此时麻黄有免疫抑制作用,而当机体免疫系统功能处于低下水平时,本品又有增强免疫功能作用,故本品对 MG 各期都能发挥治疗效应,可以视作 MG 治疗的专药之一。在不违背辨证治疗原则前提下强化本品的应用,临床常与制附子、细辛同用,或与桂枝配用;重在改善肌无力症状者用量在 12~15g,用于调节免疫者 10~12g 即可。

桂 枝

【性味归经】辛、甘,温;归心、肺、膀胱经。

【功效】发汗解表,温通经脉,助阳化气。

【主治应用】用于风寒表证、寒湿痹痛、经闭腹痛、痛经,水湿停滞所致痰饮喘咳,以及小便不利等。

【经典论述】"主治心痛,胁风胁痛,温筋通脉,止烦,出汗。"(《名医别录》)

"温中行血,健脾燥胃,消肿利湿。"(《本草再新》)

"用之之道有六:曰和营,曰通阳,曰利水,曰下气,曰行瘀,曰补中。"(《本经疏证》)

【名家经验】张锡纯:桂枝味辛,微甘,性温。力善宣通,能升大气(即胸之宗气),降逆气(如冲气肝气上冲之类),散邪气(如外感风寒之类)。

谢海洲:本品可外可内,能散能补,无论外感或内伤杂病,均可广泛应用。

【药理研究】桂皮醛可以提高移植性肉瘤 S180 的胸腺和脾脏指数,提高 T 淋巴细胞增殖能力和 NK 细胞杀伤活力;桂枝主要成分还具有解热、镇痛、抗炎、抗菌、抗肿瘤等多种药理作用。

【应用心悟】桂枝温通经络。MG 脾胃气虚证及脾肾阳虚证,在用黄芪、淫羊藿等益气温阳之品时,同时配用桂枝温通经络,畅旺血行,能提高疗效。其次,MG 患者使用激素及免疫抑制剂,导致免疫功能低下,易于合并感染,从而诱发 MG 反复发作,且临床在用免疫抑制剂治疗过程中复查血常规显示淋巴细胞绝对值降低,若复方中及时配用桂枝汤、制附片等,能增强免疫力,预防感冒发生。

细 辛

【性味归经】辛,温;有小毒;归肺、肾、心经。

【功效】解表散寒,祛风止痛,通窍,温肺化饮。

【主治应用】用于风寒表证、头痛、牙痛、风湿痹痛、鼻渊、痰多咳嗽等。

【经典论述】"善开结气,宣泄郁滞,而能上达巅顶,通利耳目……旁达百骸,无微不至,内之宣络脉而疏通百节,外之行孔窍而直透肌肤。"(《本草正义》)

【名家经验】刘沛然:细辛有免疫抑制作用,加入治疗重症肌无力等免疫系统疾病的中药复方中可增强疗效。

【药理研究】细辛可影响下丘脑神经元 AChE 和酪氨酸羟化酶(TH)的合

成,使得 TH 和 AChE 数目减少;细辛提取物细辛脂素与环孢素 A 有相似的免疫抑制作用,可使混合培养的大鼠心肌细胞、脾细胞的增殖受到抑制,同时可使培养液上清中 IL-2 和 IL-γ 浓度降低,使 IL-4 浓度上升;细辛所含成分还有抗炎、抗病毒、抗氧化、抗过敏、抗肿瘤等多种药理作用。

【应用心悟】药理研究提示,细辛所含成分有明确的免疫抑制作用,故 MG 早期或复发期,机体存在突出的异常免疫反应状态,以细辛合麻黄、附子(麻黄附子细辛汤)融入辨证复方中,有助于纠正免疫紊乱状态,加速病情改善。细辛入肾经,有激发振奋肾气之功,针对缓解期、恢复期或稽留期证属脾肾气虚或脾肾阳虚者,配用麻黄附子细辛汤激发肾气、振奋肾阳,改善机体免疫功能,有助于 MG 病情逐步改善。

葛　根

【性味归经】甘、辛,凉;归脾、胃经。

【功效】解肌退热,透疹,生津止渴,升阳止泻。

【主治应用】主治外感表证、项背强痛、麻疹不透、热泄热痢、脾虚泄泻。

【经典论述】"葛根,气味俱薄……最能升发脾胃清阳之气。"(《本草正义》)

"葛根乃阳明经药,兼入脾经,脾主肌肉。"(《本草纲目》)

【名家经验】邓铁涛:治疗重症肌无力应注重"补脾益损、升阳举陷",常用柴胡、升麻、葛根升举阳气。

【药理研究】葛根提取物可使小鼠胸腺指数和脾指数都有显著的增加,能促进小鼠抗体产生能力、淋巴细胞转化率、巨噬细胞吞噬的功能。有研究发现,黄芪葛根汤治疗老年重症肌无力,可以降低 $CD4^+$ 和 $CD4^+/CD8^+$ 水平;葛根及其提取物可以降低 EAMG 大鼠血清 IgG、IgG_1、IL-4、IL-10、IL-17 水平;葛根复方可以降低自身免疫性重症肌无力大鼠的 AChR-Ab 表达水平。

【应用心悟】葛根对 MG 有如下作用:一是健运中土,升举清阳。李杲:"干葛,其气轻浮,鼓舞胃气上行……治脾胃虚弱泄泻圣药也。"《本草正义》:"葛根,气味俱薄……最能升发脾胃清阳之气。"MG 以脾胃虚损、清阳不升为基本或关键病机,用之最宜,伴脾虚泄泻尤宜。二是宣透郁邪,促进湿热邪毒从表而排。《药品化义》曰:"葛根,根主上升,甘主散表……能理肌肉之邪,开发腠理而出汗。"对 MG 以湿毒内聚、浸淫肌腠为主要病机者,与麻黄并用,能促进郁邪外达。三是舒经活血,行气散结,对 MG 伴有痰瘀壅结而致胸腺增生或胸腺瘤者具有良好治疗效应。四是本品性味甘凉,较大剂量使用对黄芪、附子等药的温热之性能起监制作用。

柴　胡

【性味归经】苦、辛,微寒;归肝、胆经。

【功效】解表退热,疏肝解郁,升举阳气。

【主治应用】用于感冒、发热,寒热往来、疟疾等,肝气郁结、胁肋疼痛、月经不调等,气虚下陷、久泻脱肛、子宫下垂等。

【经典论述】"补五劳七伤,除烦止惊,益气力。"(《日华子本草》)

"味薄气升为阳,主阳气下陷,能引清气上行,而平少阳、厥阴之邪热……宣畅气血,散结调经……为足少阳胆经表药。"(《本草从新》)

【名家经验】邓铁涛:重症肌无力常"脾虚气陷",应注重"补脾益损、升阳举陷"。在重症肌无力的治疗中常使用柴胡升举阳气。

【药理研究】柴胡及其提取物可增加实验用小鼠胸腺和脾脏重量;通过刺激 T、B 淋巴细胞参与机体免疫调节,增强机体非特异性和特异性免疫反应。

【应用心悟】柴胡在 MG 治疗中的作用:一是健运中土,升举清阳,在健脾益气药中配入本品能增健脾升清之力;二是疏肝解郁,因 MG 病程长,多数患者伴有抑郁焦虑症状,故临床每配入四逆散兼顾。

六、解毒散结类

马　钱　子

【性味归经】苦,温;有大毒;归肝、脾经。

【功效】活血通络,止痛,散结消肿。

【主治应用】主治风湿顽痹、麻木瘫痪及跌打损伤、痈疽肿痛。

【经典论述】"主治伤寒热病,咽喉痹痛,消痞块。"(《本草纲目》)

"此药走而不守,有马前之名,能钻筋透骨,活络搜风。治风痹瘫痪,湿痰走注,遍身骨节酸疼,类风不仁等症。"(《串雅补》)

【名家经验】刘弼臣:马钱子除有通络生肌作用外,尚有清热疏邪功能,用之可防重症肌无力危象的发生。

裘昌林：马钱子为治疗 MG 的要药,可单独应用,也可与中药汤剂同时应用。多年来,对马钱子临床用法、用量,药物的炮制和量效关系均进行深入临床研究,并总结出规范炮制、小剂量分次服用、逐渐加量、剂量个体化的应用经验,临床实践证明安全有效。

【药理研究】马钱子可显著降低胆碱酯酶(CHE)的浓度,进而减少乙酰胆碱降解而起到改善胆碱能神经功能的作用。炙马钱子能降低 EAMG 模型大鼠血清 AChR-Ab 和 IL-6 含量,抑制 T、B 细胞活化,减轻对突触后膜 AChR 的损害,缓解 EAMG 病情;能一定程度降低 EAMG 大鼠血清中 IL-4 和 IL-6 含量,缓解 EAMG 的病情,其作用机制和泼尼松相似,通过抑制免疫活化而达到治疗效果。

【应用心悟】马钱子是治疗 MG 的常用药物。自张锡纯创制起痿汤等治疗中风瘫痪以来,尤其现代临床,马钱子用于卒中后瘫痪以及多种神经疾病出现肢体无力症的治疗日益增多。现代对本品治疗 MG 研究最为深入的当属裘昌林,且其用法亦独具特色。个人近 20 年来也对本品的应用做了一些探索,总结其治疗 MG 的作用包括如下几方面:一是有明确而显著的健脾强肌,改善肌无力症状功效,其作用类似胆碱酯酶抑制剂;二是益气调免,药理研究也显示本品有肯定的免疫抑制作用;三是解毒散结,本品大毒而能以毒攻毒,又具散结消肿之功,可针对 MG 痰湿、瘀、毒互结,壅聚于胸腺组织导致胸腺肿大增生或胸腺瘤等病理特征发挥突出的治疗作用;四是通络、活血行血,能针对本病兼夹瘀血这一特点发挥治疗作用。故本品可作为本病专药用于各型患者的治疗。通常制成胶囊剂,0.4g/ 次,2~3 次 /d。

土 茯 苓

【性味归经】甘、淡,平;归肝、胃经。

【功效】解毒,除湿,通利关节。

【主治应用】用于梅毒、痈肿疮毒、热淋、带下、湿疹瘙痒等。

【经典论述】"健脾胃,强筋骨,去风湿,利关节,止泄泻,治拘挛骨痛、恶疮痈肿,解汞粉、银朱毒。"(《本草纲目》)

"土茯苓……利湿去热,故能入络搜剔湿热之蕴毒。其解水银、轻粉毒者,彼以升提收毒上行,而此以渗利下导为务,故为专治杨梅毒疮,深入百络,关节疼痛,甚至腐烂及毒火上行,咽喉痛溃,一切恶症。"(《本草正义》)

【名家经验】谢海洲:临床常用治杨梅毒疮、淋浊等性病,内服与外用并施疗效更佳。与苦参相须为用,利湿燥湿导热之中,增强清热解毒之力;与忍冬藤、连翘、白薇合用,利湿解毒,能拮抗激素副作用,为治过敏之要药。

周绍华:土茯苓能调节免疫,故为治疗一些疑难病的要药。很多疑难病治疗都用激素,如红斑狼疮、皮肌炎、类风湿关节炎、多发性硬化,临证时常配用土茯苓(为主)、连翘、白薇三药,以减少激素副反应的发生。

【药理研究】土茯苓能通过抑制活化T淋巴细胞的功能并降低其增殖能力,调节Th细胞相关因子之间的平衡,上调具有免疫负向调控作用的Treg细胞数量,抑制树突细胞的成熟及其抗原呈递能力,从而影响免疫应答的启动、调控和维持;选择性抑制T细胞介导的细胞免疫反应,但不抑制B细胞介导的体液免疫,说明其作用方式不同于皮质激素类及化疗药物,有可能避免产生作为副作用的免疫抑制作用。

【应用心悟】土茯苓是一味有明确免疫抑制作用的药物,主要抑制细胞免疫,故在本病早期及复发期兼见湿毒内聚之象者可作为专药常规配入复方,临床常与苦参并用。另外,本品能治梅毒、疮毒、癌毒、汞毒、铅毒、药毒,能缓解或解除不同毒物对机体组织的损伤,对湿毒内聚、痰瘀互结所致胸腺增生或肿瘤能发挥独到的解毒散结作用。在解毒祛邪的同时又具健脾补中之功,为本品特点。故本品实对MG有多方面独特而显著的作用。临证应用剂量宜大,通常用量在45~60g;肝肾阴虚者除外,因本品能利尿,大剂量则加重阴伤。

漏　芦

【性味归经】苦,寒;归胃经。

【功效】清热解毒,消痈,下乳。

【主治应用】用于疮痈、乳痈、乳房胀痛、乳汁不下等。

【经典论述】"主皮肤热,恶疮疽痔,湿痹,下乳汁。"(《神农本草经》)

"扑损,续筋骨……金疮,止血排脓,补血长肉,通经脉。"(《日华子本草》)

"下乳汁,消热毒,排脓止血,生肌杀虫。"(《本草纲目》)

【名家经验】劳绍贤:漏芦有抗癌功效,临床常与莲房合用,治疗胃肠道多发腺瘤样息肉,有较好疗效。

【药理研究】漏芦多糖能显著增强小鼠血清中白细胞介素-2(IL-2)、γ干扰素(IFN-γ)水平及卵清蛋白抗体生成水平,还有抗炎、抗肿瘤及保肝作用。

【应用心悟】本品清热解毒,益气活血、强健脾胃,同时具有祛邪散结补虚之效,对于MG因虚致实,虚、湿、毒、瘀、积并存者,确为不可多得的理想药物。

药理研究表明,漏芦有增强免疫力、抗炎、抗肿瘤作用,小剂量还能兴奋神经肌肉装置;在补虚扶正调免复方中,配入本品,则能发挥免疫调节效应,且有益于改善肌无力症状。常用量为 10~15g/d。

黄　连

【性味归经】苦,寒;归心、脾、胃、肝、胆、大肠经。

【功效】清热燥湿,泻火解毒。

【主治应用】用于湿热痞满、呕吐吞酸、湿热泻痢、热病高热、心烦高热、疮痈疔毒等。

【经典论述】"微寒,无毒。主治五脏冷热,久下泄澼、脓血,止消渴、大惊,除水,利骨,调胃,厚肠,益胆,治口疮。"(《名医别录》)

"治五劳七伤,益气,止心腹痛、惊悸、烦躁,润心肺,长肉、止血,天行热疾,止盗汗并疮疥。猪肚蒸为丸,治小儿疳气,杀虫。"(《日华子本草》)

【名家经验】姜良铎:黄连大苦大寒,大寒能清,味苦性燥,能泻心胃肝胆实火,燥肠胃积滞之湿热,为治实火郁结之主药。

沈丕安:黄连有抗炎及解热作用,为一味免疫抑制和免疫调节药。与生地黄、黄芩同用,对自身免疫性疾病有清热、抑制免疫、抗过敏等作用;与生石膏、知母、生地黄同用,可治疗免疫病发热和干燥综合征并发腮腺炎等。

【药理研究】黄连对免疫系统的影响,主要表现在对 T 淋巴细胞的作用。小檗碱对肾性免疫性疾病模型外周血细胞中 $CD3^+$、$CD4^+$、$CD8^+$ 以及 sIg 淋巴细胞具有抑制作用;小檗碱可通过抑制 Th1、Th17 细胞分化,调节 Th1/Th2 平衡,抑制 T 细胞增殖,诱导树突状细胞、巨噬细胞凋亡,抑制促炎症因子和抗体生成;小檗碱抑制 IFN-γ、IL-1、TNF-α、IL-2 等细胞因子的产生和分泌,从而抑制免疫反应。

【应用心悟】重症肌无力的治疗应重视解毒。重症肌无力中的"毒",主要指本病形成及发展转变过程中出现的各类病理产物,包括 AChR-Ab 等抗体,各种致炎因子等,因此,在临证用药中,宜注重在扶正的基础上重视应用解毒祛邪之品。黄连是一味具有广泛药理作用的药物,也是疗效卓著的清热解毒药。药理研究显示,本品有明确、显著的免疫抑制作用,能抑制促炎因子和抗体生成。还有研究表明,本品对脑缺血状态下外周及中枢免疫组织有显著保护作用。因此,在本病早期及复发阶段,患者只要兼见舌苔黄体征,即伴见湿热之象,便应加用黄连,可增强治疗效果。一般用量为 10~15g。

白 芥 子

【性味归经】辛,温;归肺经。

【功效】温肺豁痰利气,散结通络止痛。

【主治应用】主治寒饮喘咳、悬饮、阴疽流注、肢体麻木、关节肿痛等。

【经典论述】"利气豁痰,除寒暖中,散肿止痛。"(《本草纲目》)

"白芥子味极辛,气温,能搜剔内外痰结及胸膈寒痰,冷涎壅塞者殊效。然而肺经有热,与夫阴火虚炎,咳嗽生痰者,法在所忌。"(《神农本草经疏》)

【名家经验】朱良春:白芥子辛温,味厚气锐,内而逐寒痰水饮,宽利胸膈,用于咳嗽气喘,痰多不利,胸胁咯唾引痛;外而走经络,消痰结,止痹痛……除作为祛痰平喘咳之剂外,对机体组织中不正常的渗出物之吸收,尤有殊功。

谢海洲:长于散结消肿、通络止痛,为治皮里膜外及筋骨间痰结之佳品。

【药理研究】白芥子具有较强的抗炎、抗肿瘤及辐射保护作用,且生理活性较强。白芥子及其提取物可以降低哮喘大鼠嗜酸性粒细胞(EOS)计数及嗜碱性蛋白(MBP)、IL-2、IL-4的表达,提高IFN-γ及IgA、IgG的表达,具有较强的抗炎作用;可调节哮喘大鼠Th1/Th2免疫平衡,改善炎症反应。

【应用心悟】65%~75%的MG患者合并胸腺增生,10%~15%的MG患者伴有胸腺瘤,且有研究表明,MG患者的胸腺处于一种慢性炎症的病理状态,针对胸腺组织增生或炎性改变进行治疗可能是MG治疗的重要靶点。白芥子善治组织增生疾病及慢性炎症性疾病,故尤适用于本病之治疗,而与麻黄同用能内外宣通,协同增效,用量一般宜每剂20~30g。

青 蒿

【性味归经】苦、辛,寒;归肝、胆经。

【功效】清热解暑,除蒸,截疟。

【主治应用】用于暑邪发热、阴虚发热、夜热早凉、骨蒸劳热、疟疾寒热、湿热黄疸。

【经典论述】"生挼敷金疮,大止血,生肉,止疼痛,良。"(《唐本草》)

"益气,长发……补中……明目,煞风毒。……治骨蒸。……烧灰淋汁,和石灰煎,治恶疮瘢靥。"(《食疗本草》)

【名家经验】朱良春:青蒿作用广泛,对多个系统都有作用。综合起来有退虚热,利胆退黄,清热消暑,凉血止血,芳香化湿等功效。

　　谢海洲：青蒿苦寒芳香,苦寒清热,芳香而散,善清肝胆和血分之热,能使阴分伏热外透而出,血虚有热之证用之最宜,为清热凉血退蒸之良品。

　　【药理研究】①对免疫器官的影响:青蒿素能明显降低小鼠免疫器官的脏器指数,减轻耳肿胀度,能通过下调机体细胞免疫应答发挥免疫抑制作用。②对 T 细胞的影响:青蒿素类衍生物具有广泛的免疫抑制效应,包括抑制 T 细胞增殖分裂、阻止促炎因子及炎症介质的释放、抑制 B 细胞增殖和抗体分泌等。③对细胞因子的影响:青蒿琥酯可能通过直接或间接影响体内 IL-6 和 TGF-β 的表达,调节异常免疫反应。青蒿素能够提高 Treg 细胞表达并通过分泌免疫抑制细胞因子如 $TGF-\beta_1$ 及 IL-10 对自身免疫起负性调节作用,且能降低 Th1、Th17 细胞因子,平衡 Th1/Th2/Th17/Treg 细胞因子网络。④对抗体的影响:青蒿素能降低 EAMG 大鼠血清中抗 R97-116 $IgG/IgG_1/IgG_2b$ 抗体的水平。

　　【应用心悟】青蒿素调节免疫异常及对 MG 的治疗作用近年来受到关注。从已有的研究成果看,青蒿素对 MG 发病的多个环节及其免疫异常的多个方面都有治疗作用,将是治疗 MG 极有前途的一类药物。临床上,对 MG 早期或复发期,可尝试配合青蒿素治疗观察;在复方应用上,应用本品时应严格辨证,主要用于肝肾阴虚、气阴两虚及脾胃气虚兼夹湿热之证,而脾胃虚寒或脾肾阳虚证忌用。常用量为 15~20g,不宜久煎。

苦　参

　　【性味归经】苦,寒;归心、肝、胃、大肠、膀胱经。

　　【功效】清热燥湿,杀虫,利尿。

　　【主治应用】用于湿热泻痢、便血、黄疸、湿热带下、阴肿阴痒、湿疹湿疮、皮肤瘙痒、疥癣、湿热小便不利。

　　【经典论述】"养肝胆气,安五脏……定志益精,利九窍。"(《名医别录》)

　　【名家经验】谢海洲:苦参味苦而主泻,名参而不补。功专清热燥湿、杀虫止痒、利尿,为燥湿杀虫要药,尚能宁心律,用于冠心病、心律失常的治疗。

　　【药理研究】苦参提取物苦参素可以通过 IgE 受体、溶血素抗体等免疫球蛋白调节机体体液免疫;通过对各类免疫细胞,包括 T 淋巴细胞和 B 淋巴细胞、单核巨噬细胞、树突状细胞、自然杀伤细胞等的分类、功能与分化的调控作用,可使机体免疫失调状态得以缓解或恢复,对免疫系统的稳定具有一定的维持作用。此外,氧化苦参碱可通过抑制多个与免疫细胞相关的信号通路达到减轻炎症、治疗疾病的作用。

【应用心悟】苦参为常用的清热燥湿解毒药,传统主要用于湿热内聚或外犯之证,现代临床已广泛用于多种肿瘤、慢性肝炎、心律失常、多种皮肤病等的治疗。研究表明,苦参所含成分有广泛的免疫调节作用。有学者指出,本品对免疫系统有双向调节效应,故实为多种自身免疫性疾病较有前途的治疗药物。笔者临证时主要用苦参治疗脾虚湿热证及肝肾阴虚兼有内热之证,常用于疾病早期、复发期,常用量为 10~15g。

附: 在重症肌无力发生、发展与转归的过程中,"毒"既可为病因,又是病理产物,是不容忽视的重要病理因素,因此"解毒"在本病治疗中具有重要意义。需强调的是,不同解毒药由于不同的药性特点,临证必须审慎选择。土茯苓甘淡平,功能解毒除湿,主要用于无明显热象之证如脾胃虚弱、气阴两虚、脾肾阳虚等;苦参、漏芦苦寒,功能清热、除湿、解毒,主要用于湿浊较重,兼有热邪之证;马钱子主要用于改善肌力,治疗伴有胸腺增生或胸腺瘤者;白芥子化痰散结、解毒通络,主要用于痰湿内聚,胸腺 CT 显示有胸腺增生或胸腺瘤者,脾胃虚弱、脾肾阳虚兼痰湿内聚之证亦可用之;黄连苦寒较甚,清热泻火解毒,主要用于肝肾阴虚、阴虚热盛,或脾胃虚弱兼夹湿热之证;青蒿主治郁热或热毒伤阴,阴虚内热之证,适宜于肝肾阴虚、阴虚内热及气阴两虚兼有热象者。除土茯苓、苦参药性较平和,免疫调节作用突出,可用于本病各期,以及马钱子作为对症药物亦用于各期外,其余药物都主要用于早期、复发期,短期用于缓解期治疗。

（张 林 况时祥）

参考文献

[1] 王栓秀, 王福禄. 黄芪多糖对机体细胞免疫应答影响的研究进展 [J]. 现代中西医结合杂志, 2008, 17 (28): 4505-4506.

[2] 李达, 李在林. 党参多糖作为免疫佐剂的研究综述 [J]. 中国医药指南, 2013, 11 (28): 56-57.

[3] 王海南. 人参皂苷药理研究进展 [J]. 中国临床药理学与治疗学, 2006, 11 (11): 1201-1206.

[4] 张晓娟, 左冬冬. 白术化学成分及药理作用研究新进展[J]. 中医药信息, 2018, 35 (6): 101-106.

[5] 崔鹤蓉, 王睿林, 郭文博, 等. 茯苓的化学成分、药理作用及临床应用研究进展 [J]. 西北

药学杂志, 2019, 34 (5): 694-700.

［6］徐增莱, 汪琼, 赵猛, 等.淮山药多糖的免疫调节作用研究 [J]. 时珍国医国药, 2007, 18 (5): 1040-1041.

［7］毕天琛, 杨国宁, 马海春.中药薏苡仁化学成分及药理活性研究进展 [J]. 海峡药学, 2019, 31 (11): 52-56.

［8］崔波, 高华荣.黄精多糖药理作用研究进展 [J]. 山东医药, 2014, 54 (34): 101-102.

［9］黄兴, 王哲, 王保和.仙鹤草药理作用及临床应用研究进展 [J]. 山东中医杂志, 2017, 36 (2): 172-176.

［10］马艳春, 吴文轩, 胡建辉, 等.当归的化学成分及药理作用研究进展[J].中医药学报, 2022, 50 (1): 111-114.

［11］韩珍, 贺弋.白芍总苷的药理作用及其毒性研究进展 [J]. 宁夏医学院学报, 2008, 30 (4): 538-541.

［12］崔艳君, 陈若芸.鸡血藤化学和药理研究进展 [J]. 天然产物研究与开发, 2002, 14 (4): 72-78.

［13］杨桂芹, 邹兴淮.胎盘及其提取物的化学成分、药理作用及临床应用研究进展[J].沈阳农业大学学报, 2003, 34 (2): 150-154.

［14］朱妍, 徐畅.熟地黄活性成分药理作用研究进展 [J]. 亚太传统医药, 2011, 7 (11): 173-175.

［15］周晶, 李光华.枸杞的化学成分与药理作用研究综述 [J]. 辽宁中医药大学学报, 2009, 11 (6): 93-95.

［16］张飘, 戚进.制首乌药理作用研究进展 [J]. 海峡药学, 2018, 30 (11): 40-43.

［17］管家齐, 吴海良, 张名伟, 等.地黄药理研究近况 [J]. 中药材, 2001, 24 (5): 380-382.

［18］黄光辉, 孙连娜.麦冬多糖的研究进展 [J]. 现代药物与临床, 2012, 27 (5): 523-529.

［19］沈丕安.中药药理与临床运用 [M]. 北京: 人民卫生出版社, 2006: 131.

［20］李德成, 刘庆燕.女贞子化学成分和药理作用的研究进展[J].当代医药论丛, 2019, 17 (14): 33-34.

［21］沈丕安.中药药理与临床运用 [M]. 北京: 人民卫生出版社, 2006: 152-154

［22］沈丕安.中药药理与临床运用 [M]. 北京: 人民卫生出版社, 2006: 186-187.

［23］马子密, 傅延龄.历代本草药性汇解[M]. 北京: 中国医药科技出版社, 2002: 811-814.

［24］韩建军, 宁娜.灵芝的化学成分与药理作用研究进展[J]. 广州化工, 2014, 42 (23): 18-19, 29.

［25］雷霞, 董文婷, 笔雪艳, 等.知母各化学拆分组分的抗炎及免疫调节活性 [J].中药材, 2015, 38 (9): 1904-1907.

［26］陈前进, 余东方, 冯淡开.龟甲现代研究概况 [J]. 海峡药学, 2009, 21 (6): 105-106.

［27］熊海霞, 杨颖, 孙文燕.附子多糖的药理作用研究进展 [J]. 世界科学技术: 中医药现代化, 2013, 15 (9): 1948-1951.

［28］赵驰.附子多糖提取、分离、纯化、结构鉴定与免疫调节作用的研究 [D].广州: 中山大学, 2007.

［29］陈昕.乌头类中药的研究进展 [J]. 时珍国医国药, 2002, 13 (12): 758-759.

［30］马健, 陆平成, 牧野充弘, 等. 乌头碱对小鼠腹腔巨噬细胞 Ia 抗原表达影响的研究 [J]. 中国药理学通报, 1997, 13 (4): 341-344.

［31］赵翡翠, 卢军, 姜林, 等. 新疆准噶尔乌头生品及其炮制品对小鼠免疫功能影响研究 [J]. 中华中医药杂志, 2013, 28 (7): 2159-2163.

［32］孙凤娇, 李振麟, 钱士辉, 等. 干姜化学成分和药理作用研究进展 [J]. 中国野生植物资源, 2015, 34 (3): 34-37.

［33］丁雁, 邢善田, 周金黄. 淫羊藿多糖致小鼠胸腺缩小的免疫药理机理研究 [J]. 中国免疫学杂志, 1993, 9 (3): 185-188.

［34］丁雁, 刑善田, 周金黄. 淫羊藿多糖促进小鼠 T 和 B 细胞 ^{3}H-TdR 掺入和诱生干扰素作用的研究 [J]. 中国免疫学杂志, 1985 (6): 42-46.

［35］王洪武, 贾亮亮, 徐媛青, 等. 淫羊藿总黄酮对环磷酰胺致免疫低下小鼠的免疫调节作用 [J]. 天津医药, 2010, 38 (12): 1068-1071.

［36］刘小雨, 沈自尹, 王琦, 等. 淫羊藿总黄酮 (EF) 对老龄大鼠 Th1、Th2、Th3 细胞的调节作用 [J]. 中国免疫学杂志, 2005, 21 (11): 842-845, 849.

［37］曾庆岳, 王云山. 淫羊藿药理作用研究进展 [J]. 医药导报, 2012, 31 (4): 462-465.

［38］吕世静, 黄槐莲. 巴戟天对淋巴细胞增殖及产生细胞因子的调节作用 [J]. 中医药研究, 1997, 13(5): 46-48.

［39］陈忠, 方代南, 纪明慧. 南药巴戟天水提液对小鼠免疫功能的影响 [J]. 科技通报, 2003, 19 (3): 244-246.

［40］徐超斗, 张永祥, 杨明, 等. 巴戟天寡糖的促免疫活性作用 [J]. 解放军药学学报, 2003, 19 (6): 466-468.

［41］陈小娟, 李爱华, 陈再智. 巴戟多糖免疫药理研究 [J]. 实用医学杂志, 1995, 11 (5): 348-349.

［42］李娟. 锁阳对神经内分泌、免疫系统的影响 [J]. 甘肃中医学院学报, 2004, 21 (2): 53-56.

［43］罗军德, 张汝学, 贾正平. 锁阳抗应激药理作用及机理研究进展 [J]. 中药材, 2006, 29 (7): 744-747.

［44］徐何方, 杨颂, 李莎莎, 等. 菟丝子醇提物对肾阳虚证模型大鼠免疫功能的影响 [J]. 中药材, 2015, 38 (10): 2163-2165.

［45］白军, 李博文, 刘淑红. 金丝桃苷对小鼠 T 淋巴细胞亚群及血清细胞因子的影响 [J]. 动物医学进展, 2017, 38 (6): 48-51.

［46］李笑甜, 宋忠臣. 补骨脂及其活性成分免疫调节作用研究进展 [J]. 现代免疫学, 2017, 37 (1): 80-83.

［47］柴丽娟, 王安红, 徐金虎, 等. 补骨脂 4 种组分对 LPS 诱导的 RAW 264.7 细胞炎症因子的影响 [J]. 中药新药与临床药理, 2013, 24 (4): 360-363.

［48］罗翔丹, 孙威, 周玉, 等. 鹿茸活性多肽软胶囊对大鼠免疫功效的初步研究 [J]. 食品科学, 2007, 28 (11): 554-557.

［49］潘凤光, 孙威, 周玉, 等. 梅花鹿鹿茸活性多肽的提取及免疫功效的初步研究 [J]. 中国生物制品学杂志, 2007, 20 (9): 669-673.

［50］张洪泉, 张爱香, 堵年生, 等. 肉苁蓉对小白鼠免疫功能的影响 [J]. 中西医结合杂志, 1988 (12): 736-737, 710.

［51］张涛, 柳朝阳, 王建杰, 等. 肉苁蓉总苷对 D- 半乳糖所致衰老模型小鼠免疫功能的影响 [J]. 中国老年学杂志, 2004, 24 (5): 441-442.

［52］孟达理, 朱萱萱, 刘志辉, 等. 麻黄多糖对绵羊红细胞所致免疫功能低下模型小鼠溶血素抗体生成的影响 (比色法)[J]. 实用中医内科杂志, 2007, 21 (1): 36-37.

［53］严士海, 朱萱萱, 孟达理, 等. 麻黄多糖对 EAT 小鼠甲状腺激素及相关抗体水平的影响 [J]. 江苏中医药, 2008, 40 (10): 111-113.

［54］戴王强. 细辛散剂对大鼠膈神经电活动及中枢 AChE、TH 的影响 [D]. 武汉: 湖北中医学院, 2005.

［55］张丽丽, 关振中, 张竞逵. 细辛脂素体外免疫抑制作用的实验研究 [J]. 中华心血管病杂志, 2003, 31 (6): 444-447.

［56］苏勇, 李忠海, 钟海雁, 等. 葛根膳食纤维对小白鼠免疫功能的影响 [J]. 中南林学院学报: 自然科学版, 2006, 26 (4): 110-112, 116.

［57］刘云波, 邱世翠, 邸大琳, 等. 葛根对小白鼠免疫功能的影响 [J]. 中国现代医学杂志, 2002, 12 (15): 62-63.

［58］钱春红, 陈惠. 黄芪葛根汤配合温针灸治疗老年重症肌无力疗效及对 T 淋巴细胞亚群的影响 [J]. 现代中西医结合杂志, 2018, 27 (21): 2353-2356.

［59］王晓燕, 吕福荣, 钱立锋, 等. 自拟黄芪葛根汤合培元固本散对自身免疫性重症肌无力模型大鼠的影响 [J]. 国际中医中药杂志, 2018, 40 (9): 849-853.

［60］张锐, 陈阿琴, 俞颂东, 等. 柴胡抗炎及免疫药理学研究进展 [J]. 中国兽药杂志, 2006, 40 (3): 28-31.

［61］董刚, 侯群, 裴君, 等. 炙马钱子治疗兔重症肌无力的实验研究 [J]. 中国中医药科技, 2005, 12 (6): 365-367.

［62］邹莹, 裘涛, 杨峰. 炙马钱子对自身免疫性重症肌无力模型大鼠免疫调节机制研究 [J]. 浙江中西医结合杂志, 2014, 24 (12): 1053-1056.

［63］邹莹, 裘涛, 杨峰. 炙马钱子对实验性自身免疫性重症肌无力大鼠免疫调节机制研究 [J]. 中华中医药杂志, 2015, 30 (8): 2994-2998.

［64］孟庆芳, 李衍滨. 土茯苓及其单体落新妇苷的免疫抑制作用 [J]. 云南中医中药杂志, 2014, 35 (10): 94-95.

［65］徐强, 徐丽华. 土茯苓对细胞免疫和体液免疫的影响 [J]. 中国免疫学杂志, 1993, 9 (1): 39-42.

［66］李喜凤, 余云辉, 高伟利, 等. 漏芦的药效研究及现代临床新用 [J]. 时珍国医国药, 2011, 22 (9): 2214-2215.

［67］李亨, 段瑞生. 小檗碱在自身免疫性疾病治疗中的研究进展 [J]. 国际免疫学杂志, 2013, 36 (4): 265-267, 275.

［68］吕燕宁, 邱全瑛. 小檗碱对小鼠 DTH 及其体内几种细胞因子的影响 [J]. 中国免疫学杂志, 2000, 16 (3): 139-141.

［69］韩燕. 白芥子散对哮喘大鼠气道炎症的影响和免疫调节机制的研究 [D]. 太原: 山西

中医学院, 2015.

［70］肖小芹, 贺艳萍, 邓桂明, 等.咳喘穴位敷贴对哮喘大鼠 Th1/Th2 免疫平衡的影响 [J].
湖南中医药大学学报, 2016, 36 (5): 6-9, 45.

［71］李覃, 陈虹, 梅昕, 等.青蒿素的免疫抑制作用及其调控机制研究 [J].中国药理学通报,
2011, 27 (6): 848-854.

［72］Van Dingenen J, Steiger C, Zehe M, et al. Investigation of orally delivered carbon
monoxide for postoperative ileus [J]. Eur J Pharm Biopharm, 2018, 130: 306-313.

［73］马小华, 刘爱凤, 向延根, 等.青蒿琥酯对结核分枝杆菌诱导的 TNF-α、IL-6 表达的影响
[J]. 标记免疫分析与临床, 2019, 26 (2): 338-342.

［74］李菲菲.青蒿素对实验性自身免疫性重症肌无力的免疫调节 [D]. 济南: 山东中医药
大学, 2016.

［75］吴甜甜, 刘雪珂, 刘妙华, 等.苦参素的免疫药理作用途径研究进展 [J]. 中药药理与临
床, 2020, 36 (1): 234-238.

第二节　常用方剂

我们在长期的医疗实践和实验研究中,甄选了以下方剂作为常用治疗方剂,从传统组方原则和功效上介绍其作用特点,同时结合现代药理研究成果及现代医家应用经验阐述该方对重症肌无力等神经免疫性疾病的治疗效应,并介绍了自己的应用经验与体会。

补中益气汤

【组成】黄芪　人参　橘皮　升麻　柴胡　白术　炙甘草　当归

【组方特点】方中重用黄芪,补中益气,升阳固表,为君药。配伍人参、白术、炙甘草助君补气健脾之力,同为臣药。气虚日久,常损及血,故配入当归养血和营;清阳不升,则浊阴不降,故配伍陈皮调理气机,以助升降之复,使清浊之气各行其道,并可调气和胃,使诸药补而不滞,俱为佐药。再少入轻清升散的柴胡、升麻,协黄芪以升提下陷之中气,三者合为补气升阳之基本结构;炙甘草益气补中,调和诸药,均为佐使药。诸药配伍,可使脾胃健运,元气内充,气虚得补,气陷得举,清阳得升,则诸症可除。

【功效主治】补中益气,升阳举陷。主治:①脾胃气虚证:少气懒言,四肢无力,困倦少食,饮食乏味,不耐劳累,动则气短;烦劳内伤,身热心烦,头痛恶寒,懒言恶食,脉洪大而虚。②脾虚气陷证:一切清阳下陷,中气不足之证。③气虚发热证:气高而喘,身热而烦,渴喜热饮,脉洪大、按之无力,皮肤不任风

寒,而生寒热头痛。

【经典论述】此足太阴、阳明药也。肺者气之本,黄芪补肺固表,为君;脾者肺之本,人参、甘草补脾益气,和中泻火,为臣;白术燥湿强脾,当归和血养阴,为佐;升麻以升阳明清气,柴胡以升少阳清气,阳升则万物生,清升则阴浊降,加陈皮者,以通利其气;生姜辛温,大枣甘温,用以和营卫,开腠理,致津液。诸虚不足,先建其中。(《医方集解》)

【现代研究】①补中益气汤是公认的治疗重症肌无力的经典方剂,有研究表明,补中益气汤能够使脾气虚型大鼠磷酸化肌球蛋白轻链表达升高,进而促进肌丝运动,提高肌肉收缩能力,说明补中益气汤对于重症肌无力和神经肌肉接头疾病有着积极的作用。②补中益气汤能显著降低老年 MG 患者的 QMG 评分、Th17 细胞频数、调节性 T 细胞水平及 AChR-Ab 水平,显著改善患者症状。有研究表明,补中益气汤能提升低下的免疫指标至正常水平;通过提高脾指数、白细胞数,以及巨噬细胞的吞噬率和吞噬指数,而能改善非特异性免疫和体液免疫功能。补中益气汤能促进脾虚小鼠脾指数、胸腺指数、自然杀伤细胞活性、肿瘤坏死因子活性等显著改善。补中益气汤可能对机体组织细胞和基本结构成分有普遍保护作用,进而促进机体代谢,提高机体免疫力。

【各家经验】日本学者星野从抗体产生角度探讨补中益气汤等多种补益剂在重症肌无力免疫应答方面的作用,只有补中益气汤组患者的 IgM、IgG 的产生显著增强,补中益气汤可以调整重症肌无力患者的免疫机制。对脾虚型肌萎缩实验小鼠投以补中益气汤,均能明显恢复由皮下注射可的松而引起的胸腺萎缩;补中益气汤能够影响细胞免疫功能,对体液免疫也有间接影响。

胡蓉等通过补中益气汤化裁配合四步针刺法治疗Ⅱb 型重症肌无力,可明显改善患者的吞咽障碍等临床症状,取得了较好的疗效。赵钟辉等对补中益气汤联合常规西药治疗重症肌无力进行疗效和安全性 Meta 分析,结果证明补中益气汤联合常规西药治疗重症肌无力能显著改善患者的临床症状,提高用药安全性。

【应用心悟】补中益气汤在重症肌无力的治疗中应用十分普遍,可以视作治疗重症肌无力的专方,其原因在于脾气亏虚是重症肌无力的基本病机,健脾益气升清为其基本治法,而补中益气汤为代表方剂。临床报道充分说明了本方在重症肌无力领域突出的治疗作用,有关的实验研究则证实了本方不仅有良好的免疫调节作用,而且还有改善肌力、缓解肌疲劳作用,可视为治疗重症肌无力的专方。我们在临床上把重症肌无力分为脾气亏虚、气阴两虚、脾肾阳虚、肝肾阴虚4型,其中脾气亏虚证以补中益气汤为主加减,气阴两虚证以补中益气汤合生脉散加减,脾肾阳虚证以补中益气汤合肾气丸加减,肝肾阴虚证则在滋补肝肾方药中佐以补气升清之品如黄芪、葛根、柴胡等。使用本方当注意,一是黄芪量通常宜大,一般60~200g,二是党参剂量也宜大,一般20g,可重用至30~60g,通常可加仙鹤草、南五加皮等增强本方益气健脾之力,还可适当配入淫羊藿、补骨脂、制附片等温肾扶阳之品,以促进本方益气之力的发挥,或配合麻黄附子细辛汤温经助阳,激活本方健脾益气之力。

益气聪明汤

【组成】黄芪　甘草　人参　升麻　葛根　蔓荆子　芍药　黄柏

【组方特点】黄芪、人参甘温以补脾胃。甘草甘缓以和脾胃。葛根、升麻、蔓荆子轻扬升发,能入阳明,鼓舞胃气,上行头目。中气既足,清阳上升,则九窍通利,耳聪而目明矣。芍药敛阴和血,黄柏补肾生水,盖目为肝窍,耳为肾窍,故又用二者平肝滋肾也。

【功效主治】益气升阳,聪耳明目。主治:饮食不节,劳役形体,脾胃不足,得内障,耳鸣或多年目暗,视物不能。

【经典论述】益气聪明汤首载于《东垣试效方》卷五《眼门》:"益气聪明汤治饮食不节,劳役形体,脾胃不足,得内障,耳鸣,或多年目昏暗,视物不能。此药能令目广大,久服无内外障、耳鸣耳聋之患。又令精神过倍,元气自益,身轻体健,耳目聪明。"

【现代研究】韩志芬等的实验证实加减益气聪明汤鼠血清可显著降低成纤维细胞胶原合成速率;提示加减益气聪明汤可以通过抑制胶原蛋白合成,改善结缔组织增生和血管硬化,增加血管弹性,提高供血量,增加肌纤维力量,改善动脉硬化症状。

【各家经验】熊继柏认为,重症肌无力多为脾虚气陷之证,治以益气举陷,采用益气聪明汤治疗幼儿、儿童、成人重症肌无力患者屡获良效。刘来富应用激素联合益气聪明汤治疗眼型重症肌无力45例,将患者分为轻、中、重3组,采用激素下楼法(即大剂量突击-渐减-小剂量维持)以及益气聪明汤口服;结果显示,轻度患者2周痊愈,中度患者3周痊愈,重度患者4周痊愈;患者痊愈后继续口服中药1~2个月,随访0.5~5年,3例复发,其中2例经治疗痊愈,另1例未再痊愈。

【应用心悟】传统益气聪明汤主要用于脾气亏虚、清阳不升所致耳鸣、头晕等症,与补中益气汤功效近似但又有所差异。我们用本方治疗重症肌无力,一是取本方兼有解毒除湿热之功(升麻、黄柏),对于 MG 脾气亏虚兼夹湿热毒邪为患者,以本方为基础,加土茯苓或苦参等,同时配用十大功劳,以强化解毒清热除湿之力;二是用于本病脾气亏虚而兼有头晕、耳鸣之症者,临证时再加用仙鹤草、骨碎补、天麻、菊花等,临床疗效较好。

六味地黄汤

【组成】熟地黄　山茱萸　山药　泽泻　牡丹皮　茯苓

【组方特点】方中熟地黄滋阴补肾,填精益髓,重用为君药。山茱萸补益肝肾,尚能涩精敛汗。山药补益脾阴,亦能益肾涩精,合熟地黄则滋阴益肾之力益彰,而且兼具养肝补脾之效,与山茱萸共为臣药。君臣相伍,肾肝脾三阴并补,是为"三补"。泽泻利湿而泄肾浊,并能防熟地黄之滋腻;茯苓淡渗脾湿,并助山药之健脾,与泽泻共泄湿浊,助真阴得复其位;牡丹皮清泄虚热,并制山茱萸之温涩。泽泻、茯苓、牡丹皮是谓"三泻",共为佐药。

【功效主治】滋阴补肾。主治肾阴不足证。

【经典论述】清代汪昂《医方集解》:此足少阴、厥阴药也。……六经备治而功专肾肝,寒燥不偏而补兼气血。苟能常服,其功未易殚述也。

【现代研究】①调节免疫作用。方鉴等研究表明,六味地黄汤对自身免疫引起的佐剂性关节炎大鼠踝关节肿胀具有明显消肿作用,可降低空肠弯曲杆菌致变态反应小鼠血清自身抗体引起的水肿,同时能影响花生四烯酸(AA)大鼠脾脏 Th1 细胞表达细胞因子的水平,发挥纠正机体平衡紊乱的作用。杨胜等研究表明,六味地黄汤的主要活性部位之一 3A 对经环磷酰胺(CTX)处理的小鼠、荷瘤小鼠和快速老化小鼠的免疫功能低下具有改善作用,以及调节 T、B 细胞的比例或改善其功能。郑敏等报道本方的滋阴作用与其对 GR 的调节作用有一定关联,能使阴虚患者 GR 及 FI 恢复正常。②抗胸腺和脾脏萎缩作用。刘金元等的研究结果表明,六味地黄汤具有抗胸腺和脾脏萎缩的作用,而且呈现剂量效应关系,且高剂量组效果优于淋巴细胞生长因子白细胞介素 -2 组。由于淋巴细胞凋亡与胸腺和脾脏萎缩的密切关系,六味地黄汤可能具有抑制糖皮质激素引起的淋巴细胞凋亡的作用。

【各家经验】黄廷耀治疗 36 例重症肌无力患者,对照组给予溴吡斯的明片治疗,治疗组在对照组的治疗基础上加用六味地黄丸、补中益气丸治疗;结果显示,治疗组总有效率 94.4%,对照组总有效率 72.2%,两组临床疗效比较,治疗组优于对照组(*P*<0.05)。顾锡镇认为重症肌无力(MG)是由于先天不足,后天失养,肝、脾、肾不足所致,故治疗宜补脾益气、补益肝肾等,并分为脾胃虚弱型、肝肾亏虚型、肾阳不足型、脾虚夹湿型等进行辨证论治,予六味地黄丸、补中益气汤、右归丸等,同时兼顾疏肝理气、解毒消瘤、固护正气、利水消肿等,可改善症状,延缓病情进展,减少复发以及西药不良反应等,收到了良好的临床效果。有学者使用六味地黄丸及补中益气汤治疗耐受糖皮质激素重症肌无力患者(27 例患者经随机分组),结果显示,1 年内完全缓解 9 例,药物缓解 7 例,显著改善 5 例,中度改善 1 例,不变 3 例,死亡 2 例,可见六味地黄丸治疗重症肌无力疗效确定。

【应用心悟】六味地黄丸是治疗重症肌无力肝肾阴虚证的基础用方,临证时常与二至丸合用。重症肌无力肝肾阴虚证大多由患者长期或较大剂量使用激素所致,亦有部分患者因年老正衰,肝肾阴虚、虚热内生,表现为本证,或久病肝郁,久郁化热伤阴而成本证,治疗以六味地黄丸为基础加减。使用本方当注意:一是通常生熟地黄并用,生地黄剂量宜大,一般 30~60g;二是临证如正值激素减量之际,在用大剂量生地黄的同时,宜同时配用知母、龟甲,并用淫羊藿、巴戟天等,以达部分替代激素之效;三是宜兼配黄芪、太子参、仙鹤草等益气之品,以兼顾患者常伴见的脾胃气虚之病机,提高综合治疗水平。

四　逆　汤

【组成】附子　干姜　甘草

【组方特点】方中附子大辛大热,归心、脾、肾经,用于本方,峻温心肾,助心阳以复脉,补命门以壮元阳,为君药;臣以干姜,温中散寒,回阳通脉;炙甘草甘温,既益气补中,又解附子之毒,缓姜、附之峻烈,寓有护阴之意,并能调和药性,为佐使药。药虽 3 味,力专效宏,共奏回阳救逆之功。

【功效主治】回阳救逆。主治心肾阳虚寒厥证、脾肾阳虚寒盛证。

【经典论述】张秉成《成方便读·祛寒之剂》:"故以生附子之大辛大热,解散表里之寒邪,不留纤芥。仍以干姜之守而协济之。用甘草者,一则恐姜附之僭,一则寓补正安中之意耳。"

【现代研究】免疫调节作用:在免疫功能处于低下状态时,四逆汤具有促进巨噬细胞吞噬功能和增加血清溶菌酶的调节作用。四逆汤对 T 细胞介导的免疫应答有促进和调节的作用,而对 B 细胞介导的免疫应答有抑制作用,提示四逆汤的免疫药理作用是多方面的。附子、干姜加甘草（四逆汤）可以提高巨噬细胞的吞噬功能和代谢活性，降低炎症介质肿瘤坏死因子（TNF-α）和白细胞介素 -2（IL-2）的释放。王玉等通过实验观察，发现四逆汤加味能有效增强化疗患者机体对疾病的抵抗力，保护骨髓造血和提高免疫功能。四逆汤还能通过调节下丘脑 - 垂体 - 肾上腺轴系统，改善机体的免疫功能和微循环，降低炎症反应，维持患者体内环境的稳定。

【各家经验】王付治疗肌肉困痛痹证患者，以本方健脾益气，温阳散寒，诊疗 3 次后诸证基本消除，随访 1 年，一切尚好。

【应用心悟】本方有改善全身体质状态，调节免疫作用，主要用于脾肾阳虚之证。脾气亏虚而兼有便溏腹泻者可配用本方。中度全身型、急性暴发型及慢性进展型等病程较长，久病后见精神倦怠、萎靡，四末不温，便溏腹泻，舌苔水滑者宜配用本方。通常制附子用量宜 30g 以上，否则疗效不佳。

生　脉　散

【组成】人参　麦门冬　五味子

【组方特点】方中人参大补元气，益肺生津，固脱止汗，为君药；麦门冬滋阴润燥，与人参相协，气阴双补，相得益彰，为臣药；五味子益气生津，敛阴止汗，与参、麦相伍，既可固气津之外泄，又能复气阴之耗损，为佐药。三药相伍，人参复气虚之本，五味子固气泄之标，麦门冬滋不足之阴，使元气充、肺阴复而脉归于平，故以"生脉"名之。

【功效主治】益气生津，敛阴止汗。主治温热、暑热，耗气伤阴证，以及久咳伤肺，气阴两虚证。

【经典论述】《内外伤辨惑论》："故以人参之甘补气，麦门冬苦寒泻热补水之源，五味子之酸清肃燥金，名曰生脉散。"

【现代研究】生脉散有显著改善机体免疫功能和刺激骨髓造血功能的作用。生脉散提高免疫力的作用可能与其对化疗所致动物白细胞减少症、免疫力低下及造血系统损伤有较好的治疗效果有关。有学者研究发现，生脉散能提高白细胞介素 mRNA 的表达，此作用可能是生脉散提高白细胞介素产生能力的环节之一。此外，生脉散可拮抗因辐射损伤而引起的免疫功能低下。

【各家经验】裴昌林将妊娠合并重症肌无力分为脾气亏虚型、脾肾两虚型、气阴两虚型，在长期应用肾上腺皮质激素后，患者除有脾气虚外，多伤及阴津，甚者出现阴虚内热之象，治拟健脾益气，养阴清热，选药以益气养阴为宜，用药以益气固元汤合生脉散加减,在益气固元汤基础上选用生地黄、生晒参、麦冬、五味子等益气养阴之品,阴虚内热甚则选用牡丹皮、地骨皮、知母、黄柏等滋阴清热类药物。通过中药益气滋阴,减少长期服用激素所致阴虚阳亢不良反应,达到阴阳平衡,有益于该病的平稳好转。

【应用心悟】本方益气生津,主要用于重症肌无力气阴两虚之证。詹文涛认为,气阴两虚是自身免疫病共同的病理特征,以具有适应原样作用的黄芪生脉饮作基础,可起到免疫调节作用。因此,本方为气阴两虚证的基础用方,一般与补中益气汤合用;其他证型又兼有气阴两虚之象者,常并用本方,临床疗效满意。临证时常加用北沙参等以增强养阴之力。

肾　气　丸

【组成】附子　桂枝　干地黄　山药　山茱萸　泽泻　茯苓　牡丹皮

【组方特点】方中附子、桂枝温肾补阳,桂枝兼可化气行水,二药相配,温补肾中之阳以助气化,共为君药;干地黄补肾填精,合山茱萸、山药补肝脾肾而滋阴,共为臣药。佐以泽泻、茯苓利水渗湿,合桂枝以化气行水;牡丹皮活血化瘀,合桂枝以行血分之滞。诸药合用,助阳之弱以化水,滋阴之虚以生气,使肾阳振奋,气化复常,则诸症渐愈。

【功效主治】补肾助阳。主治肾阳不足证。

【经典论述】《千金方衍义》:"治虚劳不足,水火不交,下元亏损之首方。专用附、桂蒸发津气于上,地黄滋培阴血于下,萸肉涩肝肾之精,山药补黄庭之气,丹皮散不归经之血,茯苓守五脏之气,泽泻通膀胱之气化。"

【现代研究】①调节免疫:刘妍等发现,金匮肾气丸可调节自身免疫性脑脊髓炎模型(EAE)小鼠 $CD4^+/CD8^+$ 比值及 NK 细胞水平。周智兴等研究显示,金匮肾气丸可明显提高衰老型大鼠胸腺指数及 T、B 淋巴细胞增殖能力并使 IFN-γ 含量明显升高($P<0.05$)。②改善下丘脑 - 垂体 - 靶腺轴的功能紊乱:许翠萍等发现金匮肾气丸对肾阳虚模型小鼠促肾上腺皮质激素(ACTH)、促皮质素释放激素、皮质酮水平有明显改善作用,说明金匮肾气丸可调节下丘脑 - 垂体 - 肾上腺轴。

【各家经验】都鑫应用金匮肾气丸联合溴吡斯的明治疗脾肾亏虚型重症肌无力的患者,予以个体化的有效治疗方案,避免了抗胆碱酯酶类、糖皮质激素及硫唑嘌呤等药物的耐受及长期口服的特点,获得明显效果。魏金堂认为脾肾两虚为重症肌无力发生的根本原因,故治疗上脾肾同治,温肾阳以壮脾阳,补先天以养后天,标本兼顾,奏效甚捷,常用四君子汤合金匮肾气丸化裁。

【应用心悟】本方主要用于重症肌无力脾肾阳虚型,而脾气亏虚证病程较长者,亦常配入本方主要药物制附片、桂枝、熟地黄、山茱萸、山药等,有较好疗效。本方应用时:一是附片用量宜大,一般30g以上,量小则疗效不佳,另外桂枝也常用至15~20g;二是常配合淫羊藿、仙茅、补骨脂、巴戟天等,加强温肾壮阳之力。

左 归 丸

【组成】熟地黄　鹿角胶　龟甲胶　山茱萸　山药　枸杞　川牛膝　菟丝子

【组方特点】方中重用熟地黄益肾填精,大补肾阴,为君药。龟甲胶、鹿角胶乃血肉有情之品,可峻补精髓,其中龟甲胶兼能潜阳,鹿角胶兼能温补肾阳,共为臣药。山茱萸补益肝肾,涩精敛汗;山药补脾滋阴,滋肾固精;枸杞补肾益精,养肝明目;川牛膝益肾补肝,强腰壮骨;菟丝子平补阴阳,固肾涩精,协鹿角胶以补阳益阴,阳中求阴,俱为佐药。诸药配伍,填精补髓,滋阴补肾之力颇著,为峻补真阴,"纯甘壮水"的代表方剂。

【功效主治】滋阴补肾,填精益髓。主治真阴亏虚证。

【经典论述】徐镛《医学举要》卷五:"左归宗钱仲阳六味丸,减去丹皮者,以丹皮过于动汗,阴虚必多自汗、盗汗也;减去茯苓、泽泻者,意在峻补,不宜于淡渗也。……虽曰左归,其实三阴并补,水火交济之方也。"

【现代研究】对免疫系统的作用:研究发现,不同剂量左归丸可影响小鼠脾脏 Treg 亚群及相关细胞因子的表达,因而认为左归丸对 Treg 亚群具有免疫调节作用,这种调节效应与左归丸应用的剂量大小密切相关。龚张斌等研究左归丸对自然衰老大鼠 CD4[+]T 细胞白细胞介素 -2 基因启动子的 CpG 位点甲基化水平的影响,发现左归丸能通过抑制甲基转移酶活性,降低 IL-2 基因 SET1 区域甲基化水平,促进 IL-2 表达。寇爽等发现左归丸能够抑制 EAE 小鼠 Th17 细胞分化而起到抗炎作用。

【各家经验】张红艳等用补中益气汤合左归丸、右归丸治疗重症肌无力30 例,取得较好疗效。

【应用心悟】左归丸纯甘壮水,补而不泻,滋补肾阴之力较六味地黄丸更胜一筹,适用于真阴不足、精髓亏损之证,重症肌无力属肝肾阴虚者。肾阴虚亏之象显著者,如伴低热、虚烦、盗汗、眩晕、耳鸣、腰膝酸软,或双下肢无力较甚者,常用本方。宜兼配黄芪、太子参、仙鹤草、南五加皮等益气之品,以兼治伴随之脾胃气虚之象。

右 归 丸

【组成】制附子　肉桂　鹿角胶　熟地黄　山药　山茱萸　枸杞　菟丝子　杜仲　当归

【组方特点】方中附子、肉桂温壮肾阳；鹿角胶为血肉有情之品，补肾助阳，填精益髓，与附子、肉桂合用培补肾中之元阳，为君药。熟地黄、山茱萸、山药、枸杞滋阴补肾，填精益髓，与桂、附、鹿胶相伍以"阴中求阳"，为臣药。菟丝子、杜仲补肝肾、强筋骨；当归养血和血，既寓精血互化，又使补而不滞，共为佐药。诸药相伍，以温肾阳为主，使元阳得以归原，故名"右归丸"。

【功效主治】填补肾阳，填精益髓。主治肾阳亏虚，命门火衰证。

【经典论述】《医略六书·杂病证治》："此补肾回阳之剂，为阳虚火发之专方。"

【现代研究】①对下丘脑 - 垂体 - 肾上腺轴的调节作用：肾阳虚证与下丘脑 - 垂体 - 肾上腺轴（HPA）功能失常密切相关。肾阳虚患者的垂体、肾上腺皮质等会发生退行性改变，在功能上可呈现 HPA 系统功能低下。右归丸能使肾阳虚大鼠下丘脑促肾上腺皮质激素释放激素（CRH）、促肾上腺皮质激素（ACTH）和皮质醇（COR）含量显著提高。马娜等对右归丸作用于肾阳虚大鼠垂体 - 肾上腺轴动态影响进行研究，发现右归丸能提高肾阳虚大鼠 HPA 的激素水平和肾上腺重量，且垂体、肾上腺重量的变化与激素水平变化呈现相同趋势。②对中枢神经系统的调节：右归丸可调节 EAE 大鼠中枢神经系统 IL-10 的表达，在急性期促进脑组织中 TGF-β 的表达而发挥治疗作用，且与激素相比疗效更优；此外，观察右归丸对淋巴细胞亚群的影响发现，右归丸可下调 CD4[+] 及 CD4[+]/CD8[+] 的比值。

【各家经验】周绍华认为，重症肌无力以肾精亏虚为发病基础，以补肾为治疗关键，常选用右归丸加减。对重症肌无力辨证分型应采用病证结合模式，将补肾法贯穿各型治疗之中，取得了很好的临床疗效。

顾锡镇认为重症肌无力的病位在脾、肾，与肝相关。肾藏精，内寄元阴元阳。精血同源，脾的功能需要肾阳的温煦，方能运化水谷精微，化为赤血。肾精亦有赖于脾之水谷精微的填充方能源源不绝。精虚则不能灌溉，血虚则不能濡养筋骨。化裁右归丸治疗重症肌无力，重视肝肾的调护，不拘于"治痿者独取阳明"之论，验于临床获益良多。

【应用心悟】重症肌无力病程长,缠绵日久,易复发,病久者可见肾阴阳两虚之象,这时用肾气丸并不相宜,而宜用右归丸。右归丸系"纯甘补阳"之剂,温肾阳,补精血之力突出,作用全面,最适宜本类病证。临证时必常规配用黄芪、党参、仙鹤草、黄精等。

玉 屏 风 散

【组成】黄芪　白术　防风

【组方特点】黄芪补气固表,为君;白术健脾,助黄芪固表实卫,为臣;佐以防风走表而祛风邪,既可防芪、术敛邪,又可助芪、术所补之气行遍周身肌表。黄芪得防风,则固表而不留邪;防风得黄芪,则散邪而不伤正。

【功效主治】益气固表、扶正止汗。主治素体虚,面色苍白,自汗出,恶风,易感冒,舌淡,脉浮缓等。

【经典论述】《古今名医方论》:"夫以防风之善驱风,得黄芪以固表,则外有所卫;得白术以固里,则内有所据,风邪去而不复来。此欲散风邪者,当倚如屏,珍如玉也。"

【现代研究】①增强免疫作用:研究表明,玉屏风散提取液可显著促进小鼠脾淋巴细胞增殖和伴刀豆球蛋白(ConA)诱导的脾淋巴细胞转化,以及促进小鼠腹腔巨噬细胞活化吞噬能力及增殖。②对细胞因子的影响:玉屏风散对细胞因子白细胞介素(IL-4、IL-6、IL-10、IL-17)以及 γ 干扰素(IFN-γ)、肿瘤坏死因子 -α(TNF-α)均有一定作用。洪敏等的研究表明,玉屏风散醇提液可抑制 IFN-γ 和 IL-4 的分泌,而玉屏风散乙酸乙酯萃取物可抑制 IFN-γ 分泌,提高 IL-4 水平。其醇提液可能影响了 T 细胞总的群体数量,表现为 Th1 和 Th2 细胞因子水平均下降;而乙酸乙酯萃取物在炎症效应阶段的作用则主要是通过对 IFN-γ 的抑制实现的,且可能与促进 Th2 细胞因子 IL-4 的分泌有关。

【各家经验】裘昌林治疗重症肌无力时喜用玉屏风散益气固卫,提高患者免疫功能,预防感冒,这在妊娠合并重症肌无力时尤为重要。对孕妇来说,病毒感染常常可致胎儿发育异常。裘昌林认为,该方通过益气固表法补益脾肺之气而达固表御邪之功,且该方对机体免疫反应具有双向调节作用。

【应用心悟】玉屏风散为益气固表之专剂,临证常用于体质虚弱或老年久病者,以固表防邪,预防感冒。重症肌无力以脾虚为本,病久则土不生金,导致肺卫气虚,卫外不固而易感邪为患,故通常在复方中套用玉屏风散,在补脾基础上兼顾补益肺卫,扶正固表,防邪外犯,减少上呼吸道感染机会。另外,本方还有固表止汗之效,对自汗多汗者,常在复方中配入本方,并加用浮小麦、糯稻根等。

强肌健力饮

【组成】黄芪　五爪龙　党参　白术　当归　升麻　柴胡　陈皮　炙甘草

【组方特点】方中重用黄芪,甘温大补脾气,以作君药。五爪龙,粤人称之为"南芪",与黄芪南北呼应,功能补脾益肺,生气而不助火,与党参、白术同助黄芪,加强补气之功;据"血为气母"之理,用当归以养血生气,与上三药共助黄芪,以为臣。脾虚气陷,故用升柴司升阳举陷之职;陈皮理气消滞,与升柴共为佐药。炙甘草和中,调和诸药,任使药之职。

【功效主治】补脾益气,强肌健力。主治重症肌无力。其主证为脾胃虚损,见眼睑下垂,四肢倦怠乏力,吞咽困难,纳差便溏,少气懒言,舌胖嫩、有齿印,苔薄白或浊厚,脉虚大或弱。

【现代研究】①重症肌无力患者存在细胞免疫和体液免疫紊乱,强肌健力饮可抑制促炎性细胞因子,减少并发症的发生,为治疗重症肌无力提供了一种更为有效而安全的治疗措施。②强肌健力饮能改善下丘脑-垂体-性腺轴功能,并对受损的睾丸组织的修复具有显著的促进作用,从而发挥其健脾益气功能。

【各家经验】强肌健力饮是国医大师邓铁涛在长期临证实践基础上,根据中医古代名方补中益气汤化裁研制而成,用于治疗重症肌无力患者。强肌健力饮经邓老弟子传承发展,已成为治疗重症肌无力的有效专用制剂。

【应用心悟】强肌健力饮是国医大师邓铁涛研制的治疗重症肌无力的名方,疗效确切。笔者借鉴其经验,临床中常以补中益气汤为基础,加牛大力、千斤拔等强化补益脾气之力,确有提高疗效之用。另外,在此方启发下,结合自己的实践经验,研制出我院治疗重症肌无力的院内制剂补脾强力复方(主要药物有黄芪、党参、制附片、淫羊藿等),经过多年观察,临床疗效尚属满意。

四 君 子 汤

【组成】人参　白术　茯苓　炙甘草

【组方特点】方中人参甘温益气,健脾养胃,为君药;白术甘苦而温,健脾燥湿,与人参相协,补气健脾之力益著,为臣药;茯苓甘淡,健脾渗湿,为佐药;炙甘草甘温益气,助人参、白术益气补中,兼调和药性,为使药。

【功效主治】益气健脾。主治脾胃气虚证。

【经典论述】《太平惠民和剂局方》："治荣卫气虚,脏腑怯弱。心腹胀满,全不思食,肠鸣泄泻,呕哕吐逆,大宜服之。"

【现代研究】四君子汤为益气健脾的经典方,具有免疫调节作用,不仅可改善实验性脾虚模型小鼠胸腺与脾脏的萎缩,提高其胸腺与脾脏指数,还对机体的细胞免疫、体液免疫有广泛的影响,对各种原因引起的免疫功能低下有明显扶升作用。通过用四君子汤干预实验小鼠的骨骼肌疲劳发现,四君子汤组的 3 种肌纤维类型的糖原含量、琥珀酸脱氢酶(SDH)活性明显高于疲劳组($P<0.05$ 或 $P<0.01$),提示本方对解除骨骼肌的疲劳、增强体质具有非常重要的作用。夏天等证实脾虚时下丘脑、垂体、甲状腺的合成、分泌及调控功能低下,而四君子汤能修复下丘脑 - 垂体 - 甲状腺轴功能的损伤。

【各家经验】周兴莲以四君子汤合补中益气汤治疗重症肌无力 223 例,疗效显著,可以明显改善症状。补中益气汤以益气升阳举陷为主,四君子汤为"治疗气虚痰湿内聚之专方",两方相须伍用除增强益气之力外,尚兼化痰除湿之功,有益气化痰、升阳举陷之效,治疗脾虚气陷兼痰湿证。李广文治疗重症肌无力广泛使用该合方。

【应用心悟】四君子汤系健脾益气的基础方,也可认为是治疗重症肌无力的基础方。现代药理研究显示,本方有良好的改善细胞免疫、体液免疫作用,有改善骨骼肌疲劳作用并能修复下丘脑 - 垂体 - 肾上腺轴损伤,故对本病具有多方面的药效作用。因此,临证时对脾气亏虚型患者,将本方与补中益气汤合用就可兼具两方的药效作用,疗效必优于单用补中益气汤者;另外,对其他型而兼有脾虚者,可将四君子汤作为一整体配入复方中发挥其多重药理作用。

六 君 子 汤

【组成】陈皮　半夏　人参　白术　茯苓　炙甘草

【组方特点】方中人参为君,甘温益气,健脾和胃;臣以白术,健脾燥湿,加强助运之力;佐以茯苓健脾渗湿,陈皮理气健脾,半夏化痰散结;使以炙甘草,益气和中,调和诸药。

【功效主治】益气健脾,燥湿化痰。主治脾胃气虚兼痰湿证。

【经典论述】唐宗海《血证论》卷七:"四君子补胃和中,加陈皮、半夏以除痰气。肺之所以有痰饮者,皆胃中之水不行,故尔冲逆,治胃中即是治肺。"

【现代研究】①六君子汤可以降低免疫系统内 IL-6、TGF-β_1、血管内皮生长因子(VEGF)水平。②六君子汤能提高黏膜组织中表皮生长因子(EGF)、TGF-α 含量,可以调节 Treg 细胞的平衡状态。③有学者通过用加味六君子汤干预脾气虚证实验大鼠的 ACh 形态和功能发现,其神经纤维连接紧密,网络样结构基本完整,ACh 神经纤维数量、ACh 神经纤维荧光 IOD 值较模型组明显增加($P<0.05$),较对照组无明显差别($P>0.05$);说明六君子汤对脾气虚证候的干预是有效的,对免疫性神经肌肉接头疾病的作用显著,对脾虚型肌肉萎缩的患者疗效确切。

【各家经验】刘真以六君子汤为主治疗重症肌无力,改善了眼睑下垂、复视等症状,同时还固护了该患者的正气,使其未再因感冒和劳累复发。

【应用心悟】六君子汤由四君子汤加陈皮、半夏而成,加此二味后则在四君子汤健脾益气基础上又兼有燥湿化痰作用,用于治疗脾胃虚弱痰湿内生之证,故重症肌无力兼有脾虚痰湿内聚之证宜用本方而非四君子汤,临证时可加制附子、白芥子以增强温化痰湿之力。

葛　根　汤

【组成】葛根　麻黄　桂枝　生姜　炙甘草　芍药　大枣

【组方特点】葛根升津液,濡筋脉为君;麻黄、桂枝疏散风寒,发汗解表为臣;芍药、炙甘草生津液,缓急止痛为佐;生姜、大枣调和脾胃,鼓舞脾胃生发之气为使。诸药合用,共奏发汗解表、升津舒筋之功效。

【功效主治】发汗解表,升津舒筋。主治外感风寒表实,项背强,无汗恶风,或自下利,或血衄;痉病,气上冲胸,口噤不语,无汗,小便少,或猝倒僵仆。

【经典论述】《医宗金鉴》:"太阳与阳明合病者,谓太阳之发热,恶寒无汗,与阳明之烦热不得眠等证,同时均病。表里之气,升降失常……若利则宜葛根汤表而升之,利自可止。"

【现代研究】①抗炎镇痛作用:周军等发现葛根汤对佐剂性关节炎大鼠的原发性和继发性关节肿胀均有抑制作用,其作用可能与下调足关节组织炎症因子 IL-1B、TNF-α 和 PGE_2 的含量有关。②免疫调节作用:Muraoka 等检测了健康雌性犬给予葛根汤和生理盐水后体温、巨噬细胞吞噬颗粒数和吞噬率,证明葛根汤可提高机体的天然防御能力。IL-12 对天然免疫具有促进和活化作用。流感病毒感染小鼠灌胃给予葛根汤后,小鼠肺泡灌洗液中 IL-12 含量明显增加,表明升高 IL-12 含量、促进天然免疫应答是葛根汤减轻流感症状和延长感染小鼠存活期的关键机制之一。

【各家经验】归脾、胃经的葛根具有祛邪(如解毒、透疹、解肌、退热等)和扶助正气(升精、止渴)的双重作用。基于"脾主肌肉",葛根诸多祛邪的作用靶点应在肌肉,通过舒肌以散邪(即促进肌肉的运动以祛除浊邪);而肌肉遍布全身,葛根可升精以为全身肌肉提供能量。结合历代医家研究,葛根可以通过舒肌以散邪与升精以养肌肉来治疗重症肌无力;现代名老中医周仲瑛、裘昌林等皆以葛根为主配伍治疗重症肌无力,为葛根汤治疗重症肌无力提供了依据。徐淑文通过对68例重症肌无力患者的临床观察,证明葛根汤合大剂量黄芪疗效显著可靠,总有效率达95%。同时实验研究证明,黄芪与葛根可调节免疫功能,影响免疫应答过程,提高自身免疫能力,对治疗重症肌无力有着重要的作用。

【应用心悟】葛根汤具有发汗解肌、升津舒筋之效,临证常用于风寒外感、太阳经输不利之证,现又常用于风寒阻络型颈椎病。笔者临床上常用本方治疗重症肌无力兼外感风寒者,或合并颈椎病者。有研究显示,本方作用于肌肉靶点,通过解肌生津能促进肌肉的正常运动,改善乙酰胆碱的含量,从而改善肌肉乏力、痿弱等症状,故对于脾气亏虚或脾肾两虚之象不著,而肌肉酸楚不适等经气不疏之征较突出者,可用本方配黄芪、南五加皮等治疗。

小 柴 胡 汤

【组成】柴胡　黄芩　人参　炙甘草　半夏　生姜　大枣

【组方特点】方中重用柴胡,既能透达少阳之邪从外而散,又能疏泄气机之郁滞,为君药;黄芩清泄少阳之热,为臣药;佐以半夏、生姜和胃降逆止呕,人参、大枣益气健脾,扶正固本;炙甘草为使药,助人参、大枣扶正,调和诸药。

【功效主治】和解少阳。主治伤寒少阳证,见往来寒热、胸胁苦满、默默不欲饮食、心烦喜呕等症。

【经典论述】《皇汉医学》:"凡支气管炎、百日咳、肺结核、胸膜炎、肠伤寒、疟疾、胃肠炎、肝脏病、肾脏肾盂炎、妇人病等,悉能治之。"

【现代研究】免疫调节作用:唐小云等研究发现,灌服小柴胡汤的正常小鼠的各项免疫指标均明显提高,与免疫抑制小鼠相比较,差异显著($P<0.01$),尤其是Th1型细胞因子(IL-2和IFN-γ)浓度升高明显,可明显增强免疫抑制小鼠的免疫功能。孙艳等的研究提示,小柴胡汤对实验动物的免疫功能低下有明显的恢复作用,可明显促进免疫受损的实验动物的自然杀伤(NK)细胞活性和白细胞介素-2(IL-2)的产生能力。小柴胡汤还可使血清IFN-γ含量升

高,IL-4 含量下降,从而使 Th1/Th2 免疫平衡失调得到纠正。

【各家经验】李广文运用小柴胡汤治疗重症肌无力,认为中气下陷、肝肾不足为重症肌无力的病机。"邪之所凑,其气必虚",正不胜邪,外邪乘虚而入,由表及里,少阳枢机不利,邪热亢盛而致本病,故治宜清热解毒,和解少阳。并介绍 1 例男性、31 岁、患重症肌无力多年的患者,因感冒而病情复发,并伴有寒热往来、头昏闷痛等症,先用小柴胡汤加竹叶、连翘、葛根、板蓝根、生石膏等治疗,感冒症状消失后,去石膏等清解药,加健脾益气之味,最后病情改善。

【应用心悟】重症肌无力患者由于体质薄弱,常易合并上呼吸道感染,属于正虚外感,多数表现为发热,汗出,口苦,舌红或淡红,薄黄苔,脉弦等。外感症状显著者先用小柴胡汤加荆芥、防风等治之,外感症状平息后再治本病;兼见外感症状者则在针对本病的复方中配入柴胡、黄芩、荆芥、防风即可。

虎 潜 丸

【组成】黄柏   龟甲   知母   熟地黄   陈皮   白芍   锁阳   狗骨   干姜

【组方特点】方中重用黄柏,配知母以泻火清热;熟地黄、龟甲、白芍滋阴养血;狗骨(代替虎骨,因虎骨现为禁用品)强壮筋骨;锁阳温阳益精;干姜、陈皮温中健脾、理气和胃,使补而不滞。诸药合用,共奏滋阴降火、强壮筋骨之功。

【功效主治】滋阴降火,强壮筋骨。主治精血不足,筋骨痿弱之证。

【经典论述】《医宗金鉴》:治肾阴不足,筋骨痿软,不能步履。

【现代研究】虎潜丸能提高大鼠模型腰椎骨骨密度,并上调腰椎松质骨、肾组织中 TGF-β_2 的表达。

【各家经验】刘蓥琪从肝肾亏虚着手,认为重症肌无力患者的肢体软弱无力之症状,就是肝血虚筋弱的表现,应用虎潜丸治疗屡获效验。王润西认为,重症肌无力多由于肝肾亏虚,精血不足所致,并运用虎潜丸加减治疗全身型重症肌无力,取得了肯定的疗效。

【应用心悟】本方主要用于重症肌无力中度全身型以肢体痿软尤其是下肢痿软无力、声音嘶哑,饮水呛咳等为主症者,也常用于重症肌无力全身型长期用激素后或久用益气温阳之剂,阴津被伤,出现肝肾阴虚,虚热内生,双下肢无力突出的难治性病例。临床上熟地黄常改用生地黄,并加用淫羊藿、巴戟天及大剂量鸡血藤等以提高疗效。

麻黄附子细辛汤

【组成】麻黄　附子　细辛

【组方特点】方中麻黄辛温,发汗解表,为君药;附子辛热,温肾助阳,为臣药;细辛能祛风散寒,助麻黄解表,又可鼓动肾中真阳之气,协附子温里,为佐药。三药并用,补散兼施,使外感风寒之邪得以表散,在里之阳气得以维护,则阳虚外感可愈。

【功效主治】温里助阳,解表散寒。主治:①阳虚外感风寒证,恶寒殊甚,厚衣重被不得缓解,发热,无汗,神疲欲寐,舌淡苔白,脉沉无力;②暴喑突发声音嘶哑,甚或语声不出,或咽喉淡红肿痛,恶寒发热,神疲欲寐,舌淡苔白,脉沉无力。

【经典论述】《伤寒溯源集》:"以麻黄发太阳之汗,以解其在表之寒邪;以附子温少阴之里,以补其命门之真阳;又以细辛之气温味辛专走少阴者,以助其辛温发散。三者合用,补散兼施,虽发微汗,无损于阳气矣,故为温经散寒之神剂云。"

【现代研究】高木康博研究发现,麻黄附子细辛汤能提高老龄小鼠低下的抗体产生能力,激活机体防御系统。魏梅等研究发现,麻黄附子细辛汤抑制哮喘发病的作用机制可能主要是促进 Th2 细胞的凋亡,并抑制 Th2 型细胞因子的分泌,进而恢复 Th1/Th2 平衡。池田孔己研究了麻黄附子细辛汤对炎症各期的作用,口服给予一定剂量的麻黄附子细辛汤,结果表明麻黄附子细辛汤作为抗炎药物有效。

【各家经验】王殿华应用加味麻黄附子细辛汤治疗顽固性重症肌无力 31 例,其中临床治愈 19 例(61.29%),显效 10 例(32.26%),有效 2 例(6.45%),无效 0 例,总有效率为 100%。患者一般在治疗 1 个疗程后开始见效,服药过程中未发现毒副作用和不良反应。王明杰以麻黄附子细辛汤配合补中益气药物治疗重症肌无力,无论是单纯眼肌型抑或是Ⅲ型,均获良效。麻黄附子细辛汤是一首强有力的开通玄府之方,大剂量使用能较快缓解临床症状,故用于重症肌无力等神经免疫性疾病的治疗。

【应用心悟】本病乃由于正虚之体,卫外力弱,邪毒浊气浸淫肌腠,内犯脏腑,导致肌肉脉络受损,脾肾亏虚而成;又脾气损则健运无权,肾气伤无以温化水湿,皆可导致水湿内生,留滞体内,久而化生浊毒,后者进一步损害脏腑肌肉,从而导致病情缠绵顽固而难愈。麻黄附子细辛汤用麻黄辛温透表,祛邪外达,促使脏腑经脉、肌肉络道间邪毒浊气从表而出,同时又兼有温振阳气、强肌增力之效;附子温经散寒,扶助阳气,振奋功能,逼邪外出;细辛通达内外,既增麻黄宣透散邪及强健肌力之效,又助附子振奋元阳之功。三药合用,一则能令病邪去,元阳旺,阳旺而能配阴,使阴阳重新达到协调平衡,阴阳和调则正气健旺,而有益于增强机体的抗病功能,促使病情向愈;二则有改善患者肌无力症状的作用,故为治疗重症肌无力的理想之剂。

(李王杏安)

参考文献

[1] 周昕欣, 王彩霞. 补中益气汤治疗脾气虚证大鼠肌无力的机制研究 [J]. 中国实验方剂学杂志, 2015, 21 (3): 92-95.

[2] 刘馨雁, 樊蕾. 补中益气汤对老年重症肌无力患者 Treg 细胞、淋巴细胞亚群及疗效的影响[J]. 世界中医药, 2020, 15 (21): 3336-3339.

[3] 万幸, 刘倩娴, 陈妙欢. 黄芪建中汤和补中益气汤对脾虚模型小鼠免疫调节作用的实验研究 [J]. 中国实验方剂学杂志, 1998, 4 (5): 24-27.

[4] 王运平, 邱世翠, 李波清, 等. 补中益气汤对脾虚小鼠非特异性免疫和体液免疫的影响 [J]. 滨州医学院学报, 1998, 21 (1): 9-11.

[5] 米娜, 陈其御, 吴敏毓. 补中益气汤对小鼠非特异性免疫功能的影响 [J]. 中国中西医结合脾胃杂志, 1999, 7 (4): 206-208.

[6] 施玉华, 马正立, 汪丽亚, 等. 中药复方对小鼠氢化考的松模型肝组织的组织学与组织化学研究——右归丸及补中益气丸等的研究 [J]. 中医杂志, 1983, 24 (5): 62-65, 81.

[7] 星野. 补中益气汤治疗神经免疫疾病显效 1 例 [J]. 国外医学: 中医中药分册, 1993, 15 (2): 9-10.

[8] 横田正实. 中医传统医学 "扶正" 的研究 [J]. 国外医学: 中医中药分册, 1989, 11 (4):57-58.

[9] 韩志芬, 戴薇薇, 金国琴, 等. 加减益气聪明汤及单味黄芪药物血清对成纤维细胞胶原合成速率的影响 [J]. 中国中医药科技, 2002, 9 (1): 5-6.

[10] 方鉴, 张永祥, 茹祥斌, 等. 六味地黄汤对佐剂性关节炎大鼠脾脏细胞表达细胞因子的影响 [J]. 中国中药杂志, 2001, 26 (2): 128-131.

[11] 杨胜, 张永祥, 吕晓东, 等. 六味地黄汤活性部位 3A 的免疫调节作用机制研究 [J]. 中国中西医结合杂志, 2001, 21 (2): 119-122.

[12] 郑敏, 杨宏杰. 阴虚患者糖皮质激素受体改变及六味地黄丸作用的研究 [J]. 第二军医大学学报, 2001, 22 (11): 1083-1084.

[13] 刘金元, 杨冬娣, 杜标炎, 等. 六味地黄汤抗胸腺和脾脏萎缩作用的实验研究 [J]. 江西中医学院学报, 2005, 17 (1): 62-63.

[14] 朱新华, 梁先念, 蒋永革, 等. 四逆汤免疫调节活性的实验研究 [J]. 中国实验临床免疫学杂志, 1995, 7 (6) 47-49

[15] 葛迎春, 刘平, 马天舒, 等. 四逆汤类方提取物对内毒素血症大鼠血浆中 PGI_2、Ag II、

IL-2 和 TNF 含量的影响 [J]. 中华现代中西医杂志, 2004, 2 (5): 385-387.

［16］王玉, 方明治. 四逆汤加味治疗结直肠癌化疗后血小板减少 30 例临床研究 [J]. 江苏中医药, 2011, 43 (5): 28-29.

［17］李钦, 刘晓青, 代蓉, 等. 四逆汤治疗内毒素休克与下丘脑- 垂体- 肾上腺轴关系的研究进展 [J]. 医药导报, 2010, 29 (12): 1611-1613.

［18］程艳刚, 荆然, 谭金燕, 等. 生脉散的现代药理及作用机制研究进展 [J]. 辽宁中医药大学学报, 2016, 18 (5): 253-256.

［19］刘妍, 王蕾, 赵晖, 等. 六味地黄和金匮肾气丸对实验性自身免疫性脑脊髓炎小鼠淋巴细胞亚群和 NK 细胞的影响 [J]. 中国实验方剂学杂志, 2009, 15 (4): 42-47.

［20］周智兴, 吴正平, 邓琴. 肾气丸对衰老模型大鼠免疫功能的作用研究 [J]. 实用医学杂志, 2009, 25 (24): 4131-4133.

［21］许翠萍, 孙静, 朱庆均, 等. 金匮肾气丸对“劳倦过度、房室不节”肾阳虚模型小鼠下丘脑- 垂体- 肾上腺轴功能的影响 [J]. 山东中医药大学学报, 2009, 33 (3): 248-249.

［22］苑伟, 杨慧, 傅颖珺. 中药对调节性 T 细胞免疫调节功能的研究进展 [J]. 中成药, 2014, 36 (5): 1041.

［23］龚张斌, 金国琴, 韩志芬, 等. 补肾益气方对衰老大鼠 $CD4^+T$ 细胞核转录因子 κB 核转位与白细胞介素 2 基因转录的影响 [J]. 中华中医药杂志, 2014, 29 (8): 2498-2501.

［24］寇爽, 王义周, 赵晖, 等. 左右归丸对 EAE 大鼠中枢神经系统 CREB mRNA 和蛋白表达的影响 [J]. 中医药信息, 2014, 31 (5): 19-23.

［25］张智珍. 右归胶囊对老年男性肾阳虚患者垂体- 肾上腺皮质轴功能影响的研究 [D]. 济南: 山东中医药大学, 2015.

［26］陈津岩, 李志强, 何赞厚, 等. 右归丸对肾阳虚证大鼠激素水平变化的影响 [J]. 中外健康文摘: 医药月刊, 2008, 5 (4): 44-46.

［27］马娜, 罗来成, 朱东海. 右归丸对肾阳虚大鼠垂体- 肾上腺轴动态影响的实验研究 [J]. 中华中医药学刊, 2014, 32 (6): 1324-1326.

［28］樊永平, 宋丽君, 叶明, 等. 左归丸和右归丸对实验性自身免疫性脑脊髓炎大鼠中枢神经系统 IL-10、TGF-β 蛋白表达的研究 [J]. 首都医科大学学报, 2010, 31 (2): 233-240.

［29］王璐, 邱培勇, 王宝英, 等. 玉屏风散提取液对小鼠脾淋巴细胞增殖及转化的影响 [J]. 新乡医学院学报, 2009, 26 (2): 122-125.

［30］王璐, 邱培勇, 王亚莉, 等. 玉屏风散提取液对小鼠腹腔巨噬细胞活化及增殖的影响 [J]. 新乡医学院学报, 2010, 27 (3): 244-247.

［31］洪敏, 王亮, 郑劼, 等. 玉屏风散不同提取物抑制迟发型超敏反应的特点 [J]. 中药药理与临床, 2010, 26 (2): 4-6.

［32］冉茂熙. 强肌健力饮对脾虚型重症肌无力细胞因子的影响 [D]. 广州: 广州中医药大学, 2006.

［33］赵慧, 荣向路, 陈芝喜, 等. 强肌健力饮对肾阳虚大鼠下丘脑- 垂体- 性腺轴作用的实验研究 [J]. 广州中医药大学学报, 2008, 25 (6): 533-536.

［34］李秋莲, 周梦圣. 四君子汤对小鼠胸腺组织中核酸含量和外周血中 T 淋巴细胞数的影响 [J]. 中西医结合杂志, 1984 (6): 366-367, 325.

［35］孙常义, 王明辉, 杨道宁, 等. 四君子汤对运动后不同类型肌纤维作用的细胞化学变化 [J]. 吉林大学学报: 医学版, 2006, 32 (4): 618-620.

［36］夏天, 李刚, 王宗仁, 等. 脾虚大鼠下丘脑-垂体-甲状腺轴功能的变化 [J]. 安徽中医学院学报, 2001, 20 (4): 42-45.

［37］崔姗姗, 高小玲, 王慧慧, 等. 六君子汤提取物抑制食管癌 Ec9706 细胞增殖及其对信号转导和转录活化因子 3 信号通路的影响 [J]. 中国全科医学, 2016, 19 (24): 2948-2952.

［38］王长宏, 刘明晖, 王璞, 等. 六君子汤对胃溃疡大鼠胃组织中 EGF、TGF-α 的影响 [J]. 长春中医药大学学报, 2015, 31 (3): 448-450.

［39］丁伯龙. 香砂六君子汤修复脾气虚证大鼠肠神经和肠神经-ICC 间信号转导通路的实验研究[D]. 大连: 大连医科大学, 2013.

［40］周军, 方素萍, 齐云, 等. 葛根汤对大鼠佐剂性关节炎防治作用研究 [J]. 中国实验方剂学杂志, 2001, 7 (2): 29-30, 38.

［41］唐小云, 鞠宝玲, 李霞. 小柴胡汤对 BALB/c 小鼠免疫调节作用研究 [J]. 中药药理与临床, 2008, 24 (5): 12-13.

［42］孙艳, 胡芳, 王琪. 小柴胡汤对化疗荷瘤小鼠免疫功能的影响 [J]. 医学研究杂志, 2006, 35 (10): 47-48.

［43］王文杰, 王济. 小柴胡汤对实验性肝损伤小鼠 Th1/Th2 免疫平衡的影响 [J]. 山西中医, 2004, 20 (1): 49-50.

［44］高木康博. 麻黄附子细辛汤对老龄小鼠巨噬细胞系功能的影响 [J]. 国外医学: 中医中药分册, 2002, 24 (2): 102-103.

［45］魏梅, 宋煜勋, 梁仁. 麻黄附子细辛汤对 Th1、Th2 型细胞因子和淋巴细胞凋亡的影响 [J]. 广东药学院学报, 2005, 21 (6): 727-729.

［46］池田孔己. 应用炎症模型对麻黄附子细辛汤抗炎作用的研究 [J]. 国外医学: 中医中药分册, 1999, 21 (5): 49.

第三节　常用中医特色疗法

一、应用概况

中医特色疗法多种多样, 包括针刺、艾灸、耳穴、拔罐、穴位埋线、刮痧、推拿、穴位注射等。针刺又有温针、电针等, 还可与其他疗法组合使用, 如针刺加灸法、体针配耳穴、针刺加穴位埋线、针刺加穴位注射、针刺加灸法配耳穴、针刺加灸法与梅花针、电针加灸法、电针加梅花针与刮痧等, 疗效肯定, 无明显不良反应, 在重症肌无力的治疗上突显出明显优越性, 应用前景广阔。

(一)单纯针刺治疗

黄景璇取百会、阳白透鱼腰、攒竹、四白、太阳、丝竹空为主穴, 足三里、三阴交、跗阳、交信等为配穴,随症加减,治疗眼肌型重症肌无力 28 例,痊愈 8 例,显效 12 例,有效 6 例,无效 2 例。谢菊英基于门诊 124 例患者研究针刺治疗对重症肌无力患者乙酰胆碱受体抗体的影响,发现针刺治疗能显著降低 AChR。赵武能等以理脾健胃为治则,取足太阴脾经血海、阴陵泉、三阴交,取足阳明胃经足三里,取手阳明大肠经手三里、合谷,另取足少阳胆经光明,通过观察 56 例 MG 患者针刺前后血浆睾酮(Te)和雌二醇(E_2)含量的变化,发现经以理脾健胃为治则的针刺治疗后 E_2 显著降低而 Te 升高,CD8$^+$T 细胞升至正常,CD4/CD8 比值趋于正常,可恢复其免疫稳定,因而 AChR 滴度显著下降;治疗 56 例患者,总有效率为 96.4%。

(二) 单纯艾灸治疗

连远义采用直接无瘢痕灸法治疗 36 例重症肌无力眼肌型患者,取双侧阳白、足三里、三阴交,经治疗后,痊愈 8 例,均为病程短、年龄较轻者、好转 24 例,另有 4 例无效。姜建勇等通过艾灸方式治疗 30 例重症肌无力患者,治疗时将补中益气丸一分为二,压成圆饼状放于百会、膻中及眼周丝竹空、攒竹、阳白、太阳,总有效率达到 90%。朱趁取阳白、足三里、肝俞、脾俞、肾俞诸穴,以隔姜灸法治疗眼肌型重症肌无力,治疗期间不服任何药物;治疗 34 例,治愈 18 例。

(三) 温针灸治疗

许凤全等从奇经及络病理论入手,应用温针灸配合重肌灵系列制剂口服和肌萎灵注射液静脉滴注治疗 128 例重症肌无力患者。温针灸取穴:主穴取肾俞、大肠俞、命门、环跳、委中;配穴:眼肌型加合谷,全身型配肩髃、手三里,延髓肌型配三阴交、内关。总有效率 94.5%。吴云天等通过观察温电针(为主要治疗手段)对重症肌无力的疗效和对血清 IL-6 的影响,发现单纯使用西药口服治疗的对照组与温电针配合西药口服的观察组中,血清 IL-6 水平在治疗后均有显著下降,但观察组的下降程度显著高于对照组;认为温电针治疗重症肌无力可能的机制之一是调节 IL-6 等细胞因子的分泌,使机体异常的免疫应答过程得到纠正,最终抑制自身抗体的产生。

(四) 电针法治疗

电针法是将针刺入腧穴得气后,在针具上通以接近人体生物电的微量电流,利用针和电两种刺激相结合,以防治疾病的一种方法。钱火辉等以健脾补气、养血荣筋法治疗 39 例重症肌无力患者,远端取气海、百会、足三里,局部取攒竹、阳白、丝竹空,在气海施以温和灸,在百会、足三里、阳白、攒竹、丝竹空进针后行补法,得气后接电针仪使局部产生有节奏的跳动,在阳白、攒竹、丝竹空配合温和灸,总有效率为 92.3%。

(五) 穴位埋线疗法

穴位埋线是用注线法把羊肠线埋植在有特定治疗效应的穴位中,利用其对穴位的持续性刺激作用来治疗疾病的一种中西医结合疗法。陈永珍等认为穴位埋线疗法是针灸疗法的延伸,有"深纳而久留之,以治顽疾"的理论基础,是针灸学和现代物理学相结合的治疗模式。张利众等以背俞埋线为主配合叩刺华佗夹脊穴治疗系统性红斑狼疮(SLE)38 例,埋线穴位选择肝俞、肾俞、脾俞、胃俞,每周 1 次,总疗程 1 年,最初以原剂量服用激素,病情缓解后按常规撤减激素,结果显示总有效率为 84.2%,可见此法可提高 SLE 患者的治愈率,改善患者生存质量,具有广阔的应用前景。廖小平等用穴位埋线治疗甲状腺功能亢进症 47 例,取大椎、足三里、人迎为主穴,随症加减,30 天埋线 1 次,所有患者均埋线 2 次,埋线期间均不服或停服所有抗甲状腺药物,结果显示总有效率达到95.7%,说明穴位埋线对自身免疫性疾病有一定治疗效应。

(六) 针药结合治疗

陈来雄等取单侧足三里、手三里、阳陵泉、三阴交、合谷为主穴,取单侧阴陵泉、肾俞、攒竹、承泣为配穴,同时用自拟补肾活血汤。治疗重症肌无力 30例,总有效率为 96.7%。姜京明等对 240 例重症肌无力患者采取针刺为主联合中西药物为辅的方法,针刺承泣、攒竹、手三里、曲池、合谷、足三里、阳陵泉、血海、光明、悬钟、三阴交,辅以中药补中益气汤为主随症加减,总有效率为90.0%。

(七) 针灸结合其他疗法综合治疗

杨斌等将重症肌无力患者分为治疗组 31 例和对照组 28 例,其中治疗组采用温针灸配合推拿疗法,对照组采用单纯西药治疗。治疗组取夹脊、命门、委中、足三里、三阴交、阳陵泉、悬钟,对照组采用西药胆碱酯酶抑制剂和激素治疗。治疗组显效率 77.4%,总有效率 96.8%;对照组显效率 46.4%,总有效率82.1%。刘萍采用针灸配合耳穴贴压治疗眼肌型重症肌无力 159 例,取阳白、攒竹、鱼腰、丝竹空、足三里、三阴交、申脉、脾俞、肝俞、肾俞,耳穴取面颊区、眼、皮质下、神经点、脾、肝、肾,总有效率 96.2%。王洪峰等根据 MG 患者脾气虚弱、肾阳不足的病机特点,创建"温阳补气"针法,以手三里、足三里、脾俞、肾俞为主要治疗穴位,对 MG 具有良好的治疗作用。通过临床研究发现,其作用机制与调节 TGF、TNF 等细胞因子的表达水平,改善自身免疫功能存在密切的关系。还通过大量动物实验研究发现,"温阳补气"针法可以直接降低 EAMG 大鼠血清中 IL-12 和 IL-18 的表达水平,继而抑制 IFN-γ 的生成表达;可以调节 EAMG 大鼠血清中转化生长因子(TGF)-β、肿瘤坏死因子(TNF)-α 的表达水平;还可以促进 EAMG 大鼠 NMJ 处 AChR 表达水平的增高,增加 NMJ 突出后膜上 AChR 的数量,促进神经电信号的传导,从而达到治疗 MG 的作用。

综上所述,针灸等非药物疗法在 MG 的治疗中具有独特的治疗价值,并可能在今后的实践中显示出其独特的临床价值。鉴于 MG 本身的顽固性和难治性,单一的治疗手段不能令人满意,配合针灸等多种手段综合治疗可能是提高疗效的重要途径,又由于多种西药皆有不同程度的毒副作用,不宜长期服用,因此安全无毒的中医非药物治疗措施就越来越凸显其特有的临床价值。我科在近 20 年的临床实践中,借鉴国内学者的经验方法,结合自身的实践探索,逐步筛选出适宜于 MG 治疗的针刺、艾灸、火罐、刮痧、耳穴、穴位埋线等疗法,根据不同患者的具体情况选择使用,作为中西医结合治疗的有效措施之一,融入 MG 的整体治疗之中,提高了临床治疗水平。

二、针刺疗法

(一)作用机制

针刺的主要机制有三:一是疏通经络;二是扶正祛邪;三是调和阴阳。通过针刺腧穴,以疏通经络气血,调节脏腑阴阳,达到治疗疾病的目的。针刺治疗疾病的效果比较迅速和显著,特别是具有良好的兴奋身体功能,提高抗病能力和镇静、镇痛等作用。

(二)选穴

1. **常用穴位** 根据"治痿独取阳明"原则,治疗本病时,取穴侧重于阳明经穴及华佗夹脊穴,如中脘、脾俞、胃俞、肾俞、足三里、三阴交、气海、关元、血海。

2. **辨证选穴**

脾气亏虚:气海、百会、关元、肺俞、脾俞、肾俞、胃俞、太白、三阴交。

气阴两虚:脾俞、肾俞、肝俞、太溪、三阴交、足三里、涌泉、照海、气海。

肝肾阴虚:关元、太溪、肾俞、肝俞、三阴交、太冲、绝骨。

脾肾阳虚:太白、足三里、丰隆、太溪、复溜、大赫、关元、命门、肾俞、脾俞、三阴交、天枢。

3. 对症选穴

眼睑下垂、复视：太阳、阳白、丝竹空、鱼腰、攒竹、睛明。

上肢无力：肩髃、肩贞、肩髎、曲池、合谷、阳溪、外关、后溪。

下肢无力：环跳、髀关、梁丘、悬钟、解溪。

吞咽困难：廉泉、外金津玉液、风池、哑门。

抬头无力、颈软：天宗、颈夹脊、风池、天柱。

面肌无力、咀嚼无力：下关、地仓、颊车、牵正。

（三）适宜范围

适宜于 MG 的不同类型、不同阶段。

（四）注意事项

过于疲劳、精神高度紧张、饥饿者不宜针刺；年老体弱者针刺时应尽量采取卧位，取穴宜少，手法宜轻。皮肤感染、溃疡、瘢痕部位不宜针刺。

三、火罐疗法

（一）作用机制

拔罐法是指通过燃火、抽气等方法使罐内的气压低于大气压，并使其吸附于体表病变部位或经穴处的体表，以治疗疾病的方法。通过罐内负压、温热作用而产生治疗效果。

（二）常用方法

采用闪火法或阴阳罐。

（三）常用穴位

根据辨证、辨经络、经验取穴等选穴配方，选取双侧背俞穴，根据不同证型选取双侧脾俞、胃俞、肝俞、肺俞等。

（四）操作方法

1. **闪火法** 患者取卧位或坐位，用镊子或止血钳等夹住酒精棉球，点燃后在火罐内壁中段绕 1~2 圈，或稍作短暂停留，迅速退出并及时将罐扣在施术部位上，吸住即可。每日 1 次，每次 8~10 分钟，15 天为 1 个疗程，连用 1~2 个疗程。

2. **阴阳罐** 方法：室内可配舒缓的音乐。消毒后，均匀地抹上特制的精油，双手持一火罐沿患者膀胱经第一、二侧线上下旋动，以激发背部膀胱经经气，使其贯通上下，通调周身血脉，不久，患者受罐部位出现潮红。本法将音乐、闪罐、走罐、精油等多种治疗方法融于一体，以调整五脏六腑，平衡阴阳，运行气血，培元固本，消疲安神，治病防病。

（五）适宜范围

适宜于除肌无力危象外的 MG 各种类型及其不同阶段。

（六）注意事项

拔罐部位或穴位，一般应选择肌肉丰厚、皮下组织充实及毛发较少的部位。过饱、过度饥饿时不宜拔罐。体弱者、紧张者、儿童等易发生意外，吸力不宜过大，时间不宜过久，要随时注意观察，及时发现处理，以免发生意外。拔罐时动作要做到稳、准、轻、快。

四、穴位埋线

（一）作用机制

穴位埋线是把羊肠线埋植在有关穴位中，利用其对穴位的持续性刺激作用来治疗疾病的一种方法。其作用机制，一方面引起机体免疫机制的改变，另一方面，在治疗过程中对机体的刺激是一种复杂的多种融合性刺激，同时又基于合理的经络腧穴理论。三者共同作用，起到激活全身免疫系统的作用。

（二）选穴

以背俞穴为主，如脾俞、胃俞、肾俞、肝肾、肺俞等。足三里、三阴交、血海，根据辨证选穴。

（三）适宜范围

主要用于不同类型的重症肌无力缓解期，或恢复期、稽留期。

（四）操作方法

常规消毒局部皮肤。用镊子夹一段 1~2cm 长已消毒的羊肠线，放置在腰椎穿刺针针管的前端，后接针芯，左手拇指、示指紧绷或捏起进针部位皮肤，右手持针，刺入到所需深度，当出现针感后，边推针芯，边退针管，将羊肠线植在穴位的皮下组织或肌层内，针孔处敷盖消毒纱布。

（五）注意事项

严格无菌操作，防止感染。羊肠线最好埋在皮下组织内、肌肉丰厚的部位，可埋入肌层。羊肠线头不可暴露在皮肤外面。根据不同部位，掌握埋线的深度，不要伤及内脏大血管和神经干，以免造成功能障碍；注意术后反应。

五、耳穴疗法

（一）作用机制

耳与脏腑的生理、病理有着密切的联系，而且与经络之间也存在着密切联系。耳为宗脉之所聚,手足六阳经经脉循行中,有的直接入耳中,有的分布于耳郭周围;手足六阴经经脉循行中,虽不直接上行至耳,但通过各自的经别与阳经相合,间接上达于耳。人体有病时,耳郭上的一定部位往往会出现各种阳性反应,如痛阈降低,皮肤色泽、形态改变等。

(二)选穴

根据辨证选穴,常选眼、皮质下、脾、肝、内分泌、肺、肾、缘中。

(三)适宜范围

重症肌无力各种类型和各个阶段。

(四)操作方法

常规消毒后,用 5mm × 5mm 的医用胶布将王不留行固定于选用的耳穴上进行贴压,每次固定 1 粒。每天按压 5~10 次(约每 2 小时按压 1 次),每个穴位每次按压 1~2 分钟,使耳郭有发热、胀痛感,力度要适中,以患者能够忍受的痛感为度。

(五)注意事项

严格消毒,防止感染;耳郭上有湿疹、溃疡、冻疮破溃者不宜使用,有严重器质性病变者如心脏病、贫血等不宜用;对年老体弱者,治疗手法要轻柔,刺激量不宜过大,以防止意外;孕妇要慎用或者禁用。

六、刮痧疗法

(一)作用机制

刮痧疗法通过刮拭皮肤表面特定部位达到治病、防病的效果,能疏通经络、宣通气血、振奋阳气、补养祛瘀、调理脏腑、改善微循环、提高机体抗病能力。脏腑功能障碍、代谢产物滞留、免疫功能异常、炎症与结缔组织病变均会造成微循环障碍。在微循环障碍的部位,营养物质和代谢产物不能正常交换,组织器官的代谢产物积聚。这些代谢产物成为体内毒素,使血液流动速度明显减慢。重症肌无力患者一般都有微循环障碍,身体酸痛,肢体沉重;身体代谢产物过多,阻塞经络,致使新鲜血液不能顺利到达肢体末端;同时,废物不除,阻碍新鲜血液的生成。

(二)操作方法

充分暴露刮拭部位,在皮肤上均匀涂上刮痧油等介质;手握刮拭板,先以轻、慢手法为主,待患者适应后,手法逐渐加重、加快,以患者能耐受为度。宜单向、循经络刮拭,遇痛点、穴位时重点刮拭,以出痧为度;可先刮拭背部督脉和足太阳膀胱经背俞穴循行路线,振奋一身之阳、调整脏腑功能、增强抗病能力；再根据病情刮拭局部阿是穴或经穴，可取得更好疗效。刮痧后嘱患者饮用温开水，以助机体排毒祛邪。

（三）适宜范围

重症肌无力除激进重症型、肌无力危象外的各种类型。

（四）注意事项

刮痧后 1~2 天局部出现轻微疼痛、痒感等属于正常现象；出痧后 30 分钟忌洗凉水澡；夏季出痧部位忌风扇或空调直吹；冬季应注意保暖。刮痧疗法具有严格的方向、时间、手法、强度和适应证、禁忌证等要求，如操作不当易出现不适反应，甚至病情加重，故应严格遵循操作规范。有出血倾向、皮肤高度过敏、极度虚弱、严重心衰的患者均应禁刮或慎刮。

七、艾灸疗法

（一）作用机制

灸法主要是借灸火的热力给人体以温热性刺激，通过对经络腧穴的作用，以达到防治疾病目的的一种方法。艾灸可以改变体液免疫功能，同时还能够影响 T 淋巴细胞数目与功能，活跃白细胞、巨噬细胞的吞噬能力；特别是灸后 T 淋巴细胞高值可以降低，低值可以升高，说明艾灸有双向调节免疫作用。灸法的特点是既能抑制功能亢进，也能使衰退的功能兴奋而趋向生理的平衡状态。

（二）选穴

临床常用艾盒灸和火龙灸。

艾盒灸治疗重症肌无力可以取中脘、气海、关元、血海、足三里等穴。

火龙灸适合脾肾阳虚者，施灸部位是人体的督脉循行区，上始于大椎，下至八髎。火龙灸施灸面广、火气足、温通力强，非一般灸法所及，能起到温补督脉、强壮真元、调和阴阳、温通气血之功。

（三）适宜范围

主要用于重症肌无力辨证为非肝肾阴虚证者。

（四）操作方法

1. **火龙灸**　准备工作：将 500g 生姜洗净切碎，再用纱布拧去部分姜汁；选用艾绒（宜选用金艾绒，有高纯度、不含杂质的特点，易于燃烧，产生的艾烟少且气味芳香，火力温和，穿透力强）。

2. **铺灸**　选定背部施灸部位，将相应作用的自制中药粉铺于其上，然后覆盖桑皮纸；将姜泥沿督脉走行铺在桑皮纸上，厚度约 2cm，宽度约 3~4 指；将艾绒置于姜泥上。将艾绒分前、中、后三段点燃，一壮燃尽后再放上艾绒，共灸3 壮。

（五）注意事项

避免烫伤，应将施灸部位周边用干治疗巾压好；中药浸泡的纱布及治疗巾不宜过湿，以不滴水为佳；喷洒酒精不宜过多，切勿使酒精超过湿治疗巾范围；燃烧中发现酒精不足，可以重新添加。如湿治疗巾表面发干，可重新加湿；每次操作时间在 15~20 分钟，不宜过久。

（唐桂华）

参考文献

［1］ 黄景璇.针刺治疗眼肌型重症肌无力 28 例 [J].黑龙江中医药, 2005 (5): 49.

［2］ 谢菊英.针刺治疗重症肌无力对 AchRab 的影响及其临床意义 [J].中医研究, 2003, 16 (1): 40-41.

［3］ 赵武能, 廖运新, 姜东海, 等.针刺对重症肌无力患者血浆雌二醇和睾酮的影响 [J].中华临床医师杂志, 2007, 1 (3): 173-175.

［4］ 连远义.直接灸治疗眼睑下垂 36 例 [J].针灸临床杂志, 2004, 20 (9): 37.

［5］ 姜建勇, 杨禾欣.隔药饼灸治疗眼肌型重症肌无力 30 例 [J].针灸临床杂志, 2001, 17 (3): 38.

［6］ 朱趚.穴位隔姜灸治疗眼肌型重症肌无力 34 例 [J].北京中医, 2004, 23 (4): 239-240.

［7］ 许凤全, 李红霞, 黄涛.温针灸配合药物治疗重症肌无力 128 例临床观察 [J].中国针灸, 2006, 26 (5): 339-341.

［8］ 吴云天, 王曙辉, 崔星, 等.温电针治疗对重症肌无力患者血清 IL-6 的影响 [J].当代医学, 2010, 16 (21): 24-25.

［9］ 钱火辉, 齐国豪.针灸治疗眼肌型重症肌无力 39 例 [J].上海针灸杂志, 2010, 29(12): 790.

［10］ 陈永珍, 许易, 杨威斌, 等.穴位埋线治疗运动性疲劳疗效观察及机制探讨 [J].中国针灸, 2008, 28 (9): 656-658.

［11］ 张利众, 王玉乾.背俞埋线为主治疗系统性红斑狼疮 38 例 [J].中国针灸, 2007,27 (4): 309-310.

［12］ 廖小平, 周波, 杨安生.穴位埋线治疗甲状腺机能亢进症 47 例 [J].中国中西医结合杂志, 1998, 18 (5): 272.

［13］ 陈来雄.补肾活血汤配合针灸治疗重症肌无力肾虚型 60 例观察 [J].实用中医药杂志, 2015, 31 (7): 605-606.

［14］姜京明, 姜京平, 姜京玲, 等. 针刺结合中西药治疗重症肌无力 240 例 [J]. 中国针灸, 2006, 26 (6): 441-442.

［15］杨斌, 贾成文, 殷可婧, 等. 温针灸配合推拿治疗重症肌无力 31 例 [J]. 陕西中医, 2009, 30 (3): 332-333.

［16］刘萍. 针灸配合耳穴贴压治疗眼肌型重症肌无力 159 例 [J]. 实用中医药杂志, 2007, 23 (5): 314-315.

［17］王洪峰, 李实, 董理, 等. "温阳补气" 针法对实验性自身免疫性重症肌无力大鼠血清 IL-12 和 IL-18 表达水平的影响及其作用机制 [J]. 中国免疫学杂志, 2014, 30 (7): 909-912.

第六章

重症肌无力的营养、保健与心理治疗

第一节 营 养 治 疗

重症肌无力可累及舌肌、咀嚼肌、吞咽肌等全身多处肌群,引起患者咀嚼乏力、吞咽困难、饮水呛咳,或心情抑郁等。患者经口摄入的营养物质较少,难以弥补因糖皮质激素及免疫抑制剂等治疗引起的营养流失量,加上患者易合并肺部感染等并发症,可导致不少患者处于营养不良状态,而患者营养状态在很大程度上又影响到治疗效果。此外,如果出现肌无力危象,机械通气等治疗措施的应用更加影响进食,加重营养不良,导致患者的免疫力进一步低下、并发症发生率上升、住院时间延长、疾病恢复缓慢。资料显示,如果患者在 1 个月内体重急剧减轻达 20% 以上,不管其发生原因是什么,都会因营养衰竭而死亡。因此,重症肌无力患者的营养支持治疗十分重要。

(一)营养治疗

1. **充足蛋白质的供给** 蛋白质是构成机体最重要的成分,对人体生理起着最重要的作用。重症肌无力患者应给予高蛋白饮食,既可增加肌纤凝蛋白的合成,加强肌肉的收缩能力,又可以加强病体自身的免疫力。蛋白质的供给量为 $1.5\sim2.0g/(kg\cdot d)$。

2. **矿物质的补充** 注意增加钾、钙、镁的供给,减少钠的摄入,弥补长期应用激素引起的低钾、骨质疏松及水钠潴留等症状。钾能加强肌肉的兴奋性,维持心跳规律。血钾浓度降低可影响横纹肌的活性,造成肌肉传导不正常,故应给予含钾丰富的食物(如黄豆、菠菜、胡萝卜、榨菜、紫菜、牛肉、猪肝、鸡肉、鲤鱼、鳝鱼等),以加强神经肌肉间质的传导作用。高钙饮食对肌肉的收缩以及神经肌肉兴奋性有重要作用,如膳食钙补充不足时可选用钙剂。镁最主要的功用是抑制神经兴奋性,缺镁的主要症状为肌肉颤抖、精神紧张、手足抽搐,故重症肌无力患者应给予含镁高的食物,如粗粮、黄豆、小米、玉米、红小豆、芹菜、太古菜、牛肝、鸡肉、瘦猪肉等。此外,MG 患者血清铁与 AChR-Ab、IL-6 呈显著负相关,血清铁缺乏是 MG 患者易感因素之一,故对 MG 患者应适当补充铁剂。

3. **充足的维生素供给**　如维生素 B_1、维生素 B_6、维生素 C 及维生素 D_3。重症肌无力患者补充维生素 B_1 可减轻受累横纹肌的疲劳感。维生素 B_6 对于重症肌无力患者来说,可增加肌纤凝蛋白的合成,并能加强肌肉的收缩能力。维生素 C 对改善重症肌无力患者的免疫功能和神经肌肉接头阻滞很重要。重症肌无力患者应用适量维生素 C,还可增强自身免疫力。

(二) 进食方法与营养途径

对进食有不同程度困难的重症肌无力患者,供给的膳食应为流质或半流质饮食,食物要细软,容易咀嚼,易于吞咽,少量多餐。无法正常进食的患者可采用肠内营养支持和肠外营养支持,因患者营养不良主要源于长期进食受限,摄入困难,而肠内功能大多良好,故宜首选肠内营养支持,同时注意监测胃肠功能情况和营养状况,如出现胃肠功能异常,如恶心、呕吐、腹胀、腹泻、胃残余量增多,或确诊上消化道出血、肠梗阻时,可给予部分肠外营养或全肠外营养。

第二节　养生保健方法

重症肌无力是一种难治性疾病,治疗周期长,易于反复及复发,因此得病后注重养生保健,对于增强患者防御抗病功能,加速病情康复,减少病情波动反复,或提高生活质量都是有积极意义的。

(一) 顺时摄养

顺时摄养,是指顺应四时气候、物候变化的规律,从精神、起居、饮食、运动诸方面综合调摄的养生方法,如春季宜疏理肝气,夏季宜泻心补气,长夏宜健脾燥湿,秋季宜润肺温补,冬季宜温肾填精等。另外,一日之中,早晨、中午、傍晚、入夜,人体阳气亦如四季春夏秋冬,有升发、旺盛、收敛、内藏等变化特点,故也要顺应昼夜阴阳消长规律,科学安排起居,摄养精神,锻炼身体,调节饮食等。

(二) 精神调摄

精神调摄,是指采用各种心理调节方法以保持心理平衡,维护和增强心理健康。重症肌无力病程长,多数患者存在不同程度的焦虑、抑郁等心理障碍,因此学会心理调节,避免不良情绪的产生、及时化解不良或过极情绪,对于稳定病情,防范病情突然恶化加重十分重要。

(三)起居调摄

起居调摄主要是指对日常生活的各个方面进行科学合理的安排,做到起居有常,即要根据季节变化和个人的具体情况制订出科学的作息制度,并养成按时作息的习惯,使人体的生理功能保持在稳定平衡的良好状态,提高患者对自然环境的适应能力;其次是劳逸适度,既不过度劳累,消耗体力,加重肌无力症状,又进行适度的活动,增强体质,提高机体防御康复能力。

(四)饮食调养

科学、合理、健康的饮食方式和饮食结构是增强重症肌无力患者体质,提高抗病康复能力的重要举措。重症肌无力的饮食调养包括如下方面:

1. 合理调配饮食结构　重症肌无力患者需要高蛋白、高能量饮食,提供神经细胞和骨骼肌细胞重建所必需的物质,以增强肌力、增长肌肉。早期患者食用高蛋白,富含维生素、磷脂和微量元素及易咀嚼的软食;晚期患者以半流质、流质饮食为宜,同时配合药膳疗法。禁食辛辣生冷食物,戒除烟、酒。早餐以牛奶、鸡蛋、面食等高蛋白、高能量类食物为主,中晚餐以软饭、肉类为宜。

2. 配合药膳　适当配合药膳疗法可辅助提高药物治疗效果。下列方法临床验证有效。

(1)山药:具有补中益气力,长肌肉,调整免疫功能等作用。

1)干山药研粉,与适量大米、小米、玉米、大枣或龙眼肉煮粥,每日早晨、下午各服 1 小碗。

2)鲜山药切片,与适量排骨、鸡、鸭或鱼炖服,日服 1~2 小碗。

(2)人参:具有补脾益肺、抗疲劳、增强耐力,抗衰老等作用。

1)干人参切片或研粉(15~20g),与适量排骨、鸡、鸭或鱼炖服,日服 1~2 小碗。

2)干人参切片(5~10g),水煎取汁,泡水代茶饮,日服 3~5 次。

3)干人参研粉(1~2g),开水冲服,日服 2~3 次。

(3)黄芪:具有调节免疫反应、提高肌张力等作用。

1)干黄芪切片(30~60g),水煎取汁,与大枣 10 枚,混合煮粥,日服 2~3 次。

2)干黄芪切片(30~60g),泡水代茶饮,日服 3~5 次。

(4)大枣：具有增强肌肉耐力的作用。

1)每日取新鲜大枣适量嚼服。

2)大枣适量,与大米、小米或玉米煮粥,日服 1~2 次。

3)大枣 5 枚,人参 15g,与排骨、鸡、鸭或鱼炖服。

4)大枣 5 枚,糯米 250g,混合煮粥食用。

(5)龙眼肉：具有补益心脾、养血安神、抗衰老、抗肿瘤的作用。

1)新鲜龙眼肉适量嚼服。

2)干龙眼肉 15g,干山药(研粉)50g,混合煮粥,日服 2~3 次。

3)干龙眼肉 10g,黄芪 30g,混合泡水代茶饮,日服 3~5 次。

4)干龙眼肉 15g,泡水代茶饮,日服 3~5 次。

3. 重症肌无力的饮食宜忌

(1)多食温补：重症肌无力患者脾胃虚损,宜多食甘温之品。包括：

1)肉类：牛肉、鸡肉、羊肉、狗肉、猪肉、鱼。

2)谷类：高粱、糯米、玉米等。

3)豆类：黄豆、蚕豆等。

4)瓜类：南瓜、冬瓜等。

5)蔬菜类：葱、韭菜、大蒜、生姜、番茄、青菜、胡萝卜、马铃薯、木耳、香菇等。

6)水果类：荔枝、杏子、杨梅、苹果、葡萄、石榴、桃子、山楂等。

7)果实类：胡桃仁、花生等。

8)调料类：胡椒、花椒、草果、辣椒、肉桂等。

9)其他：鸡蛋、牛奶、羊奶等。

(2)少食苦寒：重症肌无力患者脾胃不足,苦能泻热、易伤胃肠,寒能败胃气、易致脾虚泄泻,故宜少食苦寒类食物。包括：

1)肉类：兔肉、蛤蚧、蟹等。

2)谷类：大麦、荞麦等。

3)豆类：绿豆等。

4)瓜类：苦瓜、西瓜、丝瓜、黄瓜、茄子等。

5)蔬菜类：莲藕、芥菜、芹菜、紫菜、西洋菜、黄花菜、鱼腥草、海带等。

6)水果类：梨、香蕉、柿子、猕猴桃等。

7)其他：凉拌菜及冷饮制品等。

(五)适度体育锻炼

包括每日坚持适量的散步,或练习太极拳、气功、八段锦等,都能达到培补元气、平衡阴阳、疏通经络、调理气血,增强机体免疫功能的作用。

第三节 心 理 治 疗

重症肌无力属难治性神经疾病,迄今尚无特效药物,病程较长,发病后患者存在不同程度的躯体功能障碍,因此,患者可能存在明显情感障碍。有研究表明,161 例患者中,合并抑郁者 94 例(58.4%),合并焦虑者 73 例(45.3%),存在失眠者有 63 例(39.1%)。重症肌无力患者的心理障碍与重症肌无力病情相互影响,因此重视重症肌无力患者的心理干预及治疗,对患者的治疗及预后具有积极意义。

(一)重视心理评估与心理护理

对于就诊的重症肌无力患者,在询问病史时,一定要注意了解其精神、情绪及睡眠状况,准确评估患者的心理状态,必要时使用心理量表进行测定。对于伴有不同程度心理障碍的患者,应针对不同的类型制订个体化心理护理计划,如对老年、躯体症状较重者应侧重生活能力上的帮助和倾听,对年轻患者侧重于互动和情感交流;对需要进行胸腺切除的患者侧重于消除手术疑虑,提前告知术后的治疗方案,最大限度减轻患者的心理压力,使其乐观、主动地接受治疗,避免术后产生失望和焦虑情绪。

在进行心理护理的过程中,首先,要善用沟通技巧,以同情、理解的态度,分析患者的内心活动,对有疑虑的患者,采取解释、教育、指导、鼓励相结合的方式,使其认识到只要遵照医嘱,坚持治疗,重症肌无力的临床症状和体征能得到改善,从而消除精神压力,减轻心理负担,增强信心。其次,要注意加强药物治疗的指导。调查发现,重症肌无力患者中担心药物副作用的比例占 64%,这是由于常用药物如激素、环磷酰胺、硫唑嘌呤等,都有不同程度的毒副作用,使患者产生顾虑,故应做好药物治疗的健康宣教工作如药物的作用、使用方法、毒副反应的表现及预防等,以取得患者的配合。最后,还要重视调动家庭社会支持力量。本病病程漫长,患者需要长时间的治疗与护理,无论从心理上、日常生活上,还是从经济上都需要家人的关心和帮助,尤其当患者情绪低落、消极时,家人要多陪伴照顾,多沟通,解除患者的孤独感,使其得到家庭的温暖,保持心情的舒畅,这对于防范病情的反复加重也是十分重要的。

(二)焦虑、抑郁、失眠的治疗

当重症肌无力患者合并较严重的焦虑、抑郁症状或睡眠障碍时,可审慎给予抗焦虑抑郁剂或助眠药治疗,但应避免抗焦虑抑郁剂等对神经肌肉接头点处造成传递障碍而加重病情。由于不少抗焦虑抑郁剂都有加重患者肌无力症状的副作用,可考虑给予中成药制剂如舒肝解郁胶囊、乌灵胶囊,或采用中药复方调理;有报道显示,氟西汀和西酞普兰用于重症肌无力患者治疗后未见病情加重现象,可试用于伴有抑郁症状患者的治疗;对失眠较重者,若单用中药或中成药效果不明显,如患者无呼吸肌无力表现或潜在风险,可配用苯二氮䓬类药物改善睡眠。

（李王杏安）

参考文献

［1］刘卫彬. 重症肌无力 [M]. 北京: 人民卫生出版社, 2014.
［2］Luboš Sobotka. 临床营养基础 [M]. 蔡威, 译. 3 版. 上海: 复旦大学出版社, 2007: 61-18.
［3］顾景范, 杜寿玢, 郭长江. 现代临床营养学 [M]. 2 版. 北京: 科学出版社, 2009: 640-641.
［4］卜海玲. 重症肌无力患者留置胃管的饮食调护 [J]. 中国中医药现代远程教育, 2016, 14 (2): 114-115.
［5］邱力, 冯慧宇, 黄鑫, 等. 重症肌无力患者抑郁、焦虑、失眠发生率及其相关因素分析 [J]. 中华医学杂志, 2010, 90 (45): 3176-3179.

第七章

名家思想与经验

一、邓铁涛

邓铁涛是最早研究重症肌无力的著名学者之一,自 20 世纪 50 年代,就开始了重症肌无力的研究,具有丰富的诊治经验。

(一)病因病机——脾虚为本,五脏相关

在病因病机方面,认为"脾虚为本,五脏相关"是重症肌无力的关键病机。先天禀赋不足,或饮食饥饱失节,或形体劳倦内伤,或疾病失治误治,或病后失于调养,均会导致脾虚,这是病因病机之关键。脾胃虚损则气血生化之源不足。肝主藏血,开窍于目,若气血生化之源不足,则肝无血藏,肝血不足,目失所养,故常见复视、斜视,这是因为脾胃虚损累及于肝。

肾主藏经,"五脏六腑之精气,皆上注于目而为之精"(《灵枢·大惑论》),今脾胃虚损,不能化生水谷精微藏于肾,肾精不足,精明失养,则视物易倦。脾胃为气机升降之枢,脾胃虚损则枢机不运,影响肺气的宣发与肃降,肺气不利则胸闷、喘憋;肾不纳气,则气难归根;严重者则大气下陷,出现呼吸费力,或痰涎壅盛阻塞气道,致呼吸欲停,表现为肌无力危象。

(二)治法与方剂——抓主证,顾兼症

脾胃气虚是重症肌无力的关键病机,故在治疗中,紧紧抓住脾胃虚损这一要点,制强肌健力饮以统治之,并据五脏相关之理,随证加减以治其兼证。如复视斜视明显者,为兼肝血不足,可加制何首乌、枸杞补肾养肝。伴抬颈无力或腰背酸软者,为脾虚及肾,加枸杞、菟丝子、狗脊以补肾壮腰。肾阳虚明显者,加巴戟天、淫羊藿温补肾阳。舌苔白厚或白浊,为脾湿不化,加茯苓、薏苡仁化湿。烦躁失眠或夜寐多梦者,加酸枣仁、夜交藤养心安神。若兼外感,则

但补其中,益其气则外邪自退,一般不必妄自攻邪,因"邪之所凑,其气必虚",益其气则外邪自退,攻则虚者愈虚,变证丛生矣。常用轻剂之补中益气汤原方,酌加豨莶草或千层纸或浙贝母,2~3 剂即可获效。

(三)遣方用药——重用黄芪,补中有行,兼顾气血

黄芪常用至 120g,因重症肌无力为脾胃虚损之病,且病程绵长,病情反复,机体正气损耗严重,故需重用黄芪以重补之。然黄芪量大易于导致气机壅滞,故需行气以防气滞。在运用补气药时,需佐以少量之陈皮或枳壳行气。此外,气为阳,血为阴,阴阳相济,则气血相生。且补气药属阳,性多偏燥,而补血药质润,可制其偏。故在用大剂黄芪、党参补气时,常配一定量之当归或鸡血藤养血,或丹参以活血养血,使气血相生,肌肉得以濡养。

(四)心理调整——坚定信心,贵在坚持

重症肌无力病情易于反复,病程绵长,需要长时间坚持服药才能较大程度改善症状。然而很多患者心情急迫,经常询问该病是否能完全治愈,心理期望值过高,造成紧张焦虑情绪,反而增加了治疗难度。思伤脾,脾主肌肉,脾伤则肌肉无主,运动无力;忧伤肺,肺主治节,通调水道,肺伤则水液养分不能正常输布,神经与肌肉失养,功能失调。五脏互相关联,均受到心理因素的影响,因此注重心理因素、树立患者信心非常重要。因此,对于此类患者需要进行心理疏导,让患者了解到重症肌无力只要治疗恰当,坚持久治,是可以较大程度改善,甚至是可以治愈的。但不能操之过急,临床症状消失以后,还须坚持服药1~2 年,以防疾病复发。

二、刘友章

刘友章授业于国医大师邓铁涛,故其诊治重症肌无力与邓铁涛是一脉相承的,对于 MG 的认识是以脾胃虚损立论,同时重视五脏相关的整体观,坚持辨证论治的辨证观。根据 MG 以脾虚为本、湿热为标的病机特点,治疗 MG 强调标本兼治,以健脾清热化湿之法贯穿治疗始终。湿热困脾,则脾虚难补,故在治疗的过程中,前期以清热利湿为侧重点,后期则以补益脾胃为侧重点。其遣药组方特色如下。

(一)以补脾益损,升阳举陷为纲

MG 病机的关键是以脾胃虚损为本。依据"虚者补之,损者益之"的治疗原则,刘友章始终将"补脾益损,升阳举陷"这一治则贯穿于治疗 MG 的全过程中,必用四君子汤加黄芪、五指毛桃,以加强四君子汤的健脾补气,坐镇中州之功,并在此基础上轻用升麻、柴胡等升提之品,作为治疗 MG 的基础方,体现了"治病求本"的原则。

(二)辅以运脾、温脾

单纯补脾易于导致气机壅滞,因此常伍以运脾之药。运脾常选用理气醒脾的陈皮、甘松;温脾化湿则选用白蔻仁、草果、砂仁。因此,运脾、温脾与补脾益损、升阳举陷共同成为治疗 MG 的基本治则。

(三)佐以强筋健骨祛湿

肾为先天之本,藏人体之精气。《黄帝内经》曰:"肾者主蛰,封藏之本,精之处也。""肾者主水,受五脏六腑之精而藏之。"肾藏精,主骨生髓。肾气之盛衰,对调节人体阴阳平衡也极为重要。故治疗 MG 时,在补脾益损、升阳举陷、运脾、温脾的同时,常佐以强筋健骨祛湿之品,如牛大力、千斤拔、黑老虎、千年健等岭南药物。

(四)随证加减,标本同治

治疗 MG 在从脾论治的同时,根据患者不同的临床表现,将养血、活血、温阳、补肾、养阴、清热、解表等不同治法与补脾益损相结合,充分体现了法随证变、随证加减,标本同治的辨证治疗思想。

肝血不足或瘀血内阻为主者,常合用四物汤或桃红四物汤,并重用何首乌、鸡血藤、熟地黄、丹参等;肾阳虚为主者,合金匮肾气丸,并重用巴戟天、肉苁蓉、淫羊藿、益智仁、楮实子、杜仲等;肾阴虚为主者,合六味地黄丸,并重用山茱萸、枸杞、龟甲、鳖甲等;心血不足者,合用酸枣仁汤,并加用夜交藤、远志、合欢皮;兼见外邪,根据风寒、风热之不同,分别选用荆芥、防风、羌活、独活、桑叶、菊花、香薷等。

(五)酌用岭南草药

五爪龙具有益气健脾、补虚疗损功能,性缓,补而不燥,与黄芪配伍应用,不仅可增强黄芪补气之功,又可缓和黄芪之燥性;两者相伍,补气功宏而不燥。千斤拔具有壮腰健肾、除风利湿、活血通络、补虚等功效,牛大力具有补虚润肺、强筋活络、壮腰健肾之功;二药性味平和,具补虚益肾之功。将上述岭南地方药材配伍到 MG 的治疗方剂当中,可起到协同增效的作用。

(六)注重饮食调护

岭南地区天气潮湿多雨,四季气温均偏高,因而居于此地之人易受湿热之邪侵袭。加之岭南地区,尤其广东地区人民在饮食上喜饮老火汤等滋腻助湿助热之品,又进一步加重湿热内阻而内伤脾胃,故在患者的治疗过程中,应注意脾虚与湿热的关系。脾虚容易患湿,湿气又可困脾,湿邪内阻,日久又可化热,湿热困阻脾气,脾之升降失职,可进一步加重 MG 的证候,故在健脾补气的同时,适当佐以清热化湿之品,有利于脾气升发,促进病情好转。此外,针对岭南地区的生活习惯,嘱患者忌食烧腊、芒果、菠萝、榴莲等容易滋生湿热之品,少食西瓜、冷饮、西洋菜等性凉伤脾之品,宜食百合、怀山药、薏苡仁等补益之品。

三、尚尔寿

尚尔寿,生于 1924 年,出身于五代世医之家,自幼随父学医,1948 年通过中医师资格考试,中华人民共和国成立后,就读于北京医学院(现北京大学医学部)医疗系学习西医 5 年,在治疗重症肌无力方面,经验丰富。

(一)病机关键责之于肝

尚尔寿认为,先天禀赋不足是重症肌无力发病的基础,肝风内动是重症肌无力发病的主要原因,肝血不足和受损贯穿于重症肌无力的全程。《诸病源候论》将"重症肌无力"的眼睑下垂称之为"睢目"。"目……肝之外候……风客于睑肤之间,所以其皮缓纵,垂覆于目。"《黄帝内经》有"邪之所在,皆为不足"及"正气存内,邪不可干"的理论。风邪侵入机体,基于先天禀赋不足和后天失养,眼肌型 MG 所出现的症状与"肝"和"风"有关,日久必致肝阳化风或血虚动风。

尚尔寿强调肝在本病中的核心作用,如肝血不足,化生之源匮乏,患者常常感觉疲劳至极;休息后肝血复来,筋脉得血脉濡养后疲劳得到暂时的恢复,故有一定程度的缓解;劳累后复发,长期反复的血脉不足而致肝风内动,最终出现筋脉肌腠弛缓不收。

(二)治则——立足于肝,兼顾脾肾,祛痰通络

根据上述对重症肌无力病机的认识,制订平肝息风、补益肝肾、健脾益气、祛痰通络的治疗总则。

(三)用药特点

使用虫类药平肝息风。全蝎、蜈蚣、地龙等具有息风止痉之功。虫类药搜风通络作用独特。现代药理研究表明,蝎毒有增强骨骼肌收缩的作用。

眼睑下垂者,合用龙骨、牡蛎、钩藤,其中龙牡育阴潜阳、养血制风,钩藤息风镇痉且无苦寒之弊,再以补肝肾健脾化痰之品,平肝息风,缓解弛缓不收的系列症状。

使用补中益气汤化裁以健脾益气,依据《黄帝内经》所载"形不足者,温

之以气；精不足者，补之以味"，气形双补。用黄芪、升麻益气健脾升阳，用人参或党参及羊肉气形双补，通达四末。配合二陈汤健脾化痰通络，用佛手、茯苓、姜夏健脾化痰，加胆南星、石菖蒲祛风化痰，用伸筋草祛风湿、舒筋通络，用焦三仙健脾消食。

（四）规律生活，环境适宜

《素问·宣明五气》曰："久视伤血，久卧伤气，久坐伤肉，久立伤骨，久行伤筋。"饮食不规律，过劳、过度用脑等因素均可导致本病。"风为百病之长"，六淫均为本病的发病诱因。避免居处潮湿阴冷，包括温度不适宜的空调环境。

四、裘昌林

（一）辨证论治为基础

裘昌林将重症肌无力分为 5 型进行论治。

1. **脾气亏虚证** 该型重症肌无力病情相对较轻，治拟健脾益气升阳为法，药用益气固元方（自拟经验方）。

2. **气阴两虚证** 该型重症肌无力多见于治疗日久或应用激素治疗后。用药以益气固元方合生脉散加减，在益气固元方基础上选用生地黄 15g、生晒参 9g、麦冬 12g、五味子 6g 等益气养阴之品，阴虚内热甚则选用牡丹皮 10g，地骨皮、知母、黄柏各 12g 等滋阴清热类药物。

气阴两虚型亦见于重症肌无力合并围绝经期综合征患者，临床往往既要益气健脾又要养阴清热，平调阴阳，常选用生地黄 15g、山茱萸 12g、龟甲 15g、地骨皮 12g 等养阴清热。在应用大量补阴药的同时加用淫羊藿、巴戟天等一两味补阳药，以达到阳中求阴的目的。通过中药益气滋阴，减少长期服用激素所致阴虚阳亢不良反应，达到阴阳平衡，有益于该病的平稳好转。

3. **脾肾阳虚证** 该型多见于重症肌无力治疗过程中的难治期；在长期应用大剂量激素后，出现肾上腺皮质功能减退，治疗周期较长，症状易反复。选方以益气固元方合附子理中丸加减。

4. **肝肾不足证** 见于重症肌无力重症期，多出现在胸腺瘤术后。在益气固元方基础上加用熟地黄 15g，山茱萸、女贞子、墨旱莲、枸杞、鹿角霜各 12g，紫河车粉 6g 等补肝肾、益精血之药。使用此类药物时应先注重顾扶脾胃，谨防虚不受补、滋腻碍胃之象，导致病情缠绵，常用炒扁豆、藿佩兰、砂仁等醒脾和胃之药。对于黑睛转动不灵活，裘昌林根据眼科五轮学说（黑睛在脏属肝，肝主风，故称风轮。肝血不足，血虚而风自生，且久虚必瘀），选用虫类药活血祛风通络,如多用蝉蜕、全蝎、僵蚕、地龙等治疗,收到良好的临床疗效。

5. **大气下陷证**　见于重症肌无力危象。应以西医综合极速化治疗为主,包括大量激素冲击、丙种球蛋白、溴吡啶斯的明、呼吸机支持或血浆置换术、营养支持及护理等,可再辅以中药参附汤或参附汤合生脉散加减鼻饲救治。

(二) 善用专药马钱子

马钱子是毒药,治疗量与中毒量非常接近。马钱子含生物碱(1.5%~5%),其中有治疗作用又有毒性的生物碱"士的宁"含量在 1.2% 左右;水浸泡的主要目的是降低毒性,因士的宁难溶于水,易溶于有机溶剂,且其溶点为 286℃,所以在油炒时应控制油温在 250℃左右,油炒时间 1 分 30 秒左右。炒后呈棕黄色,这样既可保留部分有效成分,亦降低毒性。经测定,油炒后士的宁含量降低,中毒大多由于炮制不当或超量用药所引发。

临床应用时根据体质、年龄、病情等个体差异,因人而异,以病去为度。剂量从小到大。每次 1 粒,每日 3 次,饭后即服,每隔 2~4 日增服 1 粒,可逐渐加至 5 粒。如不到 5 粒,而自觉身体局部有一过性肌肉跳动、抽动感时,亦不再增加。最快者治疗 10 天即有改善,首先是自觉精神好转,随后出现肌力改善。病情较轻的,一般 3 个月能基本恢复。眼肌型比全身型起效快。

(三) 胆大心细治疗妊娠合并重症肌无力

妊娠合并 MG 的病位涉及脾肾,而脾肾亏虚又是妊娠的生理过程和 MG 的病理过程;临床辨证分为脾气亏虚、脾肾两虚、气阴两虚 3 型,确立益气健脾、温补脾肾、益气养阴的治疗法则,分别以补中益气汤合泰山磐石散,补中益气汤合附子理中丸、泰山磐石散,补中益气汤合生脉散、泰山磐石散加减治疗。益气健脾、补肾安胎是本病的治疗大法,补中益气汤合泰山磐石散加减是本病治疗基本方,方中特别重用黄芪、白术、党参、淫羊藿,意在加强益气健脾补肾。中西药并用时,中药的应用可以减少西药的使用量,从而减少西药的不良反应。

(四) 治疗小儿重症肌无力

小儿生理特点主要表现为脏腑娇嫩,气血未充,生机蓬勃,发育迅速。《灵枢·逆顺肥瘦》云:"婴儿者,其肉脆、血少、气弱。"北宋钱乙(《小儿药证直诀·变蒸》)提出:"五脏六腑,成而未全……全而未壮。"儿童重症肌无力多为眼肌型,多见脾气亏虚。治疗上则以"形不足者温之以气,精不足者补之以味"为法则。单用中药多可治愈,不主张随意使用激素,除非久病、重症者。在病变的发展和转归中,脾肾的盛衰起着关键的作用。后期多脾肾阳虚、肝肾阴

虚,提示预后欠佳。此时调理脾肾是为关键。其辨治特色具体如下:

1. 辨证论治,补中益气为先 脾居中焦,五行属土,乃万物之母,气血生化之源,后天之本。裘昌林宗仲景"四季脾旺不受邪"之说,以及钱乙《小儿药证直诀》所载"脾胃虚衰,四肢不举,诸邪遂生",强调治小儿病,应注重培土为本,遣方用药,调剂制方,处处以顾护脾胃为要。方以补中益气汤为主加减。常常加入鸡内金、炒二芽、六神曲等开胃药,既健脾,又防补益药碍胃。

2. 重视顾护元气,从整体调养 先天之本在肾,肾应北方之水,水为天一之源。后天之本在脾,脾为中宫之土,土乃万物之母。治疗上脾弱而肾不虚者,以补脾为先;肾弱而脾不虚者,以补肾为先;脾肾两虚者,则并补之。对于小儿来说,脾常不足,肾亦常不足,稚阴稚阳全赖肾精滋养。临证时喜用黄精益气健脾,养阴填精,补而不腻;淫羊藿补肾为主,补而不燥,故较大剂量用于脾虚或脾肾两虚型;温补肾阳,多用巴戟天、淡苁蓉,取其温而不燥之功;滋补肝肾,则多用熟地黄、山茱萸,补而不腻。肾阳不足明显者,症见畏寒怕冷,腰酸、肢软无力,面色苍白,舌质淡胖、有齿痕,脉沉,多用淡附子温肾、干姜温脾、紫河车(血肉有情之品)脾肾双补。

3. 益气血、补虚损,治中有防 小儿脏腑娇嫩、形气未充,兼之使用激素后,易出现气阴两虚之候,如肢体倦怠,虚烦不寐,咽干舌燥,汗多口渴,舌尖红或苔剥,脉细数等,并易发生感冒、发热、腹泻,更易加重病情。此时应重视滋肾养脾,益气养血。方中多用熟地黄、山茱萸、怀山药、茯苓、牡丹皮、当归、炙黄芪、潞党参、女贞子、麦冬等,每每同用防风、炒白术,取玉屏风散之意,强调益气血、补虚损、调营卫,治中有防,事半功倍。同时嘱患儿劳逸结合,生活规律,注意预防感冒及腹泻,进食清淡、富有营养并易于消化之食品,忌暴饮暴食,有助于增强机体免疫功能,有助于病情恢复,防止反复或复发。

4. 用药柔和不峻,突出重点 小儿脏腑娇嫩、形气未充,用药宜柔和不峻,以轻灵和缓药物为主。药物用量不宜大,但对于黄芪仍用量较大,多用至30~80g,其他如党参(30g)、淫羊藿(15~30g)、制黄精(15~30g),可用至成人剂量,突出重点,疗效才能显现。同时谨记补中益气,多配伍既能固护小儿正气,又可调和诸药之大枣、甘草等。大枣有补中益气、健脾养胃、养血安神、调和诸药等功效。

(五)治疗重症肌无力合并甲状腺功能亢进

重症肌无力合并甲状腺功能亢进患者,多属本虚标实,以气阴不足为本,以阳热亢盛为标,久病可夹痰夹瘀,虚实错杂。重症肌无力有"气虚下陷"之象,甲状腺功能亢进却有"浮阳上越"之势。前用升柴恐反升浮阳,后者潜降将加重下陷之势,然二病病势上虽有分歧,但耗损元气则一。宜抓住两病的共同病机特征,遣方用药,方能提高整体疗效。治疗当以益气培补、滋阴降火为主,两法兼治。针对主症可配合益气健脾、安神定志、养血息风、化痰散结等法。针对兼症随症加减。补气,以补脾气为主,重用黄芪、白术、党参。多在方中加入陈皮,理气和胃,使诸药补而不滞。滋阴,尤重滋肝肾之阴,以清润为原则,避免滋腻阻碍气机,宜远温近凉,常用药物如生地黄、地骨皮、女贞子、墨旱莲、麦冬等。

(六)中药分阶段协同激素治疗重症肌无力,增效解毒

激素应属温热之品、甘味之药,归脾、肾二经,而在运用激素治疗重症肌无力时,应区别少火期、壮火期、脾肾阳虚期、相对稳定期和反跳期等不同阶段予以辨证治疗,这样才能有效提高重症肌无力的治疗效果,减轻激素的副反应,有利于激素顺利减量甚至停用。应用激素治疗重症肌无力出现的副反应在不同治疗阶段表现各异,故应分 5 个不同阶段进行辨证论治。

1. **少火期**　少火期出现在重症肌无力患者激素治疗的初始阶段。在此阶段,激素表现出良好的补气温阳功效,患者肌无力症状得到改善,而激素的副反应表现不明显,出现"少火生气""文火温养"的疗效。机体也因此对激素逐渐产生依赖性,病情特点也决定了一旦使用激素需要长期维持治疗。

此阶段治以健脾益气升阳之法,有助于减少激素初始治疗剂量,稳定病情,减少以后激素维持的用量。部分患者早期中药治疗就可缓解病情,从而避免激素的长期使用,减轻激素副反应。药用:黄芪80g,当归12g,党参30g,生晒参12g,白术12g,山药15g,淫羊藿30g,防风9g,炙甘草6g,炒米仁15g,升麻6g,柴胡6g。

2. **壮火期**　壮火期出现在重症肌无力患者激素维持治疗阶段。在此阶段,激素的温阳之性逐渐形成"壮火",久而火热邪毒内蕴,"壮火食气",耗气伤阴,灼伤阴血。此时重症肌无力气虚之证尚未完全改善,而阴虚之象却已显现,出现气阴两虚、阴虚内热之证,表现为乏力、口燥咽干、面色潮红、心烦易怒、夜寐不安、舌红少津、脉弱而细数等。激素减量则重症肌无力病症加重,继续维持治疗则阴虚症状更甚,从而出现两难境地。

此阶段在健脾益气的基础上,加用滋阴凉血之药,所谓欲清虚阳、必滋其阴,药用制黄精、生地黄、麦冬、天冬、五味子、山茱萸、女贞子、牡丹皮、地骨皮、黄柏、知母等。但在选择养阴药时,须谨慎使用柔筋、镇静之品,如白芍、木瓜、牛膝、葛根、天麻、钩藤、龙骨、牡蛎等。健脾益气治疗重症肌无力原发病是基本大法,配以滋阴凉血纠正激素引起的阴虚内热副反应,使机体重新达到"少火"状态,有利于激素减量、调整治疗。

3. **脾肾阳虚期** 脾肾阳虚期出现在重症肌无力患者较大剂量激素长期治疗阶段。部分重症肌无力患者对激素治疗的敏感性一般,或治疗过程中因"感冒""腹泻""过劳""应激"等因素使病情加重,不得不加大激素剂量。而长期大剂量服用激素,由于下丘脑-垂体-肾上腺反馈机制导致肾上腺皮质功能受到抑制甚至萎缩,机体的肾阳"命门之火"渐衰,使阳气亏虚的症状加重,表现出脾肾阳虚、阳虚湿困之象。脾气不足,脾阳不振,运化无权,肾阳衰微,气化失司,湿聚为水,积水成饮,饮凝成痰,使痰湿内生,出现脾肾阳虚、痰湿内停之证,临床表现为肌无力明显、肢体困重、精神不振、口淡纳差、面色晦暗、畏寒肢冷、腹胀便溏、腰膝酸软、小溲清长、面足浮肿、满月脸,舌淡胖、苔厚或白腻、边有齿痕,脉细滑而弱等。此时西医治疗不但无法减用激素,反而会增加激素剂量,进入恶性循环的状态。

此阶段在健脾益气升阳的基础上,加用补肾壮阳、温化痰湿之品,以资少火,健脾土以养肾精,可以避免一味加用激素而使副反应愈加严重,防止因激素过用导致肾上腺皮质功能减退。药用淡附子、干姜、肉桂、巴戟天、紫河车粉、炒扁豆、芡实、制半夏、藿香、佩兰、川朴、苍术等。

4. **相对稳定期** 相对稳定期的重症肌无力患者,可以进行激素减量或停药。当重症肌无力患者经治疗后症状控制稳定、不复发、持续一段时间,激素副反应不明显,生活工作如常人时,激素可以逐渐减量使用;若经相当长时间的逐渐减量过程,在最小维持量的激素治疗下,症状仍然稳定,则可以停药。激素减量甚至停药过程中,可出现中气不足证的轻微症状,表现出略有肢体疲乏、精神倦怠、舌淡苔薄白、脉沉细等。此时中药治疗能很快改善症状,不会导致病情加重或反跳。当然此期必须防止"感冒""腹泻""过劳"等的发生,以及不恰当的减量。

此阶段在健脾益气升阳的基础上,加用温补肾阳之品。温补肾阳药物有类激素样作用,能保护肾上腺皮质功能,有利于激素顺利减量。药用仙茅、淫羊藿、补骨脂、紫河车粉、鹿角霜、淡附子、干姜等。

5. **反跳期** 反跳期往往在重症肌无力患者激素骤然停用或不恰当减量时出现。此阶段重症肌无力症状可突然加重引发肌无力危象,出现大气下陷、阳气外脱之证,表现为肢体困倦无力、眼睑下垂、气短难续、言语低微、面色苍白晦暗、食少便溏、舌淡苔白、脉缓弱等。此时治疗则显棘手。

此阶段应以西医综合治疗为主,包括大剂量激素冲击、丙种球蛋白、溴吡斯的明、呼吸支持、抗感染、营养支持、积极护理等,可加用自制炙马钱子胶囊和中药鼻饲,以救逆回阳,加快病情康复。

五、张静生

(一)脾肾虚损为基本病机

痿病首先是在多种致病因素的作用下,导致五脏有热而耗伤气血津液,不能濡养五体而成。其次,阳明属胃,为水谷之海、气血生化之源;五脏六腑及皮肉筋脉骨皆赖脾胃所化水谷精气濡养,方能充实健用。若阳明虚,则五脏无所禀受,五体失养,于是宗筋弛缓,不能束骨利机关而成痿证。

(二)补脾益肾升阳为治疗大法

针对痿病病机,在治疗上应重视补益后天,使五脏滋养五体的气血津液得以充足,此为治疗痿证的关键性措施。脾为后天之本,气血生化之源,主四肢肌肉,若脾病则四肢不用;肾为先天之本,主藏精,主骨生髓;脾气虚则无力以运动,肾气虚则精虚不能灌溉;脾阳根于肾阳,先天后天相互资生。在调补脾肾的同时,加以辨证施治,调整人体整体功能,使得气血以充,筋脉得养,而治根本。

(三)黄芪复方为治疗的基本方

根据重症肌无力的治疗大法,制订以黄芪为君药的黄芪复方。方中以补气要药黄芪为君,因其既善补气,又善升气,故重用;配以白术、枸杞为臣,其中白术能和中益气,为后天滋生要药,枸杞可补肾益精,为滋肾最良之药,二者相得益彰,脾肾同补;佐以生血活血之主药当归养血,升胃中清气之药升麻升阳,枳壳行气而使补而不滞。全方补中升阳、举陷起痿,药少而精,针对性强。通过研究该方的作用机制发现,黄芪复方使重症肌无力患者体内 T 淋巴细胞亚群比例重新分布,使细胞因子 IFN-γ、IL-4、TNF-α 水平明显下降,进而使乙酰胆碱受体抗体合成减少,从而对重症肌无力起到治疗作用。

(四)防治结合是治愈疾病的关键

凡病三分在治,七分在养。本病的治疗应医患配合,医师在正确辨病和辨证的同时,还应对患者进行心理治疗,帮助其保持乐观的情绪、树立战胜疾病的信心。在遣方用药、治疗宜忌方面,张静生强调补脾肾不宜腻补峻补,切不可忽视健脾行气助运,并时时兼护胃气。本病应防治并重,尽可能避免精神刺激,注意生活调摄,保持心情舒畅,不可过劳。为预防感冒、感染、腹泻等诱发和加重病情,临证中常酌情选加黄精、何首乌等增强机体抗病能力。

六、陈贯一

陈贯一通常把重症肌无力分为 3 型进行论治。①肝肾阴虚型:此型多兼盗汗及胃呆或自汗,故治则以滋阴补肾、敛汗开胃为主。使用六味地黄丸基本方治疗,需加浮小麦、麻黄根、煅牡蛎等,切不可一见肌无力便一概予以补中益气汤。某些肌无力偏阴虚,而食欲尚可者,可配合食疗,适当考虑食甲鱼,为取"精不足者补之以味"之意。②脾胃气虚型:补气健脾,升清降浊,使用补中益气汤加减治疗。若肌无力患者见纳差、便溏,长期自汗或盗汗,可致津液元气耗损,化源不足。治宜侧重"开源节流"。③气血两亏型:气血双补,使用八珍汤加减治疗。此外,原服之激素及吡啶类药不能骤停,须待中药治疗渐见效果后逐渐递减,最后撤除。偶遇发热、咳嗽或某些内、外、妇、儿科疾病,须立即停服此中药,并另做治疗。月经期也停药。

七、刘弼臣

(一)分型论治

刘弼臣治疗经验主要体现在小儿眼肌型重症肌无力的治疗。他提出儿童型重症肌无力"病在肌肉,症在无力",病机应主要责之于"脾虚"。因此,本病的治疗,分为中气下陷、脾虚湿困、波及肝肾、肌无力危象诸证型辨证论治。中气下陷者,治以补气升提,佐以通络;脾虚湿困者,治以运脾化湿,佐以通络;波及肝肾者,治以平肝补肾,佐以益气通络;肌无力危象者,则根据具体证情,积极救治。

(二)合用马钱子

在分型论治的同时,配合使用剧毒药物"马钱子"。马钱子除有通络止痛、生肌功能以外,尚有疏邪清热之功,可能起到避免重症肌无力发生危象的作用。本品有大毒,必须炮制后才可入药,并要注意用量,小儿不可超过0.1~0.2g。此外,本品与大剂补益之品同用,益气养血通络,可以相得益彰。单用补益药,收效远不如加入马钱子快捷;单用马钱子的效果,亦不如同伍为优。现代药理研究证明,党参、黄芪类药物能增强人体的抵抗力,调节多脏器功能,从而提高了机体的免疫力,而马钱子所含之生物碱(主要为士的宁)具有兴奋脊髓与中枢的功效;疗效的获得似与上述二者的协同作用有关,可见补脾益气与疏通经络结合，当是治疗本证的有效方法。

（三）疗程不宜过短

本病的疗程，一般说来，不应少于 3 个月。因本病临床过程缓慢，可有自然缓解期，虽症状消失，亦不能肯定治愈，且疗程太短，疗效不易巩固，若间断用药，效果更差。疗效往往随疗程的延长而提高。辨证为中气下陷型者取效最快，脾虚湿困型者次之，波及肝肾型者收效最慢。单纯眼睑下垂者，近期疗效较好；伴有复视、斜视者，疗效不及前者。

八、李庚和

（一）整体调节，补脾为主，兼顾情志

治疗本病要树立以补脾为主的整体调节观点，即通过调理脾脏入手，培补脾气，以强肌健力。由于本病为慢性过程，长期用补气益精之剂，切不可忽略健脾助运，宜加入助运流动之品，如谷芽、陈皮、砂仁等。在整体调节、补脾为主的指导下，将重症肌无力分为 3 型：脾气虚型，补中益气汤加减；脾肾气阴两虚型，六味地黄丸加减；脾肾阳虚型，肾气丸加减。此外，应重视精神因素（对本病影响较甚），所谓"忧思伤脾"，故调节患者情志，建立对疾病治疗的信心亦不能忽略。

（二）辅助抗胆碱酯酶药物、糖皮质激素递减

治疗药物剂量取决于肌无力病情的程度、解决何组症状、达到何种要求、个体对药物的反应性（包括敏感程度）、时间安排的合理性等诸因素。抗胆碱酯酶药物的应用，为中医长期调理脾肾、培本开源创造了有利时机。眼肌型的抗胆碱酯酶药物递减时间通常为治疗后的 3~6 个月，全身型及其他各型（Ⅰ~Ⅳ）的递减过程通常在治疗半年后开始。以中药起效后逐步递减为妥。有的 2 年后减到最小维持量或必要时服用 1~2 片。

（三）减轻激素副作用

中药可减轻激素的部分副作用、调整激素所致对机体内环境的干扰状态。培补脾肾的方药对重症肌无力患者逐步摆脱激素依赖或递减激素剂量有帮助。

（四）并发病、并发症的兼治问题

凡足以耗阳或伤阴而致损耗元气、加重本病的并发病或并发症，均应同时兼顾治疗。具体应遵从的原则：①本病与并发病或并发症的辨证机制一致（同一属性），采取异病同治；②本病与并发病或并发症的辨证机制相悖，则二者有

机兼顾(如伴甲状腺功能亢进则变益气升阳为益气育阴潜阳);③短暂之标症(感冒、感染),集中药之力先期解决。

(五)本病治疗的干扰因素问题

对于本病患者来说,干扰治疗、影响疗效的因素基于涉及面及发生频率依次如下:①感冒、感染;②月经病、人工流产;③劳累;④情绪波动;⑤季节。通过防治感冒感染(立足于防,治疗时宜及时和积极)、调理月经、避免劳累、积蓄体力、调节情绪,以及避免在患者特定反应季节或季节交替敏感时期变动治疗措施、药物剂量等对策,把诸干扰因素的不利影响降至最低限度。这将有利于脾肾之气的修复,在可能的范围内避免病情的波动,减少反复,从而提高本病的疗效。

九、李广文

(一)辨证分型

重症肌无力虽属中医"痿病"范畴,尚须辨证论治。本病可分为 8 型:脾胃气虚型、气阴两虚型、气血亏虚型、脾肾阳虚型、气虚痰阻型、气虚血瘀型、肝肾阴虚型、大气下陷型。

(二)"健脾益气"为根本大法

在上述 8 型中,无论兼证如何,"气虚"始终贯穿本病的始终。故在治疗中遵"治痿独取阳明",确立了"健脾益气"的根本大法。在各型的治疗代表方中,"益气"贯穿疾病治疗的始终。这在 8 型分证论治中均有具体体现。如脾胃气虚型的补中益气汤合四君子汤;气阴两虚型的黄芪生脉二至丸合四君子汤;气血亏虚型的黄芪八珍汤;气虚痰阻型的黄芪六君子汤合温胆汤;气虚血瘀型的黄芪四君子汤合桃红四物汤;脾肾阳虚型的黄芪理中汤合右归丸;肝肾阴虚型的黄芪六味地黄汤;大气下陷型的补中益气汤合附桂理中汤。在上述各型治疗中,补气药均以黄芪为代表且重用为君药,甚或用至 300 余克,体现了健脾益气的重要性。

(三)药对配伍,增强疗效

在上述各型治疗中均重用黄芪,多用 100~250g 左右为君。但黄芪为甘、温之品,长期大剂量使用易使燥热之邪内生,故在治疗中多使用生黄芪,并在方中加入葛根,有解热生津制衡黄芪燥热之性的作用,同时加强黄芪升阳举陷之效。黄芪、葛根剂量之比为 2:1,二者相伍有相使之功。

(四)中西医优势互补

在临床治疗中,对于重症肌无力眼肌型或轻度全身型患者,多采用纯中医辨证治疗;而对于重症肌无力重度全身型或脊髓肌型、延髓肌型,伴胸腺增生、胸腺瘤的患者,则多在西医应用抗胆碱酯酶、免疫抑制、手术等治疗的同时,予中医分证论治。

(五)协助激素安全平稳减药

长期使用激素所致多食易饥、潮热、库欣综合征等为阳亢阴伤之证,治疗中应加入六味地黄汤或二至丸等滋阴清热,以减轻激素的不良作用。同时采用中西医结合治疗,待病情控制后应加快激素的减量停用,并在减停激素的过程中注意育阴潜阳以预防疾病的反弹。现代药理研究证实,生地黄对地塞米松的抑制作用具有较大的拮抗作用,对下丘脑 - 垂体 - 肾上腺皮质系统有较明显保护作用。巴戟天有促肾上腺皮质激素样作用,淫羊藿有促进细胞免疫、提高肾上腺皮质功能的作用。故在激素的减停过程中,中医各型辨证方药中均可加入淫羊藿、巴戟天等补阳之品和滋阴清热的生地黄,从而达到育阴潜阳,提高疗效,预防病情反弹,安全平稳减药的目的。

十、乞国艳

(一)辨病为先,明确诊断

无论重症肌无力眼肌型还是其他类型,需要鉴别的疾病较多,如眼肌型需与动眼神经麻痹、眶内病变、格雷夫斯眼病等相鉴别,全身型多与兰伯特 - 伊顿综合征、周期性瘫痪、肌营养不良、运动神经元病等相鉴别。

因此在治疗之前,必先进行详细问诊,梳理提炼患者疾病主要信息;第二步进行查体,辨舌脉象以及做疲劳试验;第三步结合微观信息进行辨证,如胸腺 CT、重症肌无力抗体、自身免疫状态等辅助检查结果。最后综合分析,明确患者肌无力属痿病,确定病机,病位在突触后膜,确诊为重症肌无力,方可进行专病治疗。

(二)中西医结合贯穿始终

重症肌无力属难治疾病之一,单纯西医治疗,虽起效快但不良反应大、人体难以承受且易复发,效果不能巩固;单纯中医药治疗,虽不良反应小,但起效缓慢,治疗力度不足;只有中西医充分结合,方能祛邪兼顾固本,效如桴鼓。

在就诊之初,给予患者中医药调理脾胃,补益正气。

在治疗过程中,如胸腺切除术、糖皮质激素冲击及减量、免疫抑制剂、血浆置换等治疗中,中医治疗均以补中益气为大法,重用补中益气汤;并在治疗过程中,根据病证转化辅以加减药物,增强机体对抗上述治疗的副反应,驱除病邪。

在本病的维持治疗阶段,西药逐渐减量,中药持续发挥疗效,使得激素和免疫抑制剂能顺利减量而不致病情复发。口服中药约需 1.5~2 年,方才逐渐停药,达到临床治愈。

(三)三辨结合,灵活机动

辨证、辨部位、辨病势轻重相结合。

重症肌无力诊疗经验证明,补中益气汤作为治疗重症肌无力的基础方剂,疗效确切,将之作为重症肌无力的核心方剂,切合病机——脾虚气陷。使用补中益气汤时,黄芪的剂量很有讲究。基本原则是,黄芪剂量随病情轻重而调整。每剂可用到 10~120g 不等,随着患者症状、体征变化,并结合微观辨证之辅助检查结果的升降而调整黄芪用量,充分发挥君药的主导地位。

核心方剂确定了,多伴有其他兼证,临床仍需进行加减化裁。伴有肝肾阴虚者,合一贯煎或二至丸治之;伴有肾阳虚衰者,合右归丸治之;伴肾阴虚者,合六味地黄汤治之;伴有痰湿内蕴者,合二陈汤治之;伴有肝气不舒者,合小柴胡汤治之;伴有瘀血者,合血府逐瘀汤治之。

眼睑下垂无力举抬,加葛根、枳壳;眼珠转动不灵活,加白芍、生地黄;复视明显,加桑椹、枸杞;呼吸肌疲乏、胸闷气短,加全瓜蒌、薤白;上肢无力,加桑枝、片姜黄;下肢无力,加怀牛膝、淫羊藿、桑寄生、独活;抬头困难,加金毛狗脊、菟丝子;身重水肿,加冬瓜皮、泽泻;纳食不香,加鸡内金、焦神曲;腹部胀满,加木香、砂仁等。因此,一病一主方,一方一主药,随证而加减,紧扣主要问题,解决主要矛盾,故而效如桴鼓。

(四)胸腺瘤治疗与重症肌无力治疗相结合

MG 患者中 80% 都有胸腺质量增加,淋巴滤泡增生及生发中心增多,推测胸腺可能是诱导 MG 发生免疫反应的起始部位。90% 的重症肌无力患者伴有胸腺异常,其中 25%~40% 的患者伴胸腺瘤。胸腺瘤的控制与否,在很大程度上决定肌无力的减轻与加重。胸腺瘤虽属良性肿瘤,却有恶性肿瘤的转移、复发潜能,并能引起咳嗽、胸闷气短、疼痛、浆膜腔积液等问题;治疗方法可选手术、放疗和化疗、粒子植入等。

胸腺瘤伴重症肌无力时,单纯治疗肌无力效果不佳,并可能会延误患者病情,而在治疗胸腺瘤的过程中又往往会出现肌无力症状的加重,从而导致治疗的中断,若发生肌无力危象,甚至危及患者生命。因此治疗重症肌无力和胸腺瘤应同时并举。中医则在补中益气、升阳举陷的基础上重用山慈菇、夏枯草、北沙参等药物,西医则行手术、放化疗。二者结合,确保了肌无力不加重,减少呼吸肌危象的发生,同时达到治疗病根的作用。

(五)一元论解释重症肌无力和其他自身免疫性疾病

MG 常会伴发其他自身免疫性疾病。MG 容易伴发其他各种自身免疫性疾病或表现为多器官的损伤,发生率达 15%,最常见的为自身免疫性甲状腺炎,其次为系统性红斑狼疮和类风湿关节炎。临床多伴有胸腺肿瘤、干燥综合征、白塞综合征、风湿性关节炎、甲状腺疾病、单纯红细胞再生障碍性贫血、白癜风等。治疗该类疾患,应坚持中医整体观念,用一元论来解释,用一个主要方法(比如一张方剂)来解决所有或大部分问题,必要时辅以他药。临证经验是,往往随着肌无力的减轻,其他自身免疫性疾病也开始逐步减轻。

(六)身心调整,不舍不弃

重症肌无力病程长,治疗难度大,患者常合并焦虑、抑郁、失眠,甚至部分患者选择放弃治疗,进而影响疗效。中西医结合治疗本病,起效快捷,作用确切,不良反应能耐受,不易反弹。因此在治疗过程中,强调治养结合、身心并调治疗法则。嘱咐患者既要正确对待病情,又要放松精神,舒缓紧张、焦虑、抑郁等不良情绪。鼓励每一位患者一定坚持治疗。

此外,在治疗期间,指导患者配合八段锦、养生功、中药汤剂泡足、穴位按摩等绿色疗法,采用多手段综合治疗,力争达到最好的治疗效果。

(张树森)

参考文献

[1] 邓中光, 邱仕君. 邓铁涛对重症肌无力的认识与辨证论治 [J]. 中国医药学报, 1993, 8 (2): 41-43.

[2] 张世平. 邓铁涛教授治疗重症肌无力之经验总结 [J]. 广州中医学院学报, 1991, 8 (2-3): 70-74, 255-256.

[3] 李顺民. 邓铁涛治疗重症肌无力的思路与方法 [J]. 中国医药学报, 1991, 6 (8): 54-56.

[4] 赵云燕. 刘友章教授治疗重症肌无力辨证遣药组方特色探讨 [J]. 北京中医药大学学报, 2008, 31 (6): 424-426.

[5] 刘友章, 胡任飞, 黄晓燕, 等. 健脾祛湿方药在重症肌无力治疗中的应用——187 例重症肌无力病例回顾分析 [C]// 中华中医药学会. 中华中医药学会第二十一届全国脾胃病学术交流会暨 2009 年脾胃病诊疗新进展学习班论文汇编. 深圳: 中华中医药学会, 2009.

［6］郭亚蕾, 陈虹, 王京芳. 刘友章辨治重症肌无力临床经验 [J]. 辽宁中医杂志, 2013, 40 (1): 41-42.

［7］张艳玲. 随尚尔寿从肝风论治重症肌无力的体会 [J]. 内蒙古中医药, 2014, 33 (19): 33.

［8］钱同, 蒋旭宏, 裘昌林. 裘昌林中医治疗重症肌无力经验 [J]. 浙江中西医结合杂志, 2016, 26 (8): 687-690.

［9］裘昌林. 马钱子治疗重症肌无力的临床探讨 [C]// 中国中西医结合学会. 第三届全国中西医结合神经系统疾病学术会议论文集. 歙县: 中国中西医结合学会, 2000.

［10］裘辉, 张丽萍, 裘昌林. 裘昌林辨治妊娠合并重症肌无力经验 [J]. 浙江中医药大学学报, 2015, 39 (6): 436-440.

［11］裘涛. 裘昌林治疗小儿重症肌无力经验特色 [C]// 浙江省中医药学会. 首届 "之江中医药论坛" 暨浙江省中医药学会 2011 年学术年会论文集. 杭州: 浙江省中医药学会, 2011.

［12］裘涛. 裘昌林论治重症肌无力合并甲状腺功能亢进经验采撷 [J]. 浙江中医杂志, 2015, 50 (9): 635-636.

［13］蒋旭宏, 张丽萍, 裘涛, 等. 裘昌林教授中药分阶段协同激素治疗重症肌无力 [J]. 浙江中医药大学学报, 2015, 39 (2): 109-112.

［14］南京中医学院. 黄帝内经素问译释 [M]. 3 版. 上海: 上海科学技术出版社, 1991: 316.

［15］刘会武, 伊桐凝, 张静生. 张静生治疗重症肌无力经验介绍 [J]. 中国中医药信息杂志, 2006, 13 (10): 85-86.

［16］顾晓宇. 张静生治疗重症肌无力临证体会 [J]. 辽宁中医杂志, 2012, 39 (2): 231-232.

［17］刘萍, 张静生, 韩波, 等. 黄芪复方对重症肌无力 IFN-γ 及其 mRNA 表达水平的影响 [J]. 中医药学刊, 2004, 22 (11): 2021-2022.

［18］牛广华, 孙旭, 张春明, 等. 黄芪复方对重症肌无力患者淋巴细胞亚群、免疫球蛋白及补体的影响 [J]. 中国中西医结合杂志, 2009, 29 (4) 305-308.

［19］刘萍, 张静生, 郑菲, 等. 黄芪复方对重症肌无力患者血清乙酰胆碱受体抗体水平的影响 [J]. 中国神经免疫学和神经病学杂志, 2005, 12 (2): 76-78.

［20］孙旭, 牛广华. 黄芪复方制剂对重症肌无力患者淋巴细胞亚群的影响 [J]. 国际检验医学杂志, 2008, 29 (9): 787-788, 791.

［21］孙旭, 牛广华, 张静生. 黄芪复方制剂对重症肌无力患者外周血 Th1、Th2 及 Tc1、Tc2 细胞亚群的影响 [J]. 武警医学, 2010, 21 (5): 420-422.

［22］鲍文晶, 张静生, 乔文军. 黄芪复方治疗重症肌无力 73 例 [J]. 光明中医, 2008, 23 (2): 208-209.

［23］牛广华. 黄芪复方治疗重症肌无力的临床与实验研究 [D]. 沈阳: 辽宁中医药大学, 2009.

［24］陈贯一. 重症肌无力症证治 [J]. 中医杂志, 1990, 31 (3): 20.

［25］韩红波, 叶素萍. 陈贯一诊治重症肌无力的经验 [J]. 辽宁中医杂志, 1994, 21 (11): 496.

［26］陈济东, 陈贯一. 辨证治疗重症肌无力 216 例 [J]. 浙江中医学院学报, 2003, 27 (1): 34-35.

［27］刘弼臣. 治疗小儿睑废一得 [J]. 北京中医, 1986 (1): 44-45.

［28］刘弼臣, 史英杰. 中医治疗小儿眼肌型重症肌无力 21 例临床分析 [J]. 中医杂志, 1985, 26 (10): 43-44.

［29］盛昭园, 陈钢, 董云, 等. 李庚和重症肌无力诊治经验 [J]. 辽宁中医杂志, 2013, 40 (6): 1084-1085.

［30］李庚和, 蒋方建, 陈丽芬, 等. 50 例重症肌无力症 (重型患者) 的临床疗效观察 [J]. 上海中医药杂志, 1991 (11): 1-3.

［31］蒋方建. 李庚和治疗重症肌无力的经验 [J]. 浙江中医杂志, 1998 (11): 497-498.

［32］李庚和. 432 例重症肌无力症疗效分析 [J]. 上海中医药杂志, 1987 (12): 2-4.

［33］李广文. 重症肌无力中医实践录 [M]. 北京: 人民卫生出版社, 2010: 53-63.

［34］李广文. 重症肌无力的辨治体会 [J]. 云南中医中药杂志, 2003, 24 (3): 54.

［35］周兴莲, 李广文. 李广文主任医师对重症肌无力的诊治特色 [J]. 光明中医, 2016, 31 (16): 2327-2330.

［36］李广文. 重症肌无力诊治思路的探讨 [J]. 中医药学刊, 2006, 24 (6): 1083-1084.

［37］薛银萍, 马梅, 乞国艳. 乞国艳教授诊疗重症肌无力经验 [J]. 中华中医药学刊, 2017, 35 (11): 2921-2924.

第八章

中西医结合治疗重症肌无力的思路与方法

第一节　50 年来我国重症肌无力中西医结合治疗研究概况

重症肌无力(MG)是国际公认的难治性疾病,也是能够发挥中西医结合治疗优势的疾病之一。从 20 世纪 70 年代首次出现中西医结合治疗 MG 的报道以来,迄今已走过近 50 年的历程,在本病的治疗思路、治疗方法、方药演进、机制研究等方面取得了大量进展,促进了 MG 治疗水平的提高,但也存在不足之处。现就 50 年来中西医结合治疗 MG 的研究概况作一回顾。

一、50 年来中西医结合治疗重症肌无力进展

(一) 20 世纪 70 年代——起步

《新医学》1973 年第 6 期登载广东饶平县人民医院内传科"中西医结合治疗重症肌无力一例"的个案报道,该病例系 35 岁女性,因"眼睑下垂、吞咽困难 2 天,呼吸困难 1 天"入院,入院后反复发生肌无力危象,治疗上西医方面采取吸氧、抗感染、新斯的明、山梗茶碱等治疗,中医方面配合针刺、中药等治疗,治疗 1 个月后患者病情显著改善,随访 1 年正常。这是一个 MG 重症病例,反复发生肌无力危象,在当时的医疗条件下,采用中西医结合治疗,能够取得这样的疗效实属不易。《新医药学杂志》1977 年第 5 期登载了张近三、李庚和在总结 100 例 MG 患者诊治经验基础上探讨 MG 辨证施治的论文,文中提及采用中西医结合治疗 MG 有很好疗效。1978 年,王少椒报道 60 例 MG,将患者分为脾胃气虚、脾肾阳虚、痰湿内阻、肾阳亏虚、肝肾阴虚、气血两虚 6 型进行辨证治疗,其中 20 例采用中药治疗,40 例用中西医结合治疗,结果显示中西医

结合对病情较重或重危 MG 病例具有积极作用;该研究还对血清 IgG、IgA、体外淋巴细胞转换率进行测定,这是国内最早规范采用现代方法观察中医或中西医结合治疗 MG 的临床研究。总之,这段时期属于 MG 临床研究的起步阶段,报道不多,多属于临床观察。

(二) 20 世纪 80 年代——筑基

到 20 世纪 80 年代,中医参与治疗 MG 逐渐增多,临床研究报道也日益增加,虽然许多报道未特别注明是中西医结合治疗,但所采用的方法仍然是中西医结合的方法。詹文涛 1981 年提出,自身免疫性疾病(包括重症肌无力)以脏腑内虚为病变之本,由脏腑亏虚所产生的病理产物,如痰浊、水饮、瘀血、内热、内风等为疾病之标,脏腑虚损与内生邪实之间互为因果转换的恶性病理循环及本虚标实为本类疾病最主要的病理特征,糖皮质激素等虽可暂时抑制或减缓异常免疫反应对机体的损伤,但难以解决根本问题,而中医则通过整体调节、扶正祛邪,逐步恢复脏腑气血阴阳及免疫反应的正常调节,可从根本上解决此类疾病的内在基础。因此,中西医结合取长补短,标本兼顾,截断自身免疫病的因果转换链,促使疾病向痊愈和康复的方向发展,这可能是国内最早深入探讨自身免疫性疾病的中医病机实质及中西医结合诊治思路的论著,对开展 MG 中西医结合治疗研究具有较大启示作用。李庚和于 1987 年报道 MG 病例 432 例,将 MG 分为脾气虚证、脾肾气阴两虚证和脾肾阳虚证进行辨证施治,多同时配合胆碱酯酶抑制剂及糖皮质激素治疗,在客观总结中医辨证治疗 MG 疗效及优势的同时,深入探讨了治疗过程中如何递减使用胆碱酯酶抑制剂,在激素递减过程中如何配合中药治疗以防止疾病反弹,如何同时治疗伴发的其他自身免疫性疾病及内科系统合并症等,为 MG 的中西医结合治疗提供了十分宝贵的经验和启迪。在此基础上,近年来其团队成员吴青使用补脾益肾法治疗 MG 302 例,臧海生等辨证治疗眼肌型 MG 230 例,也取得满意疗效。1985 年,刘弼臣等报道了以中医为主治疗小儿眼肌型 MG 21 例的临床分析,对使用胆碱酯酶抑制剂疗效不佳者,采用中医辨证治疗为主,配合马钱子散,服药 26~146 天,有效 19 例,总有效率 90.5%,随访 0.5~1 年,仅有 2 例复发,提示儿童眼肌型 MG 采用单纯中药治疗是一可靠的途径。邓铁涛(1988 年)通过对 51 例病例的观察总结,提出本病的发生主要由脾肺肝肾之虚损所致,而气虚下陷则是本病之关键并贯穿于此病的全过程,其治疗方法则是在中药治疗的同时逐步减少激素和胆碱酯酶抑制剂用量。

综上所述,20 世纪 80 年代,MG 的中医及中西医结合研究,重点在于从中医药角度探索本病的病因病机实质,探索其辨证论治规律,观察中西医方法联用的疗效及对西药毒副作用的遏减效应,为今后 MG 中西医结合临床治疗的进一步发展奠定了很好的理论基础和临床基础。

(三) 20 世纪 90 年代——拓展

20 世纪 90 年代,中西医结合治疗重症肌无力的研究报道进一步增多。吴莉娅等治疗了 12 例眼肌型 MG 患者,采用口服泼尼松(50mg,隔日 1 次,儿童酌减),同时配用口服补中益气丸,40 天后隔日泼尼松减 5mg,维持 4 个月后停用,同时停服中药,结果显示完全治愈 10 例,显著改善 2 例,系较早采用西药配合中成药治疗 MG 的研究者。陈莲凤等治疗了 14 例 MG 患者,在糖皮质激素及胆碱酯酶抑制剂等治疗的基础上配合中药治疗,第一阶段以健脾益气之剂为主,第二阶段以滋补肝肾之剂为主,治疗半年,总有效率达 92.8%;其分阶段采用不同中医治则颇具特色。柯贤军等将 I 型、II 型 MG(Osserman 分型)患者 40 例随机分为两组,对照组予泼尼松及吡啶斯的明为主治疗,治疗组在上述基础上配合补中益气汤加味,总疗程 9~12 个月,结果显示治疗组临床治愈率显著优于对照组,且治疗组随访 9 个月,5 例完全停用激素,且停药 3 个月未复发,12 例激素减至 10mg/d 维持,症状控制良好。长疗程观察一个方剂对 MG 的治疗效应是该临床研究的特色。王曙辉等运用中西医结合方法治疗 MG 患者 52 例,同时与西药治疗组 50 例作对照,其中治疗组以使用温肾健脾、益气活血之剂为主,同时配合泼尼松、吡啶斯的明治疗,对照组单纯使用西药治疗,1 个月为 1 个疗程,病情稳定后治疗组单纯以中药维持治疗 2 年,对照组以小剂量泼尼松、吡啶斯的明维持治疗 2 年,结果显示治疗组缓解及好转病例数显著优于对照组,复发率低,无明显不良反应。同济医院杨明山团队中的潘邓记等将 132 例 MG 患者随机分为治疗组和对照组,其中对照组均口服泼尼松中剂量冲击,并用小剂量维持,对 IIb 型、III 型 MG 患者加服适量吡啶斯的明,治疗组患者在上述服药基础上加用中药扶正强筋片(每 6 片含胎盘 3g、黄芪 3g、党参 3g、升麻 2g、附子 1g、麻黄 1g),服药 0.5~2 年,结果显示两组总有效率相同,但治疗组基本痊愈率明显高于对照组,差异有显著性,在减用或停用泼尼松 3~12 个月后治疗组复发 3 例,对照组复发 29 例,中西医结合组复发率显著低于对照组。魏佳军等用同样方法观察 109 例 MG 患者治疗 1 年后的疗效,结果也表明中西药联合应用治疗 MG 能明显提高痊愈及基本痊愈率,降低复发率及不良反应率。

杨明山在总结临床经验基础上提出:①眼肌型可单用中药治疗;②眼肌

型和轻度全身型可采用胆碱酯酶抑制剂加中药,可不使用激素;③全身型、发生过危象及胸腺手术后的 MG 患者,中西医结合治疗可提高和巩固疗效,改善全身状态,有利于康复;④黄芪和紫河车是治疗重症肌无力有前途的药物;⑤中西医结合治疗 MG 的研究必须遵循现代研究方法,有足够的样本数,设立对照组,要同时观察有关免疫学指标、神经电生理改变,采用动物实验方法筛选有效中药并研制新中药制剂用于临床。杨明山团队是国内较早采用中西医结合方法开展 MG 治疗的研究团队,开展时间长,观察病例多,研究方法严谨规范,结果可信度高,其研究成果足以给各研究者提供较多借鉴。

综合来看,本阶段的进步之处表现在开展 MG 中西医结合治疗的研究逐渐增多,使用的中药剂型多样,包括汤剂、中成药及院内制剂等,观察内容也更加多元,中药在协助激素减量、预防病情反弹方面的效应以及中西医结合治疗对 MG 复发率的影响更受关注。针对 MG 如何选择中医及中西医结合治疗方法,以及如何开展中西医结合治疗 MG 研究等亦成为探索内容。

(四) 2000—2010 年——深化

进入 21 世纪后,MG 的中西医结合实践进入了一个全新的阶段,一方面,西医对本病的治疗方法更趋完善,治疗药物种类更丰富多样;另一方面,开展 MG 中西医结合研究的学者增多,MG 的临床研究进入了发展的快车道。孟如在总结长期实践经验基础上,提出(本病脾气虚弱日久,气血生化乏源,气血亏虚,气虚运血无力,可致血瘀阻滞脉络)气虚血瘀阻络是本病的病机特点之一,故在重视补脾益气的同时,不能忽略化瘀通络之品的运用。孟如对 MG 病机和治疗的认识独具特色,对于深化 MG 病机实质和治疗规律研究极具启发。河北以岭医院 MG 团队是国内较早开展中医及中西医结合治疗 MG 的团队之一,2001 年该团队成员吴相春等报道中西医结合治疗 MG 胸腺术后复发 60 例,并与 30 例单纯用西药治疗者作对照;对照组采用激素及溴吡斯的明治疗,并在治疗中逐步将激素减量,治疗组在此基础上加用重肌灵方(由黄芪、淫羊藿、巴戟天、人参等组成),观察半年,结果显示治疗组临床痊愈 10 例,显效 34 例,有效 12 例,总有效率 93.3%,对照组临床痊愈 2 例,显效 12 例,有效 8 例,总有效率 73.3%,可见中西医结合治疗显著优于单纯西药治疗。2004 年,刘玉祯等采用重肌灵冲剂配合激素、溴吡斯的明治疗 185 例中老年 MG 患者,疗程结束时痊愈 14 例(占 7.6%),基本痊愈 58 例(占 31.4%),显效 87 例(占 47.0%),好转 17 例(占 9.2%),总有效率达 95.1%。2006 年,吴向春等用上述方法治疗ⅡA 型 MG 75 例,并以单纯西药组 75 例作对照,其中对照组采用泼尼松 40mg,口服,并缓慢递减,配合溴吡斯的明,治疗组加用重肌灵冲剂,治疗 2 年,结果显示中西医结合组总体疗效、AChR-Ab 减少程度优于对照组,复发率、危象发生率、不良反应发生率低。辽宁中医药大学张静生及其团队多年来以经验方黄芪复方为基础,配合泼尼松、溴吡斯的明等治疗 MG 取得满意疗效。2009 年,牛广华等以上述方法治疗 MG 患者 30 例,3 个月后治疗组疗效显著优于对照组,且未见毒副作用,并在改善免疫学指标方面亦优于单纯西药组。2010 年,朱卫士观察黄芪复方治疗 64 例 I 型、II 型 MG 病例,治疗 90 天,结果显示临床疗效明显,并有降低 IFN-γ、AChR-Ab 水平的作用。上述团队长期、大样本的临床研究,其结果尤能深入、客观地反映中西医结合治疗 MG 的疗效和优势。

中山大学第一医院陈松林等采用分阶段中西医结合治疗 MG:①第一阶段(症状治愈):脾肾气阴两虚组:甲泼尼龙 8~12mg/d 起始,5~7 天增加 4mg,直至 20~32mg;溴吡斯的明 60~120mg,每 6 小时口服 1 次;配合补中益气丸、六味地黄丸口服,3 次/d。脾肾阳虚组:西药同前组,配合补中益气丸、滋肾育胎丸口服,3 次/d。肌无力症状消失后继续用药 1~2 个月,然后进入第二阶段。②第二阶段(恢复乙酰胆碱受体功能):溴吡斯的明减半量,4 次/d,2~3 周后改成 3 次/d,再过 2~3 周改成 2 次/d,又过 2~3 周后停用;其余治疗用药不变,然后进行第三阶段治疗。③第三阶段(调节免疫功能):甲泼尼龙减量,每 2 周减 4mg/d,至 16~20mg/d 时,每 4 周减 4mg/d,减至半片(2mg/d),服 2 周后停用;其余治疗不变,然后进行第四阶段治疗。④第四阶段(强化个体功能):两组均原法续用补中益气丸、六味地黄丸、滋肾育胎丸,3~6 个月后减量;补中益气丸、六味地黄丸每月每次减 5 粒;滋肾育胎丸每月每次减 1g,3~6 个月内减完。此外,所有 18 岁以上且合并胸腺瘤或明显增生者予手术治疗,合并甲状腺功能亢进者配合他巴唑治疗。结果显示,第一阶段治疗方案结束后,31 例患者均达到症状治愈;在第二阶段治疗方案的实施过程中,IV 型 MG 患者有 1 例在溴吡斯的明减量时症状加重,未进入第三方案;其余 30 例进入第三阶段治疗方案过程中,3 例出现合并症而加用对症治疗;在第四阶段治疗方案的中成药减量过程中有 2 例 MG 患者出现肌无力症状加重,恢复至原治疗方案。对完成全部疗程方案治疗的 25 例 MG 患者进行随访,其中随访 6 个月 10 例,9 个月 7 例,1 年 3 例,2 年 3 例,3 年 2 例,均未见症状复发,突显中西医结合在维持疗效、减少复发方面的特殊优势。该研究采用序贯治疗,设计严谨,观察周期较长,研究结果很有说服力。

在肌无力危象等危重症的救治方面,中西医结合亦显示出较强优势。2007 年,许凤全等采用中西医结合治疗重症肌无力危象 42 例,其中西医方面使用呼吸机辅助呼吸、丙种球蛋白冲击、糖皮质激素、新斯的明、抗感染、纠正酸碱及电解质紊乱等常规措施,中医方面采用院内制剂重肌灵散、黄芪益气散、复方灵仙散鼻饲,并与单纯使用西医方法治疗的 42 例患者作对照,结果显示,治疗组近、远期疗效以及治疗后 AChR-Ab 降低水平都显著优于对照组。李庚和团队的蒋方建等在总结 1998 年使用中西医结合方法治疗 10 例肌无力危象的经验基础上,再次报道了 48 例 MG 患者(52 次危象)的治疗经验,其中西医治疗采用呼吸机辅助通气、肾上腺皮质激素等综合疗法,中医以益气固脱、回阳救逆、补肾纳气、肃肺化痰之剂参附汤合人参蛤蚧散加减鼻饲(基本方为别直参、炙甘草、炙苏子各 12g,制附子、大熟地各 15g,蛤蚧末、紫河车粉各 6g,煅龙骨、煅牡蛎、淫羊藿各 30g),水煎 400ml,分上下午 2 次服用;猴枣散 1 支,每天 2 次,另冲服;或鲜竹沥 20ml/ 次,2 次 /d,兑生姜汁另冲服。抢救成功 44 例(48 次危象),成功率 92.3%,4 例死亡。危象持续时间:最短 13 天,最长 103 天,平均 28.6 天。研究结果显示,合理应用中西医结合方法多途径救治重症肌无力危象的效果较为理想。2008 年,邓铁涛团队中的刘小斌等报道中西医结合抢救重症肌无力危象患者 31 例,其中西医措施包括生命体征监护,保持呼吸道通畅,定时吸痰及雾化,持续高流量吸氧,合理选用抗生素,纠正酸碱失衡及电解质平衡紊乱,半量应用类固醇激素和抗胆碱酯酶药物,必要时加用丙种球蛋白冲击或血浆置换等;中医方法包括鼻饲流质饮食,鼻饲或口服强肌健力系列中药制剂,静脉滴注黄芪针 20~40ml、或生脉针 20ml/d,辨证论治以补中益气汤为基本方加减,加强中医整体护理。结果显示,MG 危象患者全部抢救成功,无一例死亡,说明中西医结合抢救 MG 危象可获得较好的临床疗效。上述研究表明,对于 MG 危象这样的急危重症,中西医结合治疗也具有明显优势。

除早期杨明山的研究外,这一时期有不少西医学者的研究也给 MG 中西医结合治疗的深入探索带来启示。如原青岛大学医学院附属医院李海峰在致力于不同类型 MG 临床及亚临床特征的系统研究过程中,强调运用辨证施治的诊疗思维方法去具体分析每一病例的临床特点、影响病情变化的因素,据此制订针对性的处置方法(具有充分的中医思维特征),临床配用中成药如补中益气丸、人参归脾丸、川黄口服液等提高免疫力;因感冒、劳累等导致病情轻度反弹者,给予黄芪注射液、参附注射液静脉滴注。李海峰注重辨证使用中成药以提高 MG 的整体治疗效果,具有借鉴意义。刘卫彬提出 MG 在综合治疗基础上应强调个体化治疗,这与中医注重整体、辨证施治的思路不谋而合;强调重建免疫稳态在 MG 治疗中的积极意义,而调节人体脏腑气血阴阳的失衡,恢复机体阴平阳秘的正常协调状态恰为中医特有的优势;观察并客观比较了西药联用参芪扶正注射液与单用西药治疗 MG 的疗效,研究结果对西医专科医师科学合理使用中成药制剂以提高 MG 临床疗效很有启示作用。西医 MG 专家体现中医思维的 MG 诊疗思想以及运用中成药治疗 MG 的经验,都十分有益于 MG 的中西医深度融合和协作研究。

另外,其他领域专家的研究成果对 MG 诊治水平的提高也有很好的启示和借鉴作用。上海市中医医院沈丕安致力于类风湿关节炎、系统性红斑狼疮研究数十年,主编的《现代中医免疫病学》比较系统地阐述了自身免疫性疾病的中、西医发病机制,系统阐述了不同种类中药的免疫药理作用,提出在治疗各类自身免疫性疾病时,在免疫反应激烈的急性发作期,慎用或禁用增强细胞免疫或促进抗体生成的中药,而宜着重选择具有抑制细胞免疫或体液免疫的药物如生地黄、北沙参、麦冬、牛膝等;当疾病处于免疫功能低下阶段,可选用增强免疫功能的药物,如黄芪、人参、党参、白术等;书中还制订了包括 MG 在内的多种自身免疫性疾病的中西医结合治疗方案。沈丕安辨证辨病结合治疗风湿免疫病的思路对 MG 这一类神经系统自身免疫性疾病的治疗具有较强的借鉴和指导意义。

2000—2010 年是开展 MG 中西医结合临床研究进展较快的 10 年,涌现出了多个研究团队;研究范围进一步拓展,涉及 MG 危象的中西医结合综合救治研究;研究深度逐步加深,不再仅仅停留在症状改善层次,而是采用了分阶段中西医结合治疗的整体思路,共同彰显了中西医结合在这一领域的优势。另外,这一时期的西医 MG 专家及风湿免疫病专家的研究也对 MG 的中西医结合治疗探索给予了有益的启发和助力作用。

（五）2011—2020 年——提高

2011—2020 年,中西医结合治疗 MG 的临床研究水平不断提高。王健等对 38 例 Ⅰ、ⅡA、ⅡB 型 MG 患者给予健脾益气补髓方治疗,配合胆碱酯酶抑制剂、糖皮质激素(病情改善后阶段性地减量直至完全停用),连续观察 1 年,结果显示,治疗 3 个月、6 个月、12 个月后病情逐步改善,与治疗前比较具有极显著差异。项宝玉从肝从风论治眼肌型 MG,以复肌宁汤治疗本病,与加用溴吡斯的明治疗比较,疗效接近。裘昌林长期从事 MG 临床研究,不仅在马钱子的运用上积累了丰富经验,并对中药联用激素治疗 MG 的理论及方法进行了深入探讨,提出激素是外源性纯阳之品,具有温热、兴奋、上升、推动、化气的特性,其生理剂量具有少火生气之用,长期超生理量使用则导致下丘脑 - 垂体 - 肾上腺皮质轴系统功能紊乱。早期应用激素表现为补气温阳作用,能改善患者肌无力症状;激素使用时间稍长,加之同时用大剂补气升阳药,则导致阴液耗伤、气阴两虚;久用激素更伤肝肾之阴,进而出现肝阴虚之象;而长期持续较大剂量使用激素,严重抑制丘脑 - 垂体 - 肾上腺皮质轴功能,可产生较突出脾肾阳虚证候;并对激素使用各阶段如何运用中药协同治疗进行详细阐述,这些探索对如何更深入地从药物配伍应用上进行中西医结合提供了很好的借鉴。况时祥等采用补脾益肾之剂补脾强力复方配合泼尼松、溴吡斯的明治疗重症肌无力 I、IIa 型 45 例,并与 30 例单用西药治疗病例作对照,连续观察 1 年,结果显示补脾强力胶囊对重症肌无力 I、IIa 型患者有较好的远期疗效,复发率低,有潜在减轻激素类药物毒副作用的效应;该方对 MG 患者胸腺手术后病情的改善优于单纯西药治疗,且无肌无力危象发生。况时祥等将 285 例 MG 患者分为脾气亏虚、气阴两虚、肝肾阴虚、脾肾阳虚 4 型进行辨证治疗,疗程 1~3 年,同时配合泼尼松及溴吡斯的明口服,临床疗效满意,且观察显示,按分型疗效比较,I 型＞IIa 型＞IIb 型＞III 型,按分证疗效比较,脾气亏虚证＞气阴两虚证＞肝肾阴虚证＞脾肾阳虚证;并通过对大宗病例的观察总结,结合西医对 MG 病理生理机制的认识,提出 MG 从胸腺论治、从毒论治的理念,同时结合现代中药药理药化研究结果,提出针对胸腺病变和"毒"的用药思路,对于丰富和深化 MG 的治疗有一定意义。

　　李广文对本病发展转化及治疗反应等有独特认识,并形成自己独特的治疗经验,其用药特色:一是根据不同中药特点采用药对组合用药;二是采用方对组合用药,以最大程度地发挥组方的作用;三是结合患者的病情特点采用 2 个甚至 3 个处方交替服用法服药,以更好地发挥中药的调节作用,并提出脾虚贯穿病程始终,故补脾应贯穿治疗始终。乞国艳形成了自己的一套中西医综合治疗 MG 方案,早期采用大剂量激素冲击联合免疫抑制剂治疗,快速控制病情,病情稳定后逐步减停胆碱酯酶抑制剂、激素,最后停用免疫抑制剂,以中药维持巩固 1~2 年,最后完全停药。乞国艳于 2005 年开始报道 MG 个案,2007 年总结 120 例 MG 的中西医结合诊治经验,2009 年后陆续发表一系列临床经验总结及机制研究类文章,对进一步开展本病中西医结合诊治实践,颇有借鉴意义。

10 年间还发表了大量的临床荟萃分析报告。双晓萍等对 37 个中西医结合治疗重症肌无力的随机对照试验研究的疗效和安全性进行 Meta 分析,结果表明,中西医结合治疗比西医基础治疗更有利于调节机体的多种免疫功能、改善重症肌无力的临床症状,比西医一般常规治疗更安全有效。彭小燕等对 2010—2017 年 8 年间的 22 个随机对照临床试验、共 1972 例研究对象进行 Meta 分析,结果显示中西医结合治疗重症肌无力相较于单纯西药治疗,在提高有效率、降低复发率以及改善病情方面具有明显的优势。黄春华等通过对 7 篇系统评价/Meta 分析进行再评价,对中医药治疗重症肌无力的系统评价/Meta 分析结论可靠程度进行再评价,描述分析结果显示,中医药治疗重症肌无力,可提高总有效率,降低临床绝对评分、临床相对评分,减少复发率、不良反应发生率,中医药联合西药在治疗重症肌无力上可能有协同增效的作用。以上多个 MG 临床研究的 Meta 分析进一步揭示了中西医结合治疗 MG 的科学价值和临床优势。

如何认识中西医结合治疗 MG 的优势?何种中西医结合治疗方法更科学合理?部分学者对此进行了探索。姜超等在概述了目前中、西医治疗 MG 的常用方法后提出,MG 是难治性疾病,中西医结合能兼取中西医之长,是本病治疗的理想途径。伴有胸腺瘤或胸腺异常增生者可手术治疗,以去除 MG 患者产生自身免疫的始动源,合并胸腺瘤者应做好围手术期的中西医结合治疗;中药治疗可在辨证论治基础上,结合中药药理研究进展选择某些具有免疫抑制或免疫调节的中药,提高临床疗效;根据病情程度制订有选择性的中西医结合治疗方案,单纯眼肌型或经治疗后病情较为稳定的其他型患者,可以中医药治疗为主,病情不稳定者,特别是发病 6 个月至 1 年内的患者,配合胆碱酯酶抑制剂或激素等治疗,对重症 MG 或危象患者应以西医抢救为主,病情允许时可中西医结合治疗;可通过中西医结合循证医学研究探讨 MG 西医分型与中医辨证的相关性,把西医分型及微观监测指标与中医整体宏观辨证有机结合,探寻中西医结合诊疗规范,以提高疗效。况时祥等按改良的 Osserman 分型方法将 MG 分为 5 型,并结合多年临床实践经验及参考其他专家观点,将本病病程分为早期、缓解期、复发期、恢复期、稽留期 5 期,分别从中、西医角度阐述了不同类型及阶段的病理变化及临床特点,系统阐述了 MG 分型、分期治疗方法及实践中应注意的一些问题,对提高 MG 的中西医结合治疗水平有一定参考意义。

综上可见,10 年来 MG 的中西医结合临床研究,无论是临床治疗用药的拓展,还是对发病机制和诊疗规律的探索,抑或是研究方法的创新,都达到一个新的高度和层次。

二、中西医结合治疗重症肌无力评析

(一)西医疗法仍是 MG 治疗的基础

西医是随着科学技术的不断进步而不断发展的。近 40 年来,随着对 MG 发病机制认识的逐渐深化,其治疗指南亦随之不断更新。在治疗手段上,早期的针对神经肌肉接头的胆碱酯酶抑制剂(新斯的明、溴吡斯的明),针对胸腺增生或胸腺瘤的胸腺切除术,对免疫系统具有广泛抑制的糖皮质激素、硫唑嘌呤、环磷酰胺,至今仍在使用。目前所使用的选择性相对较高的免疫抑制剂,如他克莫司、吗替麦考酚酯、环孢素等正在更多地被临床医师选择。对于难治性 MG,近年来靶向清除 B 细胞的药物——利妥昔单抗,以及针对补体的靶向治疗药物——依库珠单抗备受关注。针对 MG 患者的临床分型以及其他具体化情况,可选择不同的上述治疗方案。可见,西医治疗仍是 MG 的基础性治疗。随着医学科学技术的不断发展,MG 的西医治疗仍会不断进步和完善,更有针对性的靶向性治疗有望成为未来 MG 治疗的发展方向。

(二)辨证论治是中医治疗 MG 的主要方法

辨证论治根据四诊所收集的资料,通过分析、综合,辨清疾病的病因、性质、部位,以及邪正之间的关系,概括、判断为某种性质的证,进而根据辨证的结果,确定相应的治疗方法。辨证论治是朴素的、宏观的、方向性的。《黄帝内经》提出了"阳病治阴""阴病治阳""寒者热之""热者寒之"等中医治疗原则,两千多年来一直指导着中医的临床。如果按照辨证论治的法则来处方用药,大的方向正确,疗效就有可能提高。回顾 50 余年来中医及中西医结合治疗 MG 的发展历程可见,中医治疗 MG 疗效肯定且显著,而中医治疗 MG 的主要手段,仍然是传统的辨证论治方法,因此要强调,中医治疗 MG 必须严格以辨证论治方法为主导,并在实践中不断发展、深化、提高辨证治疗水平,这是提高 MG 综合治疗水平的关键要素之一。

(三)减毒增效是中西医结合治疗 MG 的特色和优势

西医治疗 MG 的疗效是确切的,但同时带来的副作用也是显而易见的。例如,胆碱酯酶抑制剂导致的胃肠蠕动加快、加强可导致腹泻腹痛,糖皮质激素导致的失眠、血糖增高、水钠潴留、胃肠黏膜损伤、骨质疏松、肾上腺萎缩,环磷酰胺、硫唑嘌呤、他克莫司导致的骨髓抑制,长期使用糖皮质激素和免疫抑制剂所致的固有免疫系统功能低下、易发生感染等。上述副作用若未得到及时地干预和处置,对 MG 的治疗效果也会产生不利影响。中医药具有多靶点、双向调节的特点,临床上可根据不同的副作用选取相应的方剂治疗,这些方剂的制订同样是基于辨证论治和专病专方专药相结合的。例如,我们处理胆碱酯酶抑制剂所致的胃肠蠕动增强的副作用时,可在辨证的基础上合用附子理中丸、葛根芩连汤等。糖皮质激素所导致的失眠具有内热偏亢的特点,可合用清热养阴、安神定志之品,如生地黄、黄连、酸枣仁,或合用朱砂安神丸;骨质疏松可合用骨碎补、补骨脂、肉苁蓉,或合用骨质增生丸。对于长期使用糖皮质激素和免疫抑制剂所致的固有免疫系统功能低下,患者易发生感染的情况,可合用玉屏风散、桂枝汤等。预防和延缓糖皮质激素所致的肾上腺萎缩,可合用生地黄、龟甲、知母等。对于环磷酰胺、硫唑嘌呤、他克莫司所导致的骨髓抑制,首先要明确是哪一系(红细胞、血小板、中性粒细胞、淋巴细胞)的血细胞减少,之后在辨证的基础上选取专方专药,如红细胞、血小板、粒细胞减少可合用当归补血汤 + 阿胶或芪胶升白胶囊,通常上升较快;淋巴细胞减少则需合用鹿角胶、补骨脂、枸杞或龟鹿二仙胶,所需时间稍长。通过上述中药的使用,可有效预防、延缓和减轻西药的副作用,如中药生地黄、龟甲、知母等滋阴补肾之品的使用可有效预防和延缓糖皮质激素所致的肾上腺萎缩,可协助激素减量,预防 MG 症状反弹,这样就可以使患者在使用较低剂量糖皮质激素的情况下也能起到同样的治疗作用,在发挥治疗作用的同时将副作用降至较低水平。由此可见,减毒增效是中西医结合治疗 MG 突出的特色和优势。

(四)分型分期论治是提高 MG 中西医结合治疗水平的关键

重症肌无力的治疗不仅要重视临床症状的改善,还应重视提高其远期治愈率,但目前对远期疗效关注不够,或缺乏相应措施。中西医结合固然通过两种方法的互补能增强治疗效应,但要使中西医结合方法的疗效最大化,必须强调分型分期论治。所谓分型论治,是按改良的 Osserman 分型方法,基于 I ~ V 型 MG 分别反映的病变累及的肌群、病情的严重程度等,优选最有效的中西医方法,以增强治疗的针对性,加速病情快速改善;所谓分期论治,是指结合 MG 发生发展演变的特点、规律,将其整个病程分为早期、缓解期、复发期、恢复期、稽留期等 5 个阶段,根据每期的免疫病理特点及临床特征的不同,确定以西医为主,中西医并重,或中医为主的治疗措施。分型论治旨在强调针对不同的类型,采取最适宜的、强力的治疗,以迅速改善症状,稳定病情;分期论治旨在强调针对不同阶段的免疫病理特点,选择治疗的重点,促使机体免疫系统功能逐步回归到正常协调状态,达到完全治愈疾病的目的。分型论治与分期论治结合,不仅使中西医结合方法有益于提高早期疗效,更有益于通过恢复免疫功能增强远期疗效,即提高完全治愈率。因此,可以认为,分型分期论治是提高 MG 中西医结合水平的关键环节。

三、展望及未来

50 年来,MG 的临床实践表明,中西医结合诊疗的有效性越来越得到认可,中西医结合治疗的优势也越来越凸显,有效方药越来越多,研究水平越来越高,研究也越来越深入。但不足之处也十分明显,表现在严格采用现代科学方法进行临床研究、探索本病中西医结合诊治规律的少;长期、连续、系统开展发病及诊治规律观察研究的少,还未形成国内公认的成熟、规范可供遵循的 MG 辨证治疗体系;尽管各地总结出的有效验方不少,但转换成有效中成药在各地推广应用的还没有;对中医特色治疗包括针灸、推拿、火罐、刮痧、穴位贴敷等疗法关注不够;从事本领域的中、西医专科医师紧密联手、开展深入合作研究的几乎没有;部分西医专科医师对中医治疗 MG 的作用缺乏认同。这些都阻碍了本病的进一步深入的中西医结合研究。基于已有的临床进展和成就,中西医结合在新的起点上具有更加美好的发展前景。

今后可以在以下方面开展工作:一是应力求严格设计中西医结合诊治和观察方案,通过对大宗病例的系统、规范、长期的观察总结,探索并揭示 MG 的中医辨证施治规律和中西医结合诊疗规律,最好能联合国内有较好基础的医院开展多中心观察。二是力争中西医联手,通过理念的交流、方法上的联合,促进中西医在 MG 临床诊治上的深度融合,进一步提高诊疗水平。三是加强转化医学研究,尽早将一些经大量实践证实的 MG 特效方、高效方开发成专病制剂。四是加强临床与基础的协作研究,不断向纵深探索 MG 的发病实质和关键治疗环节。五是加强对针灸、推拿按摩、刮痧等中医特色疗法的应用研究,尤其与中药的联合应用,以提高总体疗效。六是加强对难治性 MG 的研究,如中西医结合多法同施、多环节入手、多靶点用药,对难治性 MG 治疗尤其具有优势。七是加强预防复发的研究及中药早期替代激素和免疫抑制剂的研究,加强激素联用免疫抑制剂时预防感染的研究。我们坚信,只要坚持实践,努力探索,锐意创新,不断积累,中西医结合治疗 MG 在不远的将来一定会结出骄人的硕果,取得令世人瞩目的成就。

参考文献

［1］况时祥, 张树森, 李王杏安. 中西医结合治疗重症肌无力 50 年的回顾与思考 [J]. 中国中西医结合杂志, 2021, 41 (11): 1395-1400.

［2］广东饶平县人民医院内传科. 中西医结合治疗重症肌无力一例 [J]. 新医学, 1973, 4 (6): 294-295.

［3］张近三, 李庚和. 重症肌无力症中医辨证施治探讨 [J]. 新医药学杂志, 1977 (5): 24-25.

［4］王少椒. 60 例重症肌无力的中西医结合治疗及免疫学观察 [J]. 新医学, 1978, 9 (8): 369-371.

［5］詹文涛. 中西医结合治疗自身免疫性疾病的初步探讨 [J]. 云南中医杂志, 1981 (6): 1-6, 11.

［6］李庚和. 432 例重症肌无力症疗效分析 [J]. 上海中医药杂志, 1987 (12): 2-4.

［7］吴青, 李庚和. 健脾补肾法治疗重症肌无力 302 例 [J]. 山西中医, 2005, 21 (2): 20-22.

［8］臧海生, 董云, 蒋方建. 辨证治疗眼肌型重症肌无力 230 例 [J]. 山西中医, 2008, 24 (3): 12-14.

［9］刘弼臣, 史英杰. 中医治疗小儿眼肌型重症肌无力 21 例临床分析 [J]. 中医杂志, 1985 (10): 43-44.

［10］邓中光, 邓铁涛. 对重症肌无力的认识——附 51 例临床观察 [J]. 新中医, 1988 (4): 1-5.

［11］吴莉娅, 徐时元. 中西医结合治疗眼肌型重症肌无力 [J]. 中原医刊, 1994, 21 (4): 10-11.

［12］陈莲凤, 李超, 王怀荣. 中西医结合治疗重症肌无力 14 例 [J]. 山东中医杂志, 1996, 15 (10): 458-459.

［13］柯贤军, 李少文, 潘志恒, 等. 中西医结合治疗重症肌无力 20 例临床观察 [J]. 中国中西医结合杂志, 1999, 19 (8): 492-493.

［14］王曙辉, 杨明山. 中西医结合治疗重症肌无力 52 例 [J]. 中国中西医结合杂志, 1999, 19 (7): 438-439.

［15］潘邓记, 杨明山, 蔡玉祥. 中西医结合治疗重症肌无力的临床观察 [J]. 中国中西医结合杂志, 2001, 21 (1): 64-65.

［16］魏佳军, 张旻, 杨明山, 等. 重症肌无力的中西医结合治疗 [J]. 中国康复, 2008, 23 (4): 255-256.

［17］杨明山. 中西医结合治疗重症肌无力 [C]// 中国中西医结合学会. 第五次全国中西医结合神经科学术会议论文集. 成都: 中国中西医结合学会, 2004.

［18］ 李广文,孟如.孟如教授对疑难病的诊治特色［J］.中国中医药信息杂志,2000,7 (6): 75.

［19］ 吴相春,吴相锋,李峥,等.中西医结合治疗重症肌无力胸腺切除术后复发 60 例临床观察［J］.河北中医药学报,2001,16 (3): 12-13, 38.

［20］ 刘玉祯,许凤全,袁学山,等.中西医结合治疗中老年重症肌无力 185 例疗效观察［J］.现代中西医结合杂志,2004,13 (16): 2170.

［21］ 吴相春,陈金亮,吴以岭,等.中西医结合治疗 ⅡA 型重症肌无力 75 例临床观察［J］.中国中西医结合杂志,2006,26 (1): 82-83.

［22］ 牛广华,孙旭,张春明,等.黄芪复方对重症肌无力患者淋巴细胞亚群、免疫球蛋白及补体的影响［J］.中国中西医结合杂志,2009,29 (4): 305-308.

［23］ 朱卫士.黄芪复方治疗 Ⅰ、Ⅱ 型重症肌无力的临床研究［D］.沈阳:辽宁中医药大学,2010.

［24］ 陈松林,刘小云,张为西.中西医结合治疗重症肌无力 31 例［J］.中西医结合学报,2008,6 (9): 964-967.

［25］ 许凤全,陈金亮,马永,等.中西医结合治疗重症肌无力危象 42 例疗效观察［J］.新中医,2007,39 (9): 62-63.

［26］ 臧海生,蒋方建.中西医结合治疗重症肌无力危象 48 例［J］.浙江中医杂志,2008,43 (6): 337.

［27］ 刘小斌.重症肌无力危象 31 例 37 次抢救临床调研与分析［C］// 中华中医药学会.全国第七届中医药继承创新与发展研讨会论文集.扬州:中华中医药学会,2008.

［28］ 李海峰,李连弟.重症肌无力的治疗:循证与辨证［J］.国际神经病学神经外科学杂志,2009,36 (3): 217-220.

［29］ 刘卫彬.应重视重症肌无力综合治疗的个体化［J］.中华医学杂志,2009,89 (43): 3025-3027.

［30］ 沈丕安.现代中医免疫病学［M］.北京:人民卫生出版社,2003: 69-189.

［31］ 李静.健脾益气补髓法对重症肌无力患者血清中细胞因子 IFN-γ、IL-10、IL-12 影响的研究［D］.长春:长春中医药大学,2012.

［32］ 项宝玉.从肝从风论治眼肌型重症肌无力的中医理论研究［J］.中西医结合心脑血管病杂志,2012,10 (10): 1247-1248, 1250.

［33］ 蒋旭宏,张丽萍,裘涛,等.裘昌林教授中药分阶段协同激素治疗重症肌无力［J］.浙江中医药大学学报,2015,39 (2): 109-112.

［34］ 况时祥,张树森,赵芝兰,等.补脾强力胶囊治疗重症肌无力 Ⅰ、Ⅱa 型临床研究［J］.新中医,2012,44 (7): 53-54.

［35］ 王静,周双秀,况时祥.补脾强力复方对重症肌无力胸腺切除术前后干预的临床研究［J］.时珍国医国药,2016,27 (2): 383-385.

［36］ 况时祥,刘琛,王强,等.辨证治疗重症肌无力 285 例临床观察［J］.山西中医,2014,30 (11): 11-13.

［37］ 姜雄,何前松.况时祥从"毒"论治重症肌无力的临床经验介绍［J］.江苏中医药,2016,48 (8): 19-21.

［38］ 周兴莲,李广文.李广文主任医师对重症肌无力的诊治特色［J］.光明中医,2016,

31 (16): 2327-2330.

［39］薛银萍, 马梅, 乞国艳. 乞国艳教授诊疗重症肌无力经验 [J]. 中华中医药学刊, 2017,
　　　35 (11): 2921-2924.

［40］双晓萍, 谭子虎, 陈乞, 等. 中西医结合治疗重症肌无力临床疗效和安全性的 Meta 分
　　　析 [J]. 中国中医药科技, 2016, 23 (1): 121-124.

［41］彭小燕, 马金昀, 程晓东. 中西医结合治疗重症肌无力临床随机对照试验的 Meta 分
　　　析 [J]. 中华中医药学刊, 2019, 37 (4): 826-831.

［42］黄春华, 刘丽婷, 饶旺福. 中医药治疗重症肌无力系统评价/Meta 分析的再评价 [J]. 中
　　　医杂志, 2019, 60 (15): 1294-1298, 1335.

［43］姜超, 刘萍, 梁燕. 重症肌无力中西医结合治疗思路探讨 [J]. 中国中医急症, 2012,
　　　21 (3): 365-366, 382.

［44］况时祥, 况耀鋆. 重症肌无力中西医结合分型分期论治探讨 [J]. 中国中医急症, 2019,
　　　28 (11): 1993-1997.

［45］沈丕安. 中药药理与临床运用 [M]. 北京: 人民卫生出版社, 2006: 1-3.

［46］吕刚, 孟庆才, 邓迎杰, 等. 骨质增生丸治疗原发性骨质疏松症的临床研究 [J]. 中药药
　　　理与临床, 2014, 30 (3): 146-149.

第二节　中西医的优势与不足

中医在长期的临床实践中, 对重症肌无力的治疗逐步形成了自己的特色和优势, 但也存在明显的局限和不足; 西医对重症肌无力的诊治已形成较成熟的体系, 但存在的缺陷照样突出; 只有客观认识二者的优势和不足, 进而达到优势互补, 才能最大限度地提高重症肌无力临床治疗水平。

一、中医的优势与不足

(一) 优势

概括起来, 中医药在重症肌无力治疗上的优势体现在以下几方面:

1. 经验丰富　中医对本病的认识与实践已有两千多年的历史。在漫长的历史长河中, 各代医家结合自己的实践与研究, 挖掘、总结出了大量治疗本病的特效药、经验方, 如目前常用于临床的黄芪、党参、马钱子和补中益气汤等。近 30 年来, 众多学者积极开展重症肌无力临床实践, 总结出了大量行之有效的独特疗法和方药, 极大地提高了本病临床治疗水平。如邓铁涛以补中益气汤为基础、兼调他脏, 李庚和从脾肾论治, 尚尔寿从肝从风论治, 裘昌林在辨证治疗的同时善用马钱子, 乞国艳中西医并重等, 均具有较强的代表性。

2. 突出的免疫调节作用　从中药药理研究来看, 不少中药有抑制细胞免

疫或体液免疫的作用,有的对两类免疫都有抑制作用,还有不少中药有增强细胞免疫或体液免疫的作用,还有的具有双向免疫调节作用。而中医治疗重症肌无力,采用的主要形式还是辨证施治、综合调节,既通过调理内在脏腑功能,促进体内气血津液的正常运行,进而达到整体功能的改善,使疾病痊愈。这是通过整体的综合调节治疗,促使机体免疫功能恢复正常协调状态,因此,辨证施治的整体治疗既有良好的调节免疫作用,而在治疗的不同阶段,又可结合该阶段的免疫特点及相关的中药药理研究成果,有选择地使用某些中药,达到针对性的免疫调节作用。

3. 多样化的治疗手段　治疗方法丰富多样是中医优势之一,除中药及其复方外,针灸、穴位埋线、点穴、推拿按摩、火罐以及气功等方法,都有较肯定的调节免疫、增强非特异性免疫功能、改善患者体质以及缓解肌无力症状等方面作用,临床上根据患者情况选择、配合使用,有助于提高临床疗效。

4. 多重效应与叠加效应　一味中药可含十几种乃至几十种成分,不同成分有不同功效,而中医治疗多用复方,通常由数味甚至数十味中药组成,所含成分就更多样、更复杂,因而能够针对重症肌无力所存在的特异性和非特异性免疫异常、胸腺病变、下丘脑 - 垂体 - 肾上腺轴损伤、肌无力症状以及重症肌无力伴发的其他系统异常等多个环节发挥多重治疗效应。多种方法的运用也能产生多重效应。同时,中药所含多种成分中,不少成分发挥的作用是相同或近似的,而这些成分又能产生叠加效应。多疗法同用也能形成疗效叠加效应。

5. 独特的功效作用　研究表明,解毒攻毒中药如漏芦、马钱子、苦参等,由于有抗炎、抗肿瘤、增强免疫力或抑制异常免疫反应等功效,而对胸腺病变有独特治疗作用;补肾药如制首乌、覆盆子、肉苁蓉,益气药如人参、黄芪,补血药如当归等,由于具有保护胸腺组织、延缓胸腺衰老、增强胸腺功能等药理作用,而对重症肌无力患者胸腺组织损伤的修复和胸腺功能的恢复能发挥独特效应。马钱子、麻黄因能增强胆碱能神经功能而有改善肌无力症状的作用,黄芪、仙鹤草也有突出的改善肌无力症状的作用。

6. 长期使用产生累积效应　中药治疗本病,主要是通过逐步激发、调动人体内在抗病活性,改善脏腑功能、增强体质、促进人体免疫系统逐步回归正常状态,促使疾病康复;起效较缓慢,但长期坚持治疗,能产生累积效应,使病情改善由量变到质变,最终达到彻底痊愈的目的。

7. 几乎无毒副作用,适宜长期应用　用于重症肌无力治疗的中药主要为植物药,部分为动物药,大多安全无毒,即使如马钱子、附子等峻烈之品,只要掌握好剂量和服法,一般也很安全,而针灸、火罐、推拿按摩等只要正规操作、严格掌握适应证,更无任何不良反应。中医药的这一优势,对于重症肌无力等病情顽固、病程漫长,需长期治疗者,显得尤为适用。

(二) 不足

1. 起效较慢,治疗时间较长,疗程短则疗效不稳定,遇到诱因后容易复发。

2. 尚无针对本病的专用制剂和特效治疗,临床诊疗仍主要凭借医师经验。

3. 除病程较短的单纯的眼肌型外,对多数患者仍需与西药联合应用。

4. 对急危重症救治措施缺乏。

二、西医的优势与不足

(一) 优势

西医的治疗优势主要体现在如下几方面:

1. 治疗 MG 体系完整、措施全面。胆碱酯酶抑制剂、免疫治疗、胸腺切除术等方法,如能规范合理使用,对多数患者都有明确、肯定的治疗效果。

2. 采用免疫调节疗法干预机体异常免疫应答,作用直接、快速、强大,近期疗效明显。

3. 对症治疗作用显著,能较快改善症状。

4. 对危重症的救治优势明显。

(二) 不足

1. 对大多数患者采用免疫抑制疗法而非免疫调节治疗,难以促使其免疫功能重新恢复到正常状态,因此多数患者不能根治,需长期甚至终身用药。

2. 免疫抑制剂在抑制异常免疫应答的同时也抑制机体正常的免疫防御功能,导致机体防御抗邪能力下降,易于继发呼吸系统及其他系统感染,诱发重症肌无力反复发作。

3. 胸腺切除术对重症肌无力的治疗作用虽为众多临床报道所证实,但其总体价值尚待商榷。

4. 糖皮质激素及免疫抑制剂已知有较明显毒副作用,长期使用的毒副作用尚待观察。

5. 对难治性重症肌无力尚缺乏较好的治疗方法。

第三节　中西医结合的切入点

一、治疗方法的结合

1. 对症治疗结合　如在用胆碱酯酶抑制剂改善患者肌无力症状的同时，配合马钱子，或复方中配入仙鹤草、麻黄、大剂量黄芪、鸡血藤等，能强化改善肌无力的作用。

2. 调节免疫结合　在使用免疫抑制剂的同时，配合中药复方治疗综合调节免疫功能，并在疾病早期，复方中配用有突出免疫抑制效应之品如生地黄、北沙参、郁金、土茯苓等；在疾病缓解期及波动期，有意选用有类糖皮质激素样作用药物如生地黄、龟甲、知母、淫羊藿、巴戟天、锁阳等，或有免疫调节作用之品如北沙参、生地黄、玄参、麦冬等；在疾病恢复期，配用有增强免疫作用之品如黄芪、人参、黄精、枸杞、女贞子等，从调节免疫的角度结合用药，达到提高疗效的目的。

3. 弥补西药缺陷　对伴有胸腺病变的 MG，西医除了胸腺切除术外，缺乏其他手段，而胸腺切除后其正常生理功能也缺乏必要的代替措施，这无疑会影响患者进一步的恢复，并且由于机体免疫防御机制的缺陷可能继发反复感染或其他多种疾患。中药由于具有针对胸腺的抗炎、抗增生、抗肿瘤作用，以及肯定的促进胸腺修复、改善胸腺功能等作用，对伴有胸腺疾病的 MG 有独特治疗效应，正好弥补西药之不足。

4. 减轻或对消西医治疗毒副作用　中药或其他中医疗法能显著减轻糖皮质激素、免疫抑制剂的不良反应，显著减少甚至防止胸腺切除术后肌无力危象出现，使患者安全度过大剂量激素冲击治疗或胸腺手术后危险期，使病情得到较快改善。

二、治疗思想的结合

通常来说，西医关注局部，中医更强调整体；西医重视所患的病，中医重视患病的人；西医立足于寻找特异性病原体和疾病的本质病因，以及针对症状治疗，而中医立足于综合调节，促进患者整体功能的改善以祛邪却病。两种治疗思想结合，有益于疾病的治疗。

1. 治"病"的结合　在西医病因学治疗思想指导下，结合现代中药药理研究成果,选择具有抑制异常细胞免疫、体液免疫或双向调节免疫作用之品,或有类糖皮质激素作用之品,或具有针对胸腺病变发挥治疗作用之品,融入辨证治疗复方中,对提高临床疗效有帮助。

2. 治"人"的结合　在中医注重改善人体功能,提高机体免疫防病能力的思路下,在大剂量激素冲击之前,采用小剂量免疫球蛋白(每日 0.4g)静脉滴注,或在缓解期配合应用胸腺五肽治疗,以及激素小剂量(如泼尼松 5~7.5mg)使用,都可以达到扶助正气,改善免疫功能,促进病情改善、稳定的目的。

3. 盲点的弥补　在观察疾病现象时,西医并不强调如舌象、脉象、腹征等在反映病情性质程度等方面的作用,而中医则很重视。如舌质紫暗,系瘀血阻络,治疗上应予兼顾活血通络;舌苔黄腻,系湿热较重,当重视清热除湿;脉沉缓弱,系阳气亏虚重,应重视温阳益气;腹胀便秘突出,系腑气不通,应重视通腑。兼顾上述症状、体征进行处理后,确实有益于整体病情的改善,弥补西医治疗的局限性。

第四节　中西医结合治疗应遵循的原则

1. 强调分型、分类治疗　西医对重症肌无力有多种分型,但目前临床较常用者为改良的 Osserman 分型方法,将重症肌无力分为 5 型。近年来,有学者提出根据发病年龄、是否伴发胸腺病变及病变性质,以及致病抗体等进一步进行 MG 亚组分类建议,应结合每一型的病理特点、临床症状、病情程度制订中西医结合治疗方案,使治疗更具有针对性,达到快速改善病情的目的。

2. 重视分期治疗　在重症肌无力发生发展演变的不同时期,其病理改变和临床表现也有其特殊性。临床可根据其发展演变过程分为早期、缓解期、复发期、恢复期、稽留期等 5 个阶段,根据各期的免疫病理特点明确相应的治疗重点,才能达到预期目的。

3. 明确治疗目标　要根据每个患者的病情特点制订可能达到的治疗目标,包括近期目标和远期目标,再结合治疗目标设计中西医结合诊疗方案,以便取得最满意的治疗结局。分期治疗确定了不同阶段治疗的重点,有利于指导治疗方法和用药的选择,在此基础上再明确各阶段要达到的治疗目标,并据此制订全面具体的治疗计划,以实现预期目标。

4. 规范化与个体化结合　重症肌无力的中西医结合治疗必须强调规范化,比如西医治疗何时用、如何用、用多久,中医疗法用于哪些类型、用于哪个阶段、是作为主导治疗还是兼配治疗,如何将中医与西医疗法有机统一,都必须形成规范,以便于观察和总结;同时还要结合不同个体的特点,合理选择使用,才能实现临床疗效的最大化。

第五节　中西医结合治疗方法

一、分型治疗

本书采用改良的 Osserman 分型方法,将 MG 分为 5 型,结合不同类型 MG 的特点,选择最适宜的中医和西医疗法进行组合,以期较快改善症状,缓解病情。其中,Ⅳ型可参照Ⅱb型、Ⅲ型治疗,Ⅴ型少见,不作专门讨论。

(一)眼肌型(Ⅰ型)

1. 中医治疗

(1)辨证施治

1)脾气亏虚证

主要证候:眼睑下垂,或复视,久视后加重,闭目休息后减轻,或晨轻暮重。或伴精神倦怠,面色少华,气短、纳差、出汗、大便稀溏。舌淡,苔薄白,脉细弱。

治法:健脾益气,温扶阳气。

方药:补中益气汤加减(黄芪 45~75g,党参 15g,白术 15g,陈皮 9g,升麻 9g,柴胡 9g,当归 10g,生地黄 30g,淫羊藿 15g,麻黄 6g,附子 15g^先煎,细辛 10g)。

加减应用:汗多者,加龙骨、牡蛎;便溏或腹泻者,加芡实、莲子;病程较长,眼睑下垂、复视重者,黄芪可用至 100g 以上,麻黄可用至 12g 以上,加马钱子胶囊。

2)气阴两虚证

主要证候:眼睑下垂,或复视,久视后加重,闭目休息后减轻,或晨轻暮重。或伴口干,手足心热,神倦、气短。舌淡或红,少苔,脉细或细弱。

治法:益气,养阴。

方药:补中益气汤合生脉饮加减(黄芪 45~75g,太子参 30g,白术 15g,麦冬 15g,五味子 10g,陈皮 9g,葛根 15~30g,女贞子 20g,生地黄 30g,当归 10g,甘草 10g)。

加减应用:口干、乏力较重者,加南五加皮、石斛;汗多者,加龙骨、牡蛎、浮小麦。

3)肝肾阴虚证

主要证候:眼睑下垂,伴或不伴复视,久视后加重,闭目休息后减轻,或晨轻暮重。或伴头晕目眩,五心烦热,失眠,口干。舌红,少苔,脉细数或弦细。

治法:滋补肝肾,养阴柔筋。

方药:六味地黄汤合二至丸加减(生地黄30g,山茱萸15g,茯苓15g,泽泻10g,女贞子30g,墨旱莲15g,制黄芪60g,太子参20g,淫羊藿20g,补骨脂20g)。

加减应用:心烦、失眠多梦,加炒酸枣仁、夜交藤;潮热、盗汗,加龙骨、牡蛎;复视明显,加枸杞、制首乌。

4)脾肾阳虚证

主要证候:眼睑下垂,或复视,久视后加重,闭目休息后减轻,或晨轻暮重,甚或目睛转动不灵。或伴畏寒肢冷,精神倦怠,纳差、大便稀溏,腰膝酸软。舌淡,苔白,脉沉弱无力。

治法:补脾益气,温肾壮阳。

方药:补中益气汤合肾气丸加减(黄芪60~90g,党参15g,白术15g,陈皮9g,葛根20g,当归15g,生地黄15g,淫羊藿30g,巴戟天20g,附子20g先煎,肉桂15g,干姜15g,菟丝子15g)。

加减应用:伴有全身乏力,黄芪可用至120g以上,加仙鹤草30g,并用人参易党参;畏寒肢冷较著,附子重用至60g以上,加淫羊藿、鹿茸。

(2)合理选择中药注射剂:患者在住院治疗期间,可结合辨证选用中药大输液配合治疗,以提高疗效。

1)脾气亏虚证:可选用黄芪注射液(40~50ml/次,日2次)、参附注射液(40~50ml/次,日1~2次)或薄芝糖肽注射液静脉滴注(4ml/次,日1次)。

2)气阴两虚证:可选用黄芪注射液、参麦注射液或薄芝糖肽注射液静脉滴注。

3)肝肾阴虚证:可选用参麦注射液或薄芝糖肽注射液配合黄芪注射液静脉滴注。

4)脾肾阳虚证:可选用黄芪注射液、参附注射液或薄芝糖肽注射液静脉滴注。

(3)口服中成药制剂

1)马钱子胶囊(0.25g/粒):适用于重症肌无力各型。功用:强肌增力(起痿）。用法：每日 2 次（早 8 点，晚 8 点）。第 1 天分别为 2/3 粒（早），1 粒（晚）；第 2 天分别为 1+1/2 粒（早），2 粒（晚）；第 3 天起早晚各 2 粒，4 粒 /d，为最高维持剂量。2 次服药时间应间隔 12 小时。出现头晕、手足抽搐、心慌等不适症状时减量或停用。连服 10 天后休息 3 天，然后再继续下一个疗程，可连用 3~4 个疗程。

2）补脾强力浸膏：院内制剂，主要由黄芪、党参、淫羊藿、制附片等组成。功效：补气健脾，强肌增力。适用于重症肌无力各型之早期、早期、缓解期、复发期。用法：20ml/ 次，3 次 /d。

3）益气解毒丸：院内协定方，主要由黄芪、制附子、巴戟天、土茯苓等组成。功效：健脾温肾，扶阳解毒。主要用于重症肌无力各型之早期、缓解期、恢复期，证属脾气亏虚、气阴两虚者。3g/ 丸，1 丸 / 次，日 2 次。

4）滋肾解毒丸：院内协定方，主要由生地黄、山茱萸、知母、淫羊藿、土茯苓、漏芦等组成。功效：滋补肝肾，解毒散结。主要用于重症肌无力各型之缓解期、恢复期，证属肝肾阴虚，兼夹湿毒者。3g/ 丸，1 丸 / 次，日 2 次。

5）固本解毒丸：院内协定方，主要由黄芪、制附子、淫羊藿、巴戟天、土茯苓、苦参等组成。功效：温肾扶阳，解毒除湿。主要用于重症肌无力各型之缓解期、恢复期，证属脾肾阳虚者。3g/ 丸，1 丸 / 次，日 2 次。

(4) 普通针刺

1）基本穴位：曲池、外关、足三里、三阴交、百会。

2）辨证取穴

脾气亏虚：双胃俞、脾俞、气海等。

气阴两虚：双内关、气海、肾俞等。

肝肾阴虚：涌泉、肝俞、肾俞等。

脾肾阳虚：双肾俞、关元等。

3）辨症取穴

眼睑下垂：双攒竹、阳白等

吞咽困难：双风池、廉泉、天柱、外金津玉液等

咀嚼无力：下关、地仓、颊车等

颈肌无力：肩髃、天宗等

以上为常用穴位，可根据病情酌情加减，采用补法为主，每次留针 30 分钟，1~2 次 /d，15d/ 疗程，根据病情连用 1~2 个疗程。

(5) 灸法（艾灸）：痿病患者多属虚证。艾灸有调补正气、通经和血作用，适

用于本病各型。

功用:调补正气。

用法:将灸盒置于关元或神阙,1 次 /d,每次 15~20 分钟,15d/ 疗程,连用
1~2 个疗程。

2. 西医治疗

(1)对症治疗:溴吡斯的明 30~60mg/ 次,日 2~3 次。

(2)免疫抑制治疗

1)首发患者,尤其是儿童患者,单纯用中药治疗或中药配合胆碱酯酶抑
制剂治疗;症状改善不明显,可配合糖皮质激素治疗,可采用甲泼尼龙递增
法 [12mg/d,每 3 天增加 4.0mg,直至 40~60mg(中量),维持 4~8 周逐渐减量,
至最低有效量维持]。

2)加用糖皮质激素治疗 4~6 个月改善仍不明显者,再加用硫唑嘌呤
(50mg/ 次,2~3 次 /d),或他克莫司(3mg/d)。

3. 中西医结合治疗要点　对于 I 型患者,中医药既有抑制异常免疫应答
及对症治疗效应,又具有提高患者非特异性免疫功能作用;西医重在抑制异常
免疫应答,改善症状;故既可单用中药,也可配用西药治疗。通常首诊患者尤
其是儿童患者,可单纯用中药汤剂治疗,或加用小剂量胆碱酯酶抑制剂;3 个月
后疗效不明显者可加用小剂量激素,2~3 个月仍无明显改善者可考虑再加用
他克莫司或硫唑嘌呤等;配合马钱子胶囊可提高疗效;住院治疗者常规配合静
脉滴注黄芪、参麦、参附等注射液以及针灸、火罐等疗法,有助于提高疗效。

(二)轻度全身型(Ⅱa 型)

1. 中医治疗

(1)辨证施治

1)脾气亏虚证

主要证候:四肢近端轻度无力,可伴眼睑下垂或复视,活动后加重,休息后
减轻,或晨轻暮重;伴精神倦怠,面色少华,气短、纳差、出汗、大便稀溏。舌淡,
苔薄白,脉细弱。

治法:健脾益气,温扶阳气。

方药:补中益气汤加减(黄芪 60~90g,党参 20g,白术 15g,陈皮 9g,升麻 9g,
柴胡 9g,当归 12g,生地黄 20g,淫羊藿 15g,麻黄 6g,附子 30g^{先煎},细辛 12g)。

加减应用:活动后四肢无力明显,加仙鹤草、黄精,黄芪可加至 100~120g,
附子可改为制川乌、制草乌(各 10g 左右)。

2)气阴两虚证

主要证候:四肢近端轻度无力,可伴眼睑下垂或复视,活动后加重,休息后减轻,或晨轻暮重;或伴口干,手足心热,神倦、气短。舌淡或红,少苔,脉细或细弱。

治法:益气,养阴。

方药:补中益气汤合生脉饮加减(黄芪 75~90g,太子参 30g,白术 15g,麦冬 15g,五味子 10g,陈皮 9g,葛根 30g,北沙参 30g,女贞子 20g,生地黄 30g,当归 10g,甘草 10g)。

加减应用:四肢无力较著,黄芪加至 100~120g,加黄精、玉竹;口干神倦甚,加石斛;汗多,加煅龙骨、煅牡蛎、浮小麦。

3)肝肾阴虚证

主要证候:四肢近端轻度无力,可伴眼睑下垂或复视,活动后加重,休息后减轻,或晨轻暮重;或伴头晕目眩,五心烦热,失眠,口干。舌红,少苔,脉细数或弦细。

治法:滋补肝肾,养阴柔筋。

方药:六味地黄汤合二至丸加减(生熟地黄各 30g,山茱萸 20g,北沙参 30g,茯苓 15g,泽泻 10g,女贞子 20g,墨旱莲 15g,制黄芪 90g,太子参 20g,淫羊藿 20g,补骨脂 20g)。

加减应用:本类证候多见于长期用激素后,出现阴虚阳亢之象,可加知母、龟甲、石膏,生地黄可重用至 60g 以上,以对消激素副作用;还可加天冬等;双目干涩、眼花,去茯苓、泽泻、补骨脂,加枸杞、制首乌。

4)脾肾阳虚证

主要证候:四肢近端轻度无力,可伴眼睑下垂或复视,活动后加重,休息后减轻,或晨轻暮重;或伴畏寒肢冷,精神倦怠,纳差、大便稀溏,腰膝酸软。舌淡,苔白,脉沉弱无力。

治法:补脾益气,温肾壮阳。

方药:补中益气汤合肾气丸加减(黄芪 75~90g,党参 20g,白术 15g,陈皮 9g,葛根 30g,当归 10g,生地黄 30g,淫羊藿 30g,巴戟天 20,附子 30~45g^{先煎},肉桂 15g,干姜 20g,菟丝子 20g)。

加减应用:畏寒较重,附片重用 60g 以上,或用制川乌、制草乌,加桂枝;四肢无力较著,黄芪加至 120g 以上,下肢无力甚者再加锁阳;痰多色白清稀,加法半夏、白芥子。

（2）合理选择中药注射剂：参照单纯眼肌型。参附注射液可用 2 次。

（3）口服中成药制剂：参照单纯眼肌型。

（4）普通针刺：参照单纯眼肌型。

（5）灸法（艾灸）：参照单纯眼肌型。

（6）刮痧疗法

功用：舒经通络，行气和血，调补正气。

方法：背部或四肢体表部位，每次 25~40 分钟，每周 1 次，连用 3~4 次。

2. 西医治疗

（1）对症治疗：溴吡斯的明 30~60mg/ 次，日 2~3 次。

（2）免疫抑制剂治疗

1）糖皮质激素：可根据患者情况选择下列方法之一种。①甲泼尼龙递增法：16mg/d，每 3 天增加 4.0mg，直至 40~60mg（中量），维持 4~8 周逐渐减量，至最低有效量维持。②住院患者可选择大剂量冲击治疗，且大剂量激素冲击治疗前，可静脉滴注丙种球蛋白 0.4g/（kg·d），连用 5 天，以减少激素冲击治疗后肌无力症状加重机会。③中剂量递减法：甲泼尼龙 80~120mg，每日 1 次，静脉滴注，每 3~5 天减 20~40mg，减至 40mg/d 后改为口服，开始口服后如配用其他免疫抑制剂，每半月减 4mg/d，未配用者每月减 4mg/d，至最低有效量维持。

2）硫唑嘌呤（50mg/ 次，2~3 次 /d），或他克莫司（3mg/d）。

3. 中西医结合治疗要点　对于Ⅱa 型病例，中医药能抑制异常免疫反应，同时增强机体非特异性免疫功能，并有遏减西药毒副反应功效；西医治疗着眼于抑制异常免疫应答及改善肌无力症状。部分首发患者一般情况较好者可单用中医治疗，症状改善不显著时再加用西药；多数患者均开始即中西药并用，其西药可先用胆碱酯酶抑制剂，疗效不佳者再加用糖皮质激素，疗效还不明显者再加用其他免疫抑制剂；可配合补脾强力浸膏、马钱子胶囊及针灸、火罐、刮痧等疗法，以提高疗效。

（三）中度全身型（Ⅱb 型）

1. 中医治疗

（1）辨证施治

1）脾气亏虚证

主要证候：四肢近端无力，可伴吞咽困难、声音嘶哑、饮水呛咳，或咀嚼无力，或抬颈无力，或眼睑下垂、复视，活动后加重，休息后减轻，或晨轻暮重；伴精神倦怠，面色少华，气短、纳差、出汗、大便稀溏。舌淡，苔薄白，脉细弱。

治法：健脾益气，温扶阳气。

方药：补中益气汤加减（黄芪 90~120g，党参 20~30g，白术 15g，陈皮 9g，升麻 9g，柴胡 9g，当归 15g，生地黄 20g，补骨脂 20g，淫羊藿 20g，麻黄 10g，附子 30~45g^{先煎}，细辛 10g，仙鹤草 30g）。

加减应用：四肢无力较著，黄芪可加至 150g 以上，并配用仙茅；下肢无力明显，可加川断、杜仲、狗脊；眼睑重滞、复视突出，加枸杞、制首乌。

2）气阴两虚证

主要证候：四肢近端无力，可伴吞咽困难、声音嘶哑、饮水呛咳，或咀嚼无力，或抬颈无力，或眼睑下垂、复视，活动后加重，休息后减轻，或晨轻暮重；或伴口干，手足心热，神倦、气短。舌淡或红，少苔，脉细或细弱。

治法：益气，养阴。

方药：补中益气汤合生脉饮加减（黄芪 90~120g，太子参 30g，白术 15g，麦冬 20g，北沙参 30g，五味子 10g，陈皮 9g，葛根 20g，女贞子 30g，生地黄 30g，当归 10g，鸡血藤 30g，仙鹤草 30g，甘草 10g）。

加减应用：四肢无力较著，黄芪加至 120g 以上，并加十大功劳、黄精；口干神倦甚，加玉竹、石斛；眼睑重滞、复视突出，加枸杞、沙苑子、菟丝子。

3）肝肾阴虚证

主要证候：四肢近端无力，可伴吞咽困难、声音嘶哑、饮水呛咳，或咀嚼无力，或抬颈无力，或眼睑下垂、复视，活动后加重，休息后减轻，或晨轻暮重；或伴头晕目眩，五心烦热，失眠，口干。舌红，少苔，脉细数或弦细。

治法：滋补肝肾，养阴柔筋。

方药：六味地黄汤合二至丸加减（生熟地黄各 45g，山茱萸 20g，茯苓 15g，泽泻 10g，女贞子 30g，墨旱莲 15g，制黄芪 100g，太子参 30g，鸡血藤 45g，淫羊藿 20g，补骨脂 20g）。

加减应用：肝肾阴虚、虚热内甚，加知母、炒黄柏、龟甲，重用生地黄至 60g 以上；四肢无力较重，鸡血藤可重用至 90g 以上，加淫羊藿、仙茅、仙鹤草；心烦失眠，加炒黄连、郁金、酸枣仁、生龙齿。

4）脾肾阳虚证

主要证候：四肢近端无力，可伴吞咽困难、声音嘶哑、饮水呛咳，或咀嚼无力，或抬颈无力，或眼睑下垂、复视，活动后加重，休息后减轻，或晨轻暮重；或伴畏寒肢冷，精神倦怠，纳差、大便稀溏，腰膝酸软。舌淡，苔白，脉沉弱无力。

治法:补脾益气,温肾壮阳。

方药:补中益气汤合肾气丸加减(黄芪 90~120g,党参 15g,白术 15g,陈皮 9g,葛根 20g,当归 10g,生地黄 30g,淫羊藿 30g,巴戟天 20g,附子 30~60g^{先煎},肉桂 15g,干姜 20g,菟丝子 20g)。

加减应用:吞咽困难、声音嘶哑、饮水呛咳明显,加麻黄 12~15g、细辛 20~30g,附子用至 60g 以上(3 味合用,即麻黄附子细辛汤);四肢无力较著,黄芪加至 150g 以上,加仙茅、仙鹤草,下肢无力甚者再加锁阳;抬颈无力,葛根可用至 60g 以上。

(2)合理选择中药注射剂:参照单纯眼肌型。常规配合中药注射剂黄芪注射液、生脉注射液或参附注射液静脉输液治疗。

(3)口服中成药制剂:参照单纯眼肌型。

(4)普通针刺:参照单纯眼肌型。

(5)灸法(艾灸):参照单纯眼肌型。

(6)刮痧疗法:参照轻度全身型。

2. 西医治疗

(1)对症治疗:溴吡斯的明 60~90mg/ 次,日 3 次。

(2)免疫抑制治疗

1)糖皮质激素:根据患者个体特点采用甲泼尼龙小剂量递增法,或起始用 60~80mg 静脉滴注或口服,然后逐步递减;住院患者可选择大剂量冲击治疗,且大剂量激素冲击治疗前,可予丙种球蛋白 0.4g/(kg·d)静脉滴注,连用 5 天,以减少激素冲击治疗后肌无力症状加重机会;亦可选择中剂量递减法,即甲泼尼龙首剂每日 80~120mg,每 3~5 天减 20~40mg/d,减至 40mg/d 后改为口服,开始口服后如配用其他免疫抑制剂,每半月减 4mg/d,未配用者每月减 4mg/d,至最低有效量维持。

2)单纯激素治疗 1~2 周症状改善不明显者,可同时联合免疫抑制剂治疗,常用硫唑嘌呤(50mg/ 次,2~3 次 /d),或他克莫司(3mg/d)。症状较重或急危者、伴胸腺瘤老年患者可用环磷酰胺;病情急重者,还可采用血浆置换治疗。

伴有胸腺瘤者,可在大剂量丙种球蛋白冲击或甲强龙冲击治疗,使肌无力症状得到改善后,再行胸腺切除治疗。

3. 中西医结合治疗要点   Ⅱb 型病例四肢肌群明显受累,常伴有咽喉肌无力症状如吞咽困难、构音障碍、饮水呛咳等,容易出现合并症,发展成肌无力危象等。治疗关键要强力抑制异常免疫应答,促进机体免疫系统功能回归正常。西医不同免疫治疗的组合应用可产生较好的免疫调节效应,中医药方法除对西医疗法有减毒增效作用外,还有促进免疫功能恢复正常作用,故二者结合应用有相辅相成作用。可在胆碱酯酶抑制剂对症治疗、糖皮质激素或激素联合其他免疫调节剂使用基础上配合中药复方、中药大输液、有效院内制剂或针灸、刮痧或火罐等治疗,随着症状改善,可逐步减少乃至停用西药。

(四)急性暴发型(Ⅲ型)

1. 中医治疗

(1)辨证施治

1)脾肾气虚证

主要证候:突然四肢无力,继而出现吞咽困难、声音嘶哑、饮水呛咳,或抬颈无力等,病情进展较快,可在半年内出现呼吸困难;伴精神倦怠,面色少华,气短、汗出、腰膝酸软、夜尿频。舌淡,苔薄白,脉细弱。

治法:健脾益气,温扶阳气。

方药:补中益气汤加减(黄芪 90~150g,党参 20~30g,白术 15g,陈皮 9g,升麻 9g,柴胡 9g,当归 10g,生地黄 30g,淫羊藿 15g,锁阳 20g,麻黄 6g,附子 30~60g^{先煎},细辛 15g)。

加减应用:四肢无力重,伴吞咽困难、说话无力、呼吸气累,已见肌无力危象前状态者,可以人参 15~20g 替代党参,加用山茱萸 90~120g;或仅用黄芪 150~200g、人参 15~20g、仙鹤草 30~45g、山茱萸 120~150g、制附子 60g、麻黄 12~15g、生地黄 30~45g,浓煎后频频饮服。

2)气阴两虚证

主要证候:突然四肢无力,继而出现吞咽困难、声音嘶哑、饮水呛咳,或抬颈无力等,病情进展较快,可在半年内出现呼吸困难;或伴口干,手足心热,神倦、气短。舌淡或红,少苔,脉细或细弱。

治法:益气,养阴。

方药:补中益气汤合生脉饮加减(黄芪 90~150g,西洋参 10g,白术 15g,麦冬 15g,五味子 10g,陈皮 9g,葛根 20g,女贞子 30g,生地黄 30g,当归 10g,甘草 10g)。

加减应用:症状重笃,同时有四肢无力及吞咽困难,并出现肌无力危象先兆表现者,可以西洋参 15~20g、黄芪 150~200g、仙鹤草 30~45g、山茱萸 120~150g、桔梗 15g、五味子 20g 浓煎后频频饮服。

3)脾肾阳虚证

主要证候:突然四肢无力,继而出现吞咽困难、声音嘶哑、饮水呛咳,或抬颈无力等,病情进展较快,可在半年内出现呼吸困难;或伴畏寒肢冷,精神倦怠、纳差、大便稀溏,腰膝酸软。舌淡,苔白,脉沉弱无力。

治法:补脾益气,温肾壮阳。

方药:补中益气汤合肾气丸加减(黄芪 90~150g,人参 10~15g,白术 15g,陈皮 9g,葛根 20g,当归 10g,生地黄 30g,淫羊藿 30g,巴戟天 20g,附子 75~90g^{先煎},肉桂 15g,干姜 20g,菟丝子 20g)。

加减应用:病情重笃,四肢瘫软无力,同时出现吞咽困难、说话无力伴有肌无力危象前状态者,可改用黄芪 200g、人参 20g、山茱萸 120~150g、制附子 75~90g^{先煎2小时}、麻黄 12~15g、细辛 20g、淫羊藿 30g、锁阳 30g、白芥子 20g 浓煎后频频饮服。

(2)合理选择中药注射剂:患者在住院治疗期间,可结合辨证选用中药大输液配合治疗,以提高疗效。

1)脾肾气虚证:可选用黄芪注射液(40~50ml/次、日 2 次)、参附注射液(40~50ml/次,日 1~2 次)或参芪扶正注射液静脉滴注(250ml/次,日 1~2 次)。

2)气阴两虚证:可选用黄芪注射液、参麦注射液或参芪扶正注射液静脉滴注。

3)脾肾阳虚证:可选用黄芪注射液、参附注射液或参芪扶正注射液静脉滴注。

2. 西医治疗

(1)对症治疗:溴吡斯的明 60mg,3~4 次/d。症状急重时用新斯的明肌内注射救急。

(2)免疫疗法

1)采用大剂量甲泼尼龙冲击治疗。

2)可配合环磷酰胺静脉滴注。

3)免疫球蛋白 400mg/(kg·d)×5 天,若症状改善不明显,间隔 3~5 天后重复用药。

4)可配合血浆置换治疗,但在丙种球蛋白冲击后 4 周内禁止进行。

伴胸腺瘤者,症状稳定后,可考虑手术摘除。

3. 中西医结合治疗要点 本型起病急、进展快,发病数周或数月内累及咽喉肌,半年内累及呼吸肌,伴或不伴眼外肌受累,生活不能自理。治疗重点在于强力抑制异常免疫反应、迅速控制病情,应以西药大剂量激素冲击及对症处理为主,可兼配中药复方及大剂量中药大输液,以强化西药作用,减轻西药毒副反应。

(五)肌无力危象

肌无力危象病情重危,应以西医救治为主,中医治疗为辅。

1. 中医治疗

（1）辨证施治：大气下陷证。

主要证候：四肢无力，活动后加重，或突然喘促，气短不足以息，呼吸无力，气促难停；畏寒肢冷，或满闷怔忡，大汗淋漓，舌淡胖、苔薄，脉沉细无力。

治法：大补元气，回阳救逆。

方药：独参汤（人参 15~20g）或参附汤加味（人参 15~20g，制附子 75~90g[先煎 2 小时]，山茱萸 150g，五味子 15g），浓煎后频频饮服。

（2）合理选择中药注射剂：可选用黄芪注射液（40~50ml/ 次，日 2 次）、参附注射液（40~50ml/ 次，日 1~2 次）、参芪扶正注射液、高丽参注射液静脉滴注。

对于肌无力危象，中医辨证属于大气下陷证，治以大补元气，回阳救逆，可根据病情选择黄芪注射液或参附注射液静脉滴注，亦可配合独参汤或参附汤浓煎后频服。

2. 西医治疗　参照《中国重症肌无力诊断和治疗指南 2015》。

3. 中西医结合治疗要点　对于肌无力危象，关键要重视危象前状态的早期识别，及时运用中西医结合方法予以化解消除。一旦危象出现，应迅速采用西医方法进行处理。近 20 年的临床观察表明，在常规西医救治方法基础上，同时配合中成药如黄芪注射液、参附注射液、参芪扶正注射液之类大输液，以及配合益气固脱、回阳救逆、补肾纳气及宣肺化痰之剂，在改善气急、痰涎壅盛、精神不振等症状，缩短危象持续时间方面有明显优势，故对肌无力危象的处治，亦可常规配用中医药方法，以提高综合救治水平。

（六）特殊类型重症肌无力

伴胸腺瘤者，应选择胸腺切除术；伴胸腺增生，年龄 50 岁以下，AChR-Ab 阳性的Ⅱa 型患者，首选手术治疗，同时配合中医补虚益损、解毒散结之剂治疗。

对于 MuSK 抗体阳性患者，血浆置换及利妥昔单抗治疗反应良好，可在辨证论治基础上配合上述疗法治疗。

对于 LRP4Ab 阳性患者，亦可以辨证治疗为基础，配合胆碱酯酶抑制剂及肾上腺皮质激素治疗，或并用针灸疗法。

二、分期治疗

重症肌无力的病程可初步分为 5 个阶段，不同阶段的临床特点和病理变化各有不同。分期治疗针对重症肌无力不同阶段特点，确定以中医或西医治疗为主或中西医并重,可达到既能较快改善症状、缓解病情,又能促进机体免疫功能逐步回归正常、提高临床治愈率的目的。

(一) 早期

发病 1 个月左右。疾病初发,症状典型,或病情急重。以正虚感邪,邪毒浸渍,脾肾受损,脾肾气虚或阳虚为主要病理特点。治疗宜尽快改善症状,缓解病情,阻止其发展转化。治疗方法上应扶正祛邪并重,除部分Ⅰ型或Ⅱa型可单纯用中药治疗外,多数患者均宜中西医并用,且病情急重者以西医疗法为主,才能取得预期疗效。中医以复方汤剂为主,配合中药大输液;西医按分型选择治疗。

(二) 缓解期

发病后 3~9 个月左右。经早期中、西医治疗,眼睑下垂、复视、肢体无力等症显著改善,病情缓解。同时,患者因较长期或较大剂量应用糖皮质激素,或久用益气温阳之剂,阴津被伤,故本期以气阴两虚或肝肾阴虚、湿毒未尽为主要病理特点。本期如治疗得当,患者多能顺利过渡到恢复期。治疗原则为进一步改善症状,稳定病情,防止波动反复,确保患者平稳过渡到恢复期。方法上突出扶正培本、兼以祛邪,强化中医疗法的应用,在中药复方基础上,配合每月中药大输液静脉滴注 7~10 天,并口服益气解毒丸、滋肾解毒丸或补中益气丸或六味地黄丸等中成药,配合针刺、耳穴,或练气功、打太极拳等,同时逐步减停西药,如胆碱酯酶抑制剂在肌无力症状改善后逐步减量直至停用,糖皮质激素可在 6~9 个月内完全停用,病情时有波动者可予甲泼尼龙 4~8mg/d 长期维持,加用其他免疫抑制剂者在停用肾上腺皮质激素 2~3 个月后逐步减停。

(三) 复发期

发病后 9 个月至 3 年。缓解期基本停用胆碱酯酶抑制剂,且糖皮质激素减量至维持剂量后,或恢复期停用中西药物后,情绪、劳累、感染等原因可导致患者病情复发,原有的临床症状及病理改变重现甚至加重。治疗原则为及时改善症状,控制病情,防止发展转化。按疾病初发时中西医结合方案重新开展治疗,同时针对复发原因进行处理。因重感冒等因素诱发者,配合抗感染治疗;因糖皮质激素减量后症状反弹者,则糖皮质激素宜加量至症状完全控制,并寻求用具有糖皮质激素样作用的中药或其他免疫抑制剂部分或完全替代激素。病情改善后强化扶正培本、燮理脏腑之法,以减少病情复发机会。

(四) 恢复期

发病后 3~5 年。肌无力症状基本消失,各应激因素如感冒、情志、劳累等因素也较少诱发疾病,激素停用,免疫抑制剂基本停用或减至最小维持量。本期多为邪毒已除,脏腑功能接近正常,患者或有轻微的脾肾气虚或肝肾阴虚表现,有关免疫学指标达正常范围,经进一步巩固治疗,不少患者即能达到痊愈。本期治疗原则为进一步调理脏腑、固本复元,促进免疫功能恢复正常,以达到疾病痊愈、完全停药的目的。可单用中成药制剂,如补中益气丸、六味地黄丸之类或选用自制院内制剂益气解毒丸、滋肾解毒丸、固本解毒丸长期维持治疗,配合气功、太极拳等体育疗法。对病情不十分稳定,遇劳累、重感冒、精神刺激等诱因仍有轻度发作者,可于发作时短期服用复方中药以强化治疗。

(五)稽留期

MG 多次复发后,病情即停留在一定状态,难以改善,或联合使用免疫调节剂治疗仅能短期改善病情,遇病因触动即复发加重,或西药(免疫抑制剂)虽能缓解病情但不良反应大,难以久用,或患者合并多种疾病致使治疗用药受限;上述因素导致部分患者临床疗效差,肌无力症状长期存在,或反复发作,可归类于稽留期。临床上这类患者多归属于难治性重症肌无力;系多脏亏虚,湿毒壅聚,湿毒与痰瘀诸邪胶结不解,进而导致脾肾肝肺及胸腺等脏器组织由虚致损、虚损难复,故而病情顽固、缠绵难治。

稽留期患者治疗原则为综合调理,改善病情,减轻症状,提高患者生活质量。可从如下几方面入手:一是分层论治,即在辨证治疗的基础上,根据重症肌无力发病所涉及的神经内分泌调节异常、胸腺异常及细胞或体液免疫异常等不同层次,结合现代中药药理研究成果,分层次精选药物融入复方,以提高治疗的精准性。二是多向调节,针对病变涉及的脾肾肝肺诸脏有虚、毒、结、损不同的病理改变,多向调节、多靶点用药。三是综合治疗,在常规中西药物治疗基础上,配合针灸、穴位埋线、中药药膳、推拿按摩等方法,发挥综合效应。四是特色用药,如较大剂量黄芪的使用,无特殊禁忌者每剂可用至 200~300g,常规配用马钱子胶囊(0.3~0.4g/ 次,每日 2~3 次)、紫河车 12~15g/d,无明显热象者每剂复方中配入制附子 30~60g(先煎 1~2 小时)或制川草乌各 10~12g(加蜜先煎 1 小时),都对病情改善有益。五是析因治疗,需用较大剂量糖皮质激素才能控制症状者,可精选淫羊藿、巴戟天、生地黄、知母、龟甲等有类激素作用者配入复方,并配用免疫抑制剂;胸腺增生或肿瘤复发导致病情顽固难治者,可再次手术。此外,关注患者的精神、情绪、睡眠、工作状况、饮食营养、是否遵循医嘱治疗等情况,并给予有效指导,也对病情改善有益。

(况时祥　况耀鋆)

第九章

中西医结合实践——医案介绍

第一节　眼肌型（I型）医案

病例1

陈某,女,53岁,2016年1月30日入院。

患者4⁺年前无明显诱因渐感右眼畏光、畏风,不久右眼睑下垂,在某省级三甲医院诊为"重症肌无力(眼肌型)",予小剂量溴吡斯的明片及甲泼尼龙口服后症状能缓解,但激素停用后症状即复发。1年前再次因感冒而复发,仍予口服溴吡斯的明60mg、日3次,甲泼尼龙20mg、日1次(每3日增加4mg,直至40mg/d维持1个月后渐减),半年后症状无明显改善而停药。10天前患者因带状疱疹后右眼睑下垂加重至不能睁开,同时左眼睑亦见下垂,故收入住院。舌淡,苔薄白,脉细弱。既往有10⁺年"甲状腺功能减退症"病史。辅助检查:胸部CT未见异常。

中医诊断:痿病(脾气亏虚)。

西医诊断:重症肌无力(眼肌型)。

1. 中医治疗

(1)益气补脾,温扶阳气

处方:黄芪60g,党参15g,白术15g,茯苓15g,陈皮9g,升麻9g,柴胡9g,当归10g,仙茅10g,淫羊藿15g,菟丝子20g,麻黄6g,制附子60g(先煎1.5小时),细辛10g,甘草10g。10剂,水煎服,日1剂。

(2)静脉滴注中成药:黄芪注射液50ml静脉滴注、日2次,参麦注射液40ml静脉滴注、日1次(均经适量液体稀释后),14天为1个疗程,总共使用2

个疗程。

2. 西医治疗

（1）甲泼尼龙 500mg 静脉滴注、日 1 次，3 天后减至 250mg，此后每周减半量，直至 60mg 静脉滴注 1 周后改成 56mg/d，晨起后顿服，每周减 4mg；溴吡斯的明 60mg，日 3 次，口服。

（2）入院 1 周后加用吗替麦考酚酯 0.5g 口服、日 2 次，1 个月后加量至 0.75g 口服、日 2 次维持使用。

经中药复方加减结合黄芪注射液、参麦注射液静脉滴注及西药治疗，2 周后左眼睑下垂改善，1 个月后基本消失，右侧眼睑能睁至 10—2 点时钟位。建议出院继续予中药加减，甲泼尼龙每半月减 4mg，溴吡斯的明、吗替麦考酚酯仍用原量续服。

第 1 次复诊（2016 年 4 月 27 日）：患者傍晚时仍有右眼睑下垂，伴有口干，纳食尚可，甲泼尼龙已减至 20mg；舌淡苔薄白，脉弦细。

（1）处方：黄芪 120g，太子参 30g，白术 15g，生地黄 20g，鸡血藤 45g，陈皮 9g，升麻 9g，柴胡 9g，当归 10g，菟丝子 20g，淫羊藿 15g，麻黄 6g，制附子 30g（先煎 1 小时），细辛 10g，甘草 10g。水煎服，每 2 日 1 剂。

（2）院内制剂益气解毒复方（主要由黄芪、党参、淫羊藿、土茯苓、鹿茸等组成）5g/ 次，日 2 次。

（3）甲泼尼龙每半月减 4mg；吗替麦考酚酯 0.25g，日 2 次维持治疗。

2016 年 5 月 27 日：临床症状消失，QMG 评分 2 分。停用溴吡斯的明；中药停用麻黄、附子、细辛，加枸杞 20g、制首乌 15g、补骨脂 15g；其余治疗同前。

2016 年 10 月 7 日：病情稳定，未见反复，双睑疲劳试验均大于 120 秒。停用甲泼尼龙；中药黄芪减至 90g，去太子参，加党参 20g、砂仁 10g；其余治疗同前。

2017 年 2 月 10 日：病情一直稳定，停用吗替麦考酚酯，继续用中药复方及益气解毒复方巩固治疗。

体会：本例初发时表现为畏风畏光，后才出现眼睑下垂、复视，多次复发后右眼完全不能睁开，由于病程已达 4 年余，眼睑下垂重笃顽固，仍用一般激素用量不效，故用大剂量激素冲击，同时联合免疫抑制剂，并配合中药益气解毒之剂，静脉滴注黄芪注射液、参麦注射液，多法联用，较大剂量使用，才明显改善了症状，说明对部分顽固难治性眼肌型患者在常规用药方法难以取效时，采用大剂量激素冲击,联用免疫抑制剂,配合峻剂补脾益气之品以及静脉大输液及院内制剂治疗,也能够显著提高疗效。

病例 2

黄某,女,4岁。因"左眼睑下垂1⁻年"于2007年9月15日就诊。患者2006年10月无明显诱因出现左眼睑下垂,就诊于某省人民医院,行肌电图检查提示低频重复电刺激波幅递减,新斯的明试验(+),诊断为"重症肌无力(眼肌型)",予溴吡斯的明片10mg口服、日3次后症状缓解。近1个月来,无明显诱因出现左眼睑下垂加重,服药后较前缓解差,前来就诊。症见:左眼睑下垂,无饮水呛咳、四肢无力,舌淡,苔薄白少津,脉沉细弱。体格检查:上睑疲劳试验示左侧睑遮挡角膜时钟位在2、10点,右眼正常,四肢及颈部肌肉疲劳试验正常。

中医诊断:痿病(脾肾气虚)。

西医诊断:重症肌无力(眼肌型)。

1. 中医治疗   益气健脾,兼温扶肾阳。

处方:黄芪30g,党参10g,白术10g,陈皮9g,当归10g,葛根15g,补骨脂10g,淫羊藿15g,桂枝10g,制附子15g(先煎45分钟),干姜5g。14剂,水煎服,日1剂。

2. 西医治疗   溴吡斯的明20mg,日3次,口服。

2007年9月29日:左眼睑仍下垂,但出现时间比以前有所缩短。前方黄芪加至75g,党参加至15g,加菟丝子15g、麻黄8g、细辛10g,续服。

2007年11月30日:经上述治疗2个月,左眼睑下垂消失,复查上眼睑疲劳试验>120秒,纳食、睡眠均好,舌淡苔薄白,脉弦。停用溴吡斯的明;中药以9月29日方去麻黄、附子、细辛,黄芪减至60g,加枸杞12g、制首乌12g,续服。

2008年4月28日:上方加减治疗,病情持续稳定。遂建议继续用上方加减巩固治疗,每周服1~2剂,半年后停药观察。

2016年9月电话随访,已停药8年余,病情稳定,未再复发。

体会:本例为一儿童型重症肌无力,病史近1年,用补脾温肾之剂为主,大剂量使用黄芪,配合小剂量溴吡斯的明对症治疗,2个月后眼睑下垂基本消失而停用溴吡斯的明,单用中药巩固治疗,11个月后停中药观察,8年后随访,病情稳定、未再复发,说明对病程不长的儿童眼肌型MG,以中药为主,配合小剂量胆碱酯酶抑制剂治疗,只要辨证准确,坚持服药,大多能取得满意疗效,能短时间内停用溴吡斯的明,如坚持服药1年以上,则远期疗效也十分满意。早期一旦辨证明确为脾肾气虚证,黄芪一般应重用至30g以上,配用麻黄附子细辛汤,附子宜用至15g以上,缓解症状作用才明显;后期长期常规配用淫羊藿、巴戟天等温肾之品,远期疗效才突出。

病例3

赵某,男,3岁。因右眼睑下垂2周于2007年9月25日初诊。

患儿2周前感冒后出现右眼睑下垂,看东西时间久后加重,晨轻暮重,在某省级医院做新斯的明试验阳性,肌电图检查未见异常,考虑重症肌无力(眼肌型),家属要求用中药治疗而转诊到我院。症见:右眼睑下垂,鼻塞,流涕,纳眠尚可。查:右上睑疲劳试验15秒,右眼外展露白2mm、内收露白1.5mm,其余正常。舌淡苔薄白,脉弦细。

中医诊断:睑废(脾气亏虚)。

治以补脾益气为主。

处方:黄芪25g,党参12g,太子参20g,白术10g,茯苓10g,升麻6g,柴胡6g,陈皮6g,当归10g,麻黄6g,细辛9g,制附子12g(先煎30分钟),菟丝子12g,淫羊藿10g,辛夷6g,生地黄12g,麦冬15g,大枣9g,甘草5g。水煎服,日1剂。

2007年10月29日:治疗1周后鼻塞流涕消失,1个月后眼睑下垂症状稍有改善,一般情况好。查:右眼左右活动均未见露白,右上睑疲劳试验60秒,舌脉同前。上方黄芪加至45g、党参加至15g、茯苓加至15g,另加鸡血藤15g、肉桂4g,去辛夷、麦冬、大枣。

2008年1月7日:半月来眼睑下垂症状未再出现,继续以下方巩固。

处方:黄芪50g,党参12g,太子参20g,白术12g,山药20g,茯苓15g,升麻6g,柴胡6g,陈皮6g,当归10g,生地黄12g,枸杞10g,制首乌10g,菟丝子10g,淫羊藿10g,巴戟天10g,甘草10g。水煎服,1剂服1天半。

2009年2月12日:用中药巩固治疗已年余,病情一直稳定,已连续1年未出现眼睑下垂及复视症状。查:双上睑疲劳试验均大于60秒,一般情况好,遂建议停药观察。

2019年4月16日:从2009年3月起每半年电话随访患者家属1次,均告知病情稳定未发。1天前,患儿父亲因病来我院就诊,告知停药至今,一切正常。

体会: 本例为儿童眼肌重症肌无力患者,发病后即单纯用中药治疗,3个多月后症状消失,再巩固治疗1年后达临床治愈并停药观察,连续追踪观察10年,病情一直稳定、未再反复,说明儿童眼肌型患者初发时单纯用中药治疗即有很好疗效,如能坚持治疗,多数能达到痊愈。大剂量黄芪及并用麻黄附子细辛汤对较快改善病情有较好效果。

病例4

李某,男,15岁。因"反复眼睑下垂伴复视 8[+] 年,加重1周"于2017年1月16日入院。8年前患者因劳累后出现右眼睑下垂、复视,就诊于某省人民医院,行新斯的明试验(+),考虑"重症肌无力(眼肌型)",给予溴吡斯的明口服后好转,但症状反复发作。5年前出现眼球活动受限,未予重视。近2年出现双下肢无力,先后就诊于"西部战区总医院""贵州省人民医院"及我院,经中药内服、溴吡斯的明片口服治疗后病情缓解,生活尚可自理。1周前患者不慎受凉后,上症复发并加重,遂前来就诊。查体:声音嘶哑低沉,双眼睑下垂,双眼睑位于10—2点时钟位,双眼球上下左右活动均受限,基本固定于两侧眼眶正中位置。舌淡红,苔白偏腻,脉细弱。

中医诊断:痿病(脾气亏虚)。

西医诊断:重症肌无力(眼肌型)。

1. 中医治疗

(1)益气补脾,温扶阳气。补中益气汤加减。

处方:黄芪60g,党参15g,白术15g,茯苓15g,陈皮9g,升麻9g,柴胡9g,当归10g,菟丝子20g,淫羊藿15g,麻黄6g,制附子60g(先煎1.5小时),细辛10g,甘草10g。10剂,水煎服,日1剂。

(2)静脉滴注中成药:黄芪注射液40ml静脉滴注、日2次,参附注射液40ml静脉滴注、日2次;14天为1个疗程,共用2个疗程。

2. 西医治疗

(1)糖皮质激素:注射用甲泼尼龙500mg静脉滴注、日1次,每5天减半,用量至60mg时改为口服,每天1次,每2~4周减少1片,减至20mg后每4~8周减4mg,直至隔日服用最低有效剂量。

(2)甲泼尼龙减至250mg后加用吗替麦考酚酯0.5g,口服,日2次。

2017年2月16日:患者双眼睑下垂、复视基本消失,双眼球上下左右活动基本自如,外展、内收时基本无露白,激素已减至56mg口服、日1次。病情已达临床治愈,予以出院。嘱甲泼尼龙每 2 周减 4mg,续用吗替麦考酚酯,同时常规配服补钙、补钾及保护胃黏膜药物。中药仍遵前法,原方加葛根 20g、巴戟天 15g、炒麦芽 15g,黄芪、附子分别减至 45g、30g,去细辛、菟丝子、升麻、柴胡,日 1 剂。

2017 年 5 月 30 日:病情稳定,双眼球活动完全恢复正常,看书时间较长也未出现眼睑下垂现象,甲泼尼龙减至 28mg,双上睑疲劳试验均大于 60 秒。西药继续原方案,中药于上方加枸杞 15g、制首乌 12g。

2017 年 12 月 14 日:病情稳定,未见反复,甲泼尼龙已减至 4mg/d 维持,吗替麦考酚酯仍照前法续用。中药前方加减,继续巩固。

2018 年 2 月 25 日:病情继续稳定,遂停用激素,吗替麦考酚酯改为 0.5g、日 1 次。中药继续前方加减,并配合院内制剂益气解毒复方巩固治疗。

2018 年 8 月 29 日:半年来肌无力症状未再出现,一般情况良好,停用西药,单用中药复方及院内制剂巩固治疗。

体会: 本例患者初为单纯眼肌型病例,就诊时双眼球固定已达 5 年余,曾多方求治而疗效不明显,后又出现全身无力表现,病情沉重而顽固,故采用中药峻剂补脾益肾扶阳之品,益气温肾类中药大输液,配合大剂量激素冲击治疗,联用免疫抑制剂吗替麦考酚酯等强力措施,多法并举,经过 3 个多月的系统治疗,双侧眼球固定完全改善,活动完全恢复正常,其余症状也明显减轻,并逐步减少激素,继续治疗近 7 个月,临床症状基本消失,病情稳定、未再反复。目前,仅用中药复方及院内制剂巩固治疗,一般情况良好,较少感冒,已正常上学。本案提示,对于病程较长、病情沉重顽固的 MG 患者(如眼球已完全固定不动),采用强力免疫抑制疗法,并配合中药是改善病情、获得疗效的较好途径之一。大剂中药的使用,一则增强西药改善症状作用,二则扶正培本,抗御大剂量激素及免疫抑制药物对机体的损伤。本例可供参考。

第二节　轻度全身型(Ⅱa 型)医案

病例 1

顾某,女,18 岁,未婚,因双眼睑下垂 1 周于 2000 年 12 月 20 日就诊。

患者 1 周前感冒后出现双眼睑下垂,视物重影,晨轻暮重,视物时间久后加重,休息后减轻,在某省级医院做新斯的明试验(+),诊断为"重症肌无力(眼肌型)",欲用中药治疗而来我院就诊。症见:双眼睑下垂,复视,晨轻暮重,休息时减轻,劳累后加重,伴面色少华,神疲乏力,自汗,纳食差,舌质淡苔薄白,脉弦缓。胸腺CT示胸腺瘤。

中医诊断:睑废(脾胃气虚);西医诊断:重症肌无力(眼肌型)、胸腺瘤。

治宜补脾益气,予补中益气汤加减。

处方:黄芪60g,党参15g,白术15g,陈皮9g,当归10g,柴胡12g,升麻10g,枸杞20g,制首乌15g,补骨脂15g,菟丝子15g。水煎服,日1剂,分4次服。

由于胸腺CT及CT增强均显示胸腺瘤,但患者及其母亲坚持不用西药及做手术,要求先吃中药观察,仅配合溴吡斯的明60mg口服、日3次。以上方加减治疗3个月后,临床症状完全消失,遂将溴吡斯的明每次减为30mg口服,继续中药复方加减治疗。又过3个月后停用溴吡斯的明,再过半年病情依然稳定,停服中药观察,定期随访。此后病情持续稳定,其间曾发生过几次重感冒亦未复发。停药2年后,患者结婚并妊娠分娩,4年后再次生产,病情均未见波动。

2007年1月15日:近半月来因在办公室连续加班,每天仅能休息3~4个小时,感极度疲劳,继而出现感冒发热(T 38℃左右),服用"安必仙(氨苄西林胶囊)""新康泰克(复方盐酸伪麻黄碱缓释胶囊)"等后感冒愈,但随后出现右眼睑下垂、复视,四肢无力,再次来门诊就诊。症见:右眼睑下垂、复视,双手上举吃力,下肢走平地尚可,上楼梯费力,气短乏力,口淡纳差,自汗出,四末欠温,舌淡苔白腻,脉濡缓。查:右上睑疲劳试验45秒,抬颈试验80秒,双上肢疲劳试验左侧45秒、右侧50秒,双下肢疲劳试验左侧50秒、右侧35秒,新斯的明试验阳性,肌电图显示双侧前臂三角肌低频重复电刺激波幅递减,考虑重症肌无力(轻度全身型)。

中医诊断:痿病(脾肾气虚,湿毒内聚)。

治宜健脾温肾,兼化湿解毒。

处方:黄芪120g,党参20g,白术15g,当归10g,土茯苓30g,陈皮9g,苍术12g,漏芦15g,葛根30g,淫羊藿15g,锁阳20g,补骨脂20g,制附子60g(先煎90分钟),干姜20g,莱菔子15g。水煎服,1剂服1天半。

另,溴吡斯的明片60mg口服,日3次。

2007年3月15日:经过持续2个月的治疗,临床症状基本消失,饮食好,精神较佳,2周前已自行将溴吡斯的明减至30mg、日2次,眼肌及四肢疲劳试验均达到正常范围。舌质淡,苔薄白,脉弦缓。上方黄芪减至90g,附子减至15g,土茯苓减至15g,去漏芦、干姜、锁阳、莱菔子,加菟丝子15g、枸杞15g、制首乌15g;继续观察,溴吡斯的明续用1个月后如病情继续稳定则停用。

2007年7月5日:病情继续稳定,已正常上班4个月,胆碱酯酶抑制剂停用后症状也未见反复。有鉴于此,建议停药观察,定期复诊。

2019年12月10日:电话随访,停药后病情一直稳定,其间虽有一些感冒或熬夜加班较劳累,病情也未再复发。

体会:本例初诊时经胸腺CT检查显示胸腺瘤,但一直未行胸腺手术及做放化疗治疗,只在门诊以中药为主配合小剂量胆碱酯酶抑制剂治疗,病情恢复很好,显示中药对胸腺瘤患者有效。其次,本例首次发作表现为单纯眼肌型,经单纯中药治疗1年后临床痊愈,停药观察;数年后因过度劳累复加感冒而复发为轻度全身型,仍继续以中药为主配合小剂量胆碱酯酶抑制剂治疗半年而病情得以完全改善,此后完全停药,随访12年余,病情持续稳定,其间虽有感冒、劳累及因工作压力大而精神焦虑抑郁等因素刺激,但均未见病情复发,说明对部分伴有胸腺瘤的眼肌型或轻度全身型患者,以中药为主或单用中药也有良好的疗效。

病例2

胡某,女,5岁,2002年5月11日初诊。

3周前因饮食不洁出现腹泻,经治疗3日腹泻止,但随后突然出现双眼睑下垂、复视,双手上举费力,双下肢行走亦感无力,症状晨轻暮重。在某省级医院做新斯的明试验(+)。肌电图示右三角肌低频重复电刺激波幅递减20.5%,右小指展肌递减14.5%。诊为重症肌无力(Ⅱa型),欲用中药治疗而求诊我院。诊时除见前述症状外,伴面白少华,口淡纳差,四末欠温,舌质胖淡,苔白,脉沉细缓。查体:右睑挡角膜时钟位9—3点、左侧10—2点;右眼外展+内收露白6mm,左眼4mm;上睑疲劳试验右30秒、左45秒;右上、下肢疲劳试验各为90秒、60秒,左侧均为90秒。

中医辨证:浊毒浸淫,脾气虚损。治宜宣透浊邪,补脾益损,予麻黄附子细辛汤加味。

处方:麻黄5g,附子15g(先煎),细辛10g,黄芪30g,党参12g,制何首乌10g,陈皮6g。水煎服,日1剂。

上方加减治疗2个月后,纳食转佳,面转红润,大便正常。右上睑挡角膜时钟位 10—2 点,左侧 11—1 点;右眼外展 + 内收露白 3mm,右上睑疲劳试验 50 秒,右上下肢疲劳试验各为 120 秒、100 秒,余项体检指标均恢复正常。改以补脾益损之剂为主治疗。

处方:黄芪 30g,党参 15g,白术 10g,山药 15g,淫羊藿 9g,菟丝子 9g,生地黄 12g,麦芽 10g,麻黄 5g,附子 10g(先煎),细辛 6g。

以上方加减治疗 3 个月后复查,各项指标均达正常范围。肌电图示右三角肌低频重复电刺激波幅递减 9%,右小指屈肌递减 8%。治疗后临床相对记分达到 100%,临床评定痊愈。继续用前方加减巩固疗效,9 个月后停药观察。2005 年 10 月及 2019 年 10 月 2 次电话随访,病情未复发,精神较佳,并于 2013 年 9 月考入大学学习。

体会:本例为儿童患者,发病初即出现轻度全身型临床表现,但因年龄小、体质好,无其他合并症,故单纯以中药复方治疗。本例经验显示,对体质较好、症状典型的轻度全身型患者,在准确辨证的前提下,采用以麻黄附子细辛汤为主治疗能较快改善症状,促使病情稳定,而病情稳定后再予补脾益损之剂为主巩固治疗 1 年左右,能进一步巩固疗效,减少病情复发机会。

病例 3

秦某,男,16 岁,2000 年 11 月 22 日初诊。

1 个月前感冒发热后突然出现右眼睑下垂,复视,四肢无力,具有晨轻暮重特点。在某省级医院神经科做新斯的明试验(+),肌电图显示右前臂三角肌低频重复电刺激波幅递减 28.5%、右小指屈肌递减 18%。诊为重症肌无力(Ⅱa 型)。患者欲求中医治疗而转诊于我院。就诊时除前述症状外,伴面黄少华,口淡纳差,大便微溏,腰酸,舌淡紫,苔白,舌下静脉曲张瘀血,脉沉缓。查体:右上睑疲劳试验 30 秒,左侧 60 秒;右上下肢疲劳试验各为 90、60 秒,左侧分别为 120、60 秒。

中医诊断:痿病(脾肾虚损)。

治以补脾益肾为主,佐以化瘀解毒。

处方:黄芪 60g,党参 15g,五加皮 15g,白术 10g,丹参 15g,升麻 6g,柴胡 6g,陈皮 10g,焦山楂 10g 当归 12g,菟丝子 12g,砂仁 10g(后下),枸杞 15g,制首乌 15g,杜仲 15g,红花 10g,猪苓 12g,炙甘草 10g。水煎服,日 1 剂。

上方加减治疗 2 个月后,纳食转佳,面转红润,大便正常,右上睑疲劳试验 50 秒,其余均在正常范围。继续治疗 3 个月后复查,各项指标均达正常范围。

肌电图示右前臂三角肌低频重复电刺激波幅递减 9.5%，右小指屈肌递减 7%，临床评定为痊愈。继续用前方加减治疗 7 个月后停药观察。其后分别于 2003 年 6 月和 2018 年 10 月电话随访，病情未再复发。

体会：本例为少年病例，发病初即表现为轻度全身型症状，但患者体质好，无其他伴发疾病，因而就诊后即采用单纯中药复方治疗。2 个月后症状、体征已不显著，5 个月后症状、体征完全消失，实验室检查也基本恢复正常，达临床治愈。继续巩固治疗 7 个月（共计服药治疗 1 年）停药，随访近 18 年未复发，说明中药复方对体质较好、病情较单纯的轻度全身型患者具有良好效果，值得推广。

病例 4

张某，女，38 岁。因左眼睑下垂，四肢乏力 1⁺ 年于 2012 年 12 月 24 日就诊。

患者 1 年前劳累后突然出现左眼睑下垂，四肢乏力，症状晨轻暮重、活动后加重及休息后减轻。在某省级医院行新斯的明试验（+），疲劳试验（+），诊断为"重症肌无力"。予溴吡斯的明片 60mg、日 3 次、口服，症状改善，但遇劳累或感冒则症状加重，近期因工作忙碌而病情又有加重而前来就诊。症见：左眼睑下垂，偶有视物模糊，四肢乏力，晨轻暮重，活动后加重，休息后可缓解，无饮水呛咳，无咀嚼、吞咽困难等，畏寒，腰膝酸软，神疲纳差，大便稀溏，面色少华，舌淡，苔白腻，脉细弱。体格检查：左眼睑疲劳试验 45 秒，双上肢疲劳试验 55 秒，双下肢疲劳试验 60 秒。辅助检查：新斯的明试验阳性；胸腺 CT 示胸腺结构未见明显特殊改变。

中医诊断：痿病（脾肾阳虚）；西医诊断：重症肌无力（Ⅱa 型）。

予健脾温肾扶阳之剂。

处方：黄芪 100g，党参 15g，白术 15g，陈皮 9g，升麻 10g，柴胡 12g，当归 10g，生地黄 30g，淫羊藿 30g，巴戟天 20g，附子 30g（先煎），干姜 20g，补骨脂 20g，炒麦芽 20g。4 剂，水煎服，日 1 剂，每次 200ml，分早中晚 3 次温服。

同时配合溴吡斯的明片 60mg 口服，日 3 次。

2013 年 1 月 15 日：左眼睑下垂及四肢无力均基本消失，但看书时间久后仍有轻微下垂，畏寒、腰膝酸软、精神倦怠等已显著改善，纳食增加，大便调。复查：双上睑疲劳试验>60 秒，四肢疲劳试验均>60 秒。舌淡苔薄白，脉弦细。前方附子减至 20g、淫羊藿减至 20g、生地黄减至 15g，去干姜，加枸杞 20g、制首乌 15g、仙鹤草 30g。30 剂，1 剂服 2 天。

2013年3月17日:2个月来病情稳定无反复,一般情况良好,能正常工作,复查疲劳试验均在正常范围,要求停用溴吡斯的明,单用中药治疗。

处方:黄芪90g,太子参20g,白术15g,陈皮9g,葛根30g,当归10g,枸杞20g,制首乌15g,生地黄15g,淫羊藿15g,巴戟天15g,鸡血藤30g,补骨脂20g,炒麦芽20g。水煎服,1剂服1天半。

2014年3月15日:患者再次就诊,坚持用上方加减治疗半年余,病情一直稳定,其间有2次连续加班数天,虽有劳累疲乏感觉,但肌无力症状始终未反复,达到临床治愈,要求停药观察。

2019年9月因其他病来就诊,告知重症肌无力病情5年来一直平稳。

体会:本例为轻度全身型患者,虽症状较典型但患者体质较好,胸腺无异常,无其他伴发疾病,因此一直以中药复方加减为主治疗,初期以大剂量黄芪配较大剂量附子、干姜等温阳之品以较快改善症状,症状得到明显改善后减少黄芪、附子剂量,改以较平和的益气温阳之剂调理,病情在较短时间内得到显著改善,且在4个月内即完全停用胆碱酯酶抑制剂,半年后停用所有药物。本案提示,对病情较单一的轻度全身型患者,治疗时以中药复方为主,配合少量对症西药,也能取得很好疗效。

第三节 中度全身型(Ⅱb型)医案

病例1

付某,女,57岁,已婚,因反复双眼睑下垂、四肢无力32[+]年,复发加重5天于2016年4月12日就诊。

32年前患者于产后突发双侧眼睑下垂,予针灸治疗后缓解,半月后又见左上肢抬举费力,不能自行梳头,1个月后见左下肢无力,上、下楼梯费力。又1个月后,右手足亦现无力,在某省级医院予新斯的明(具体不详)口服治疗,四肢无力等改善,遂持续服药治疗,未进一步诊治。其间因行走无力多次摔倒,3年后四肢无力加重,伴吞咽困难、咀嚼费力、饮水呛咳、呼吸困难,呈晨轻暮重特点。在本省某省级医院考虑为"重症肌无力危象",予丙种球蛋白连续冲击联合激素(具体不详)治疗5天后,病情缓解,除仍感四肢无力外,其余症状基本消失。此后长期坚持口服泼尼松(每日2~4片)及溴吡斯的明(每日3片)控制病情。1年前因病情反复在某市医院予甲泼尼龙、环磷酰胺治疗(具体用药不详),症状有所缓解,但劳累或感冒后症状即加重。5 天前因持续工作较久、过度劳累而诸症再发,为求中西医结合治疗而就诊我院。入院症见:双下肢乏力,饮水呛咳,声音嘶哑,双睑下垂,伴双肩部疼痛,口干,心悸、盗汗,神疲倦怠,多梦易醒,大便时干,小便黄,舌红少苔,脉细弱。

体格检查:双上睑疲劳试验 30 秒,抬颈试验 74 秒,双上肢疲劳试验左侧 115 秒、右侧 120 秒,双下肢疲劳试验左侧 15 秒、右侧 18 秒,洼田饮水试验(+)。

辅助检查:新斯的明试验阳性。胸部 CT(−)。

中医诊断:痿病(气阴两虚)。

西医诊断:重症肌无力(Ⅱb 型)。

1. 中医治疗

(1)益气养阴之剂:黄芪 100g,太子参 30g,白术 15g,麦冬 15g,五味子 10g,陈皮 9g,葛根 20g,女贞子 30g,生地黄 30g,当归 10g,甘草 10g。水煎服,日 1 剂,分 3 次服。

(2)黄芪注射液 50ml/ 次,日 2 次;参麦注射液 50ml/ 次,日 1 次。分别经适量液体稀释后静脉滴注。

(3)补脾强力浸膏(院内制剂,由黄芪、党参、制附片、淫羊藿等组成)20g/ 次,2 次 /d。

2. 西医治疗

(1)溴吡斯的明片 60mg,口服,日 4 次。

(2)甲泼尼龙静脉滴注 120mg×5 天、60mg×5 天、40mg×5 天,然后改为每天 36mg 口服,每半月减 4mg,至 16mg 后改为每月减 4mg,直至减完。同时配合抑酸护胃,补钙补钾,口服骨化三醇胶囊防治骨质疏松等。

(3)氨甲蝶呤 10mg,每周 1 次,服药次日服叶酸片 10mg。

2016 年 4 月 18 日:入院治疗 5 天后,感四肢无力、眼睑下垂明显改善,偶有饮水呛咳、声音嘶哑,双肩部疼痛较前减轻,无吞咽困难、呼吸费力等。中药原方黄芪加至 120g,去五味子、女贞子、甘草,加北沙参 30g、淫羊藿 20g、补骨脂 20g、仙鹤草 30g。其余按原方案治疗。

2016 年 5 月 3 日:甲泼尼龙减至 36mg/d 口服已 5 天,病情继续改善,除双下肢仍感乏力外,其余症状均不明显。停用黄芪注射液、参麦注射液等,溴吡斯的明减至 30mg、日 3 次口服,中药仍按原方加减,继续配合补脾强力浸膏治疗,其余用药仍按原计划,予出院观察。

2016 年 11 月 22 日：出院已半年余,溴吡斯的明已停用 3 个月,激素停用 1 周,病情持续稳定,未再复发,饮食睡眠等一般情况良好,要求停服中药汤剂,遂改成补脾强力浸膏 20g/ 次、3 次 /d,益气解毒丸 1 丸、日 2 次,氨甲蝶呤减至 5mg 连服 3 个月后停用,继续巩固治疗。

此后,患者长期在门诊定期复诊,2017 年 2 月下旬开始停用余药,仅予益气解毒丸半丸、日 3 次口服巩固。长期观察,情况一直维持良好。

体会：本例病程长达 32 年,且发病不久即为较重的中度全身型,长期未得到系统规范的专科诊治,就诊时已用过激素及环磷酰胺、氨甲蝶呤等免疫抑制剂,病危时用过丙种球蛋白及激素冲击抢救治疗,但病情长期控制不好。就诊后采用中剂量甲泼尼龙,联合氨甲蝶呤较大力度抑制异常的免疫反应,以较快改善症状,稳定病情,同时以益气养阴之剂用大剂量黄芪、生地黄、女贞子等,配合大剂量黄芪注射液、参麦注射液及院内制剂补脾强力浸膏以强化强肌增力之效;在症状显著缓解后有序并较快速地减、停胆碱酯酶抑制剂、激素及免疫抑制剂,并加用有调节免疫作用的中药制剂,半年后病情即完全稳定。其后长期用小剂量中药制剂维持治疗,随访 3 年,病情一直稳定。此案说明,对病程较长、病情顽固重笃的全身型病例:一是规范地联合使用免疫抑制剂与多种中药制剂,也能取得良好效果;二是遵循中西医结合分期治疗原则,在急性期或复发期以强力的免疫抑制剂为主配合中药较快控制病情,在缓解期渐减西药、强化中药治疗,在恢复期则以中药为主或单用中药,确实是提高顽固难治性全身型病例疗效的重要途径;三是说明中药对病程漫长的难治顽固性全身型病例也有良效。

病例2

胡某,女,51 岁,因波动性双睑下垂、四肢无力 27 年,加重 2 天于 2014 年 7 月 23 日就诊。

27 年前因妊娠出现双眼睑下垂,咀嚼无力,四肢乏力,晨轻暮重,活动后加重,休息后可改善,在妊娠期未做诊治,于产后在当地医院用中药治疗后症状改善(具体不详)。产后 6 个月又因服用减肥药物而病情复发,并继见饮水呛咳、呼吸困难。在本省某医科大学附属医院考虑"重症肌无力并危象",予丙种球蛋白及激素冲击疗法等治疗(具体不详)后好转出院,后继续予溴吡斯的明 120mg、日 3 次,泼尼松(剂量不详)口服治疗,病情稳定。2 天前受凉后感头昏,视物眼花,双眼睑下垂,随后出现四肢无力、抬颈费力、咀嚼无力,而到我院诊治。入院症见：四肢近端无力，抬颈费力，咀嚼无力，双眼睑下垂、复视，神疲体倦，自汗出，舌淡，少苔，脉细弱。

体格检查：BP 165/100mmHg。疲劳试验：双上睑疲劳试验45秒，抬颈试验5秒，双上肢疲劳试验55秒，左下肢疲劳试验17秒、右侧15秒。

辅助检查：新斯的明试验（+），重复低频电刺激示所检左小指展肌重复神经电刺激低高频均可见波幅递减现象。

中医诊断：痿病（脾气亏虚）。

西医诊断：重症肌无力（Ⅱb型）。

1. 中医治疗

（1）健脾益气扶阳之剂：黄芪80g，党参15g，白术15g，茯苓15g，陈皮9g，升麻9g，柴胡9g，当归10g，仙茅10g，淫羊藿15g，麻黄6g，制附子60g（先煎90分钟）。水煎服，日1剂。

（2）配合黄芪注射液40ml（日2次）、参附注射液50ml（日1次），分别经适量液体稀释后静脉滴注。

（3）补脾强力浸膏20g/次，口服，日2次。

2. 西医治疗

（1）溴吡斯的明片60mg，日3次，口服。

（2）环磷酰胺0.2g，经适量液体稀释后静脉滴注，隔日1次。

（3）予苯磺酸左旋氨氯地平控制血压。

2014年7月29日查房：临床症状无明显改善，感口干，手足心热，神倦，无纳欲，舌淡红，少苔；血压已控制在120/80mmHg水平，气阴两虚之象显著，宜加强养阴之力。上方黄芪加至120g，太子参30g易党参，加北沙参30g、玉竹30g、炒麦芽20g、砂仁10g（后下）；另加强抑制免疫力量，予甲泼尼龙琥珀酸钠500mg经稀释后静脉滴注，每3天减半量直至60mg/d，3天后改成40mg/d口服，每半月减4mg，同时配合补钾、补钙、保护胃黏膜等措施。

2014年8月19日：患者感双下肢无力较入院时明显改善，眼睑下垂、咀嚼无力、饮水呛咳、吞咽困难等基本消失，病情已稳定，建议停输液，出院继续治疗观察。上方去麻黄、仙茅，附子减至30g，加补骨脂20g、巴戟天20g、鸡内金15g，停用补脾强力浸膏，另配益气解毒丸半丸/次、日3次、口服；环磷酰胺改为复方环磷酰胺50mg口服、日2次；溴吡斯的明片改成30mg，日3次，口服；激素仍照原方案应用。

2015年1月16日：坚持门诊治疗近5个月，临床症状已基本消失，一般情况良好,能从事一般家务劳动,溴吡斯的明、激素已停用,今起复方环磷酰胺减成每日服1次,拟1个月后停用,中药仍以益气温阳之剂口服、配合益气解毒丸口服。

2015年7月16日:半年来病情持续稳定,未再复发,此后持续服益气解毒丸巩固治疗。

2019年10月随访,告知4年中曾因劳累和感冒2次出现轻微右眼睑下垂、双下肢无力,均在当地用黄芪注射液、参附注射液静脉滴注2周左右症状即消失。

体会:本例病程较长,病程中出现过肌无力危象,但长期用泼尼松及胆碱酯酶抑制剂维持治疗,病情控制尚好,就诊时表现为中度全身型症状,入院后初予较大剂量益气扶阳之剂,联合黄芪注射液、参附注射液静脉滴注及补脾强力浸膏治疗,在此基础上配合免疫抑制剂环磷酰胺静脉滴注及胆碱酯酶抑制剂对症处理,症状改善不明显,继而加用大剂量甲泼尼龙(500mg)冲击治疗,20天后病情显著减轻,后逐步减用激素、胆碱酯酶抑制剂、环磷酰胺直至依次停用,过渡到单纯服用中药复方配合院内制剂。1年后单纯以院内制剂巩固治疗,病情控制良好。4年多来(随访)出现过2次病情轻微波动,均仅加用黄芪注射液及参附注射液短期静脉滴注后缓解。本例启示有三:一是即使病史较长、病情较重的Ⅱb型MG病例,如既往经治疗病情出现复发、加重较少,采用多重中药与激素联合免疫抑制剂综合治疗也能获得较满意疗效;二是对病程较长、病情较重的Ⅱb型病例,在多种中药联用基础上,单用免疫抑制剂疗效不好,及时配合激素冲击治疗是较快改善症状、稳定病情的有效途径;三是长期服用有免疫增强效应的中药制剂是减少病情复发、加重的可靠措施之一。

病例3

罗某,女,29岁,因波动性四肢无力1$^+$年,加重伴双睑下垂、咀嚼费力4个月于2018年3月17日入院。

1年前患者无诱因而感四肢无力,双上肢梳头困难,拧毛巾费力,双下肢无力,旁人搀扶才能行走,晨轻暮重,休息后减轻,活动后加重。在河南某省级医院予溴吡斯的明及中药复方治疗(具体不详)后,上症改善,未系统诊治。4个月前患者因精神刺激而四肢无力加重,并伴双睑下垂、复视、咀嚼费力,说话时间久后声音含混不清,在门诊仍用中药汤剂及溴吡斯的明治疗,病情缓解不著,要求入院系统治疗。入院症见:四肢近端无力,易跌倒,双睑下垂、复视、咀嚼费力,说话语音含混,畏寒肢冷,腹胀,纳差,舌淡,苔白腻,脉细弱。

体格检查:双眼球外展露白约 4mm、内收露白约 1mm,水平位复视,闭目无力,双侧鼻唇沟对称,鼓腮漏气,咬肌肌力稍减弱,咽反射减弱。疲劳试验:双眼埋捷征轻度不全,双睑挡角膜位于 10—2 点时钟位;抬颈试验 20 秒,双上肢疲劳试验均 20 秒,左下肢疲劳试验 21 秒、右下肢 20 秒。QMG 评分 20 分。

辅助检查:新斯的明试验阳性。胸腺 CT 未见占位性病变。乙酰胆碱受体抗体阳性(6.5mmol/L),肌电图提示低频重复电刺激左侧大鱼际肌可见波幅衰减。

中医诊断:痿病(脾肾阳虚证)。

西医诊断:重症肌无力(Ⅱb 型)。

1. 中医治疗

(1)补脾、益气、温阳之剂:黄芪 120g,党参 20g,白术 15g,茯苓 15g,陈皮 9g,葛根 30g,锁阳 20g,当归 10g,仙茅 10g,淫羊藿 15g,莱菔子 15g,枳实 12g,麻黄 6g,制附子 60g(先煎 90 分钟)。水煎服,日 1 剂,分早中晚 3 次温服。

(2)配合黄芪注射液 40ml(日 2 次)、参附注射液 50ml(日 1 次),分别经适量液体稀释后静脉滴注。

(3)补脾强力浸膏(院内制剂,由黄芪、党参、淫羊藿、制附片等组成,120g/瓶),20g/ 次,日 2 次。

2. 西医治疗

(1)予甲泼尼龙 500mg 静脉滴注,每 5 日后减半量,减至 60mg 连用 3 天后改成 56mg 口服,每半月减 4mg,直至停用。

(2)予溴吡斯的明片 60mg,日 3 次。配合补钾、补钙、保护胃黏膜等措施。

2018 年 5 月 15 日:入院第 10 天起症状开始改善,纳食增加,腹胀消失,精神较好;第 15 日患者感四肢无力、咀嚼费力、眼睑下垂均较前明显改善,说话语音基本清晰,QMG 评分 8 分。遂去枳实、仙茅、麻黄、莱菔子,黄芪加至 150g,加地黄 30g、北沙参 30g、麦冬 20g、巴戟天 20g、土茯苓 20g;甲泼尼龙减至 56mg 口服,并加用他克莫司胶囊 3mg 分早晚 2 次服。出院继续观察。

2018 年 7 月 4 日:甲泼尼龙减至 36mg,他克莫司每日 3mg 维持,一般体力活动无受限,无眼睑下垂、复视,日常生活不受限制,四肢力量可,无咀嚼、吞咽费力,QMG 评分 3 分。黄芪加至 180g,制附子减至 40g(先煎),加菟丝子 30g、茯苓 20g、泽泻各 20g;溴吡斯的明减至 30mg、日 3 次口服,其余治疗不变。

2018 年 12 月 15 日：近 5 个月来病情稳定，一般情况好，已完全恢复正常生活及工作，溴吡斯的明 2 个月前已停用，1 个月前甲泼尼龙减至 8mg，他克莫司减至 2mg 维持，QMG 评分 2 分。故中药仍继续予健脾益肾之剂，原方黄芪减至 100g，去附子、菟丝子，停用补脾强力浸膏，配合益气解毒丸早晚各 1 粒，激素减至 4mg，继续巩固治疗。

2019 年 5 月 8 日：病情持续稳定，精神纳眠均好，4 个月前已停用激素，2 个月前他克莫司已减至 1mg/d。鉴于病情已稳定，一般情况良好，今起停用他克莫司及中药汤剂，单纯以益气解毒丸巩固治疗。

2020 年 1 月 15 日电话告知，病情持续稳定，并于半月前顺利生产一女孩。

体会：本例发病即表现为中度全身型症状，但年纪较轻，病程才年余，故入院后在联合应用中药汤剂、大输液及浸膏的基础上即给予大剂量激素冲击治疗，症状很快减轻；在甲泼尼龙减至 56mg 口服时加用小剂量他克莫司以期激素减量或停用后减少复发机会，以后根据病情改善情况逐步渐次减停西药及中药。经此治疗，病情日益改善并逐步稳定，于 7 个月后停用胆碱酯酶抑制剂，10 个月后停激素，14 个月后停他克莫司及中药汤剂，单用有增强免疫功能效应的院内制剂益气解毒丸巩固。本例启示有三：一是对年纪较轻、体质较好、病程较短的 Ⅱb 型病例，在多种中药联用保驾护航基础上及时采用大剂量激素冲击治疗后症状改善快捷，且较少出现不良反应；二是如在此基础上再及时联用作用突出的免疫抑制剂有益于较快减停激素，缩短病程；三是长疗程使用中药是提高疾病远期疗效的可靠保证。

病例 4

伍某，男，33 岁，2016 年 12 月 26 日初诊。

患者 7 年前无明显诱因出现双侧眼睑下垂，伴有复视、畏光，在四川某市级医院诊为重症肌无力（眼肌型），予口服溴吡斯的明 60mg、日 3 次，症状改善，未进一步治疗。3 年前眼睑下垂加重并伴眼球活动受限，双手抬举费力，下蹲后站起困难，进食时有呛咳，在当地医院予甲泼尼龙、他克莫司、溴吡斯的明等治疗（具体不详）后症状减轻，但劳累和感冒后症状会加重，未进一步系统诊治。近期又因感冒诱发诸症加重而前来就诊。症见：双侧眼睑下垂，眼球活动受限、左侧尤甚，四肢近端无力，进食呛咳，畏寒肢冷，精神倦怠，纳差，大便微溏，舌淡，苔薄白，脉沉弱。查体：左上睑位于 10—2 点时钟位，右侧位于 11—

1点；左眼球外展、内收露白均5mm，右侧内收露白4mm；左上睑疲劳试验20秒、右侧35秒，双上肢疲劳试验45秒，左下肢疲劳试验60秒，右下肢疲劳试验55秒。新斯的明试验(+)；胸部CT(-)。

中医诊断：痿病(脾肾阳虚，兼夹湿毒)。

西医诊断：重症肌无力(Ⅱb型)。

中医治疗：补脾温肾，解毒除湿。

处方：黄芪120g，党参20g，白术15g，苦参15g，漏芦15g，陈皮9g，葛根30g，锁阳20g，当归10g，淫羊藿15g，细辛10g，麻黄10g，制附子45g(先煎)。水煎服，日1剂，每次200ml，分4次服。

另，配合黄芪注射液50ml、日2次，参附注射液50ml、日1次，分别入液静脉滴注；益气解毒丸1丸/次，日2次，口服。

西医治疗：溴吡斯的明60mg口服，日3次；甲泼尼龙750mg/d，入液静脉滴注，3天后改为500mg，以后每3天减半量，至60mg入液静脉滴注3天后改56mg口服、日1次，此后每2周减4mg，至20mg后改成每月减4mg，至4mg/d后维持观察，根据病情确定是否完全停用；同时配合护胃、补钙、补钾等治疗；甲泼尼龙减至120mg时加用环磷酰胺0.6g入液静脉滴注，每周1次。

治疗5天后，双眼睑下垂症状开始改善，右眼尤著；10天后上午时双上睑基本能上抬至正常，眼球能轻度左右活动，四肢无力减轻，纳食增加，精神转佳。原方黄芪加至150g，加补骨脂20g、山药20g，去细辛、锁阳，其余治疗照原方案继续。又3周后，眼睑下垂、进食呛咳基本消失，四肢无力已不明显，眼球能各向活动，但欠灵活。遂将中药复方中黄芪加至180g，加巴戟天20g、生地黄20g、北沙参20g、炒麦芽20g，去附子、苦参；停输液，并予甲泼尼龙56mg/d，复方环磷酰胺50mg口服，每天2次，其余治疗照前，并予出院。

出院后继续原方案用药、中药复方随症加减，定期复诊，病情稳定改善，至2017年12月24日，甲泼尼龙已减至4mg维持，临床症状完全消失，精神佳，纳食睡眠较好，病已进入恢复期，嘱停服汤药及溴吡斯的明，继续予自拟益气解毒丸1丸/次(早)、自拟滋肾解毒丸1丸/次(晚)，甲泼尼龙4mg/d，复方环磷酰胺50mg/d巩固治疗。续治2个月后停用甲泼尼龙，又2个月后停复方环磷酰胺，予中药丸剂维持治疗。

2020年3月电话随访，病情稳定、未再反复，仍继续服丸剂巩固。

体会：本例病程长达7年，初为眼肌型，未系统治疗，于4年后转变成全身型，在当地采用甲泼尼龙联合他克莫司等治疗后病情控制不佳，来诊时除双侧眼睑下垂、四肢无力、吞咽费力外,并见双侧眼球活动受限,几乎固定于两眼眶正中。采用峻剂益气扶阳解毒为主,配合大剂量黄芪注射液、参附注射液静脉滴注以及院内制剂口服,在此基础上并用大剂量甲泼尼龙联合环磷酰胺强化免疫抑制治疗,中西医并重,综合施治;结果5天后症状开始改善,10天后眼睑下垂基本消失,其余症状减轻,又3周后双侧眼球活动显著改善,1年后症状消失,1年又4个月后停用所有西药,仅用小剂量院内制剂维持治疗,临床疗效满意。此案说明,对于难治性重症肌无力患者,采用辨证治疗联合中药大输液及院内制剂等,同时结合西医强力免疫抑制疗法,不仅能较快改善症状,稳定病情,而且能明显提高远期疗效。西医在早期抑制异常免疫反应、缓解病情方面作用显著,而缓解期后,在进一步改善症状、增强体质、促使免疫功能逐步恢复正常进而促进病情痊愈方面,中医则独具优势。由此可见,中西医结合分型分期治疗确实是提高疗效的重要途径。

病例5

熊某,男,41岁,务农,因反复眼睑下垂4个月,加重伴吞咽困难2个月、气短10天于2017年11月19日就诊。

4个月前患者因过度劳累而感双眼睑下垂,晨轻暮重,休息后稍缓解,劳累后加重,当地医院诊为"重症肌无力眼肌型",予"溴吡斯的明"治疗后症状好转。2个月前患者双侧眼睑下垂复发加重,偶有复视,伴吞咽困难,饮水呛咳,说话、咀嚼、抬颈费力,有鼻音,四肢乏力,晨轻暮重,休息后稍缓解,劳累后加重;就诊于重庆市某医院,诊为"重症肌无力(Ⅱb型)",予溴吡斯的明120mg每日3次口服,症状改善不著。10天前症状加重,伴气短,在当地予激素冲击及胆碱酯酶抑制剂治疗(具体不详)后病情稍减,为求中西医结合治疗就诊于我院,门诊以"重症肌无力(Ⅱb型)"收入我科。入院时前述症状均存,舌红,苔薄黄,脉细数。体格检查:双眼睑下垂、位于10—2点时钟位,双眼球外展露白2mm。抬颈试验50秒,双上肢疲劳试验50秒,下肢疲劳试验左侧45秒,右侧50秒,说话语音含混,QMG评分19分。辅助检查:新斯的明试验(+),胸腺CT(−)。

中医诊断:痿病(气阴两虚证)。

西医诊断:重症肌无力(Ⅱb型,Osserman分型)。

1. 中医治疗

(1)益气养阴:黄芪120g,太子参20g,白术15g,生地黄20g,麦冬15g,五味子 10g，陈皮 9g，土茯苓 30g，升麻 9g，柴胡 9g，当归 10g，仙鹤草 30g，甘草 10g。水煎服，日 1 剂，每次 100ml，分早中晚 3 次温服。

（2）配合黄芪注射液 40ml（日 2 次）、参麦注射液 40ml（日 1 次），分别经适量液体稀释后静脉滴注。

（3）补脾强力浸膏 20g，日 3 次。

（4）滋肾解毒丸（院内制剂，主要由生地黄、黄芪、北沙参、麦冬、土茯苓等组成，5g/丸）1 丸，日 2 次口服。

2. 西医治疗

（1）予溴吡斯的明片 60mg，日 4 次，口服。

（2）甲泼尼龙琥珀酸钠 500mg 静脉滴注抑制免疫，每 3 日减半量，减至 60mg 连用 3 天后改成 56mg 口服，每半月减 4mg，直至停用。

（3）环磷酰胺 0.2g 经稀释后静脉滴注，隔日 1 次。

（4）配合补钾、补钙、保护胃黏膜等措施。

2017 年 12 月 11 日查房：甲泼尼龙已减至 56mg，患者双眼睑无下垂，无复视，无咀嚼困难、吞咽困难，言语清晰，抬颈肌力可，无四肢乏力、呼吸困难。双上睑疲劳试验 60 秒，抬颈试验 60 秒，四肢疲劳试验均达 120 秒，说话无鼻音。中药黄芪加至 150g，加北沙参 30g、玄参 20g、炒鸡内金 15g、麦芽 20g；溴吡斯的明改为 60mg，日 3 次；静脉滴注环磷酰胺改为复方环磷酰胺 50mg、日 2 次口服，直至总剂量达 20g 后停用。予出院观察。

2018 年 2 月 10 日：甲泼尼龙已减至 36mg，溴吡斯的明减至 30mg、日 3 次，病情稳定，相关肌无力症状完全消失已 2 个月，继续原有方案减激素。中药原方去柴胡、升麻，黄芪改为 120g，太子参改为 30g，加淫羊藿 20g、仙茅 15g、葛根 45g、制附子 30g（先煎 1 小时）；停补脾强力浸膏，易滋肾解毒丸为益气解毒丸半粒、日 3 次。

2019 年 3 月 21 日：1 年多来病情持续稳定，已完全恢复正常生活及工作，完全停用溴吡斯的明已 10 个月，停用激素 8 个月，复方环磷酰胺也于停用激素 2 个月后停服，已达临床治愈。今起停服中药复方，继续以益气解毒丸半粒（早）、滋肾解毒丸半粒（晚）长期服用，巩固疗效。

体会：本例首发时表现为单纯眼肌型，但发病 2 个月后转化为中度全身型，病情发展很快，入院前已表现为肌无力危象前状态，经激素冲击及对症治疗后病情改善不理想，故入院后在联合使用多种中药制剂基础上，予以激素冲击并同时联用免疫抑制剂；经此处理 3 周后，症状始得以明显改善，继而有序地减激素、胆碱酯酶抑制剂及环磷酰胺,并于 5 个月后停用胆碱酯酶抑制剂,7 个月后停用激素,9 个月后停用环磷酰胺,最后单用中药丸剂巩固治疗,病情一直稳定。本例启示有二:一是病情发展较快、病情重笃的全身型病例,体质尚好者,在多种中药联用扶正固本基础上,采用激素冲击同时联用免疫抑制剂是较快改善症状、稳定病情,防治肌无力危象发生的有效途径;二是病情重笃的全身型病例,多种中药联用再结合联合免疫抑制疗法、序贯治疗,不仅近期疗效较好,远期疗效也甚为理想,有推广应用价值。

第四节　急性暴发型(Ⅲ型)医案

病例 1

李某,女,41 岁,已婚,因反复吞咽困难、咀嚼无力 3⁺ 个月,呼吸费力 1 个月于 2013 年 3 月 27 日入院。

3 个月前患者无明显诱因出现吞咽困难、咀嚼无力,进食及饮水呛咳,伴有双眼睑下垂,未系统治疗;1 个月前患者出现呼吸费力,伴语音含混,四肢无力。在本省某省级医院诊断为"重症肌无力(全身型)",予甲泼尼龙、溴吡斯的明等治疗(具体不详),病情无明显改善,遂转我院治疗。入院症见:吞咽困难,咀嚼无力,呼吸费力,症状持续存在,活动后加重,休息后减轻,面色萎黄,双睑下垂、复视,纳差、出汗、大便稀溏,舌淡,苔薄白,脉细弱。

查体:双上睑位于 10—2 点时钟位,左向复视,伸舌受限,咽反射迟钝。疲劳试验:双眼疲劳试验 15 秒,抬颈试验 25 秒,双上肢疲劳试验均 35 秒,左下肢疲劳试验 41 秒,右下肢疲劳试验 35 秒,洼田饮水试验(+);肺活量<50%。QMG 评分 25 分。

辅助检查:新斯的明试验(+);血常规、肾功能、电解质未见明显异常。

中医诊断:痿病(脾肾阳虚)。

西医诊断:重症肌无力(Ⅲ型,Osserman 分型)。

1. 中医治疗

(1)补脾益气,温阳固脱:黄芪 120g,人参 20g,山茱萸 120g,桔梗 12g,枳实 12g,制附片 60g(先煎 2 小时),仙鹤草 30g。水煎服,日 1 剂,每次 200ml,分早中晚 3 次温服。

(2)黄芪注射液 50ml、参附注射液 50ml,分别经适量液体稀释后静脉滴注,每日各 2 次。

2. 西医治疗

(1)溴吡斯的明 60mg,口服,日 4 次。

(2)免疫球蛋白 5g/d 静脉滴注,连续 5 天。

(3)甲泼尼龙 500mg/d,静脉滴注,每 3 天减半量,至 60mg 静脉滴注 5 天后改 56mg 口服,日 1 次,此后每 2 周减 4mg,持续至 20mg/d 后维持观察 1 个月。

(4)予维 D 钙补钙、氯化钾缓释片补钾、雷尼替丁抑酸护胃,以减轻激素副作用。

2013 年 4 月 2 日:经上述治疗 5 天后,病情显著改善,呼吸费力感消失,吞咽困难、咀嚼无力、眼睑下垂、复视亦见减轻,能少量进食半流质食物。复查:双眼疲劳试验 45 秒,抬颈试验 60 秒,双上肢疲劳试验均 50 秒,双下肢疲劳试验 45 秒,洼田饮水试验(-);肺活量达正常范围。QMG 评分 13 分。中药予益气温阳解毒之剂。

处方:黄芪 150g,人参 10g,白术 15g,当归 15g,仙鹤草 30g,陈皮 12g,山茱萸 60g,葛根 50g,制附子 45g(先煎 90 分钟),生地黄 30g,北沙参 30g,麻黄 12g,细辛 20g,淫羊藿 20g,补骨脂 20g,炒麦芽 20g。水煎服,日 1 剂。

继续予黄芪注射液、参附注射液按原剂量静脉滴注,每日各 1 次,配合补脾强力浸膏口服。西药激素按原递减方案服用,溴吡斯的明减至 60mg、日 3 次。

2013 年 4 月 19 日:甲泼尼龙昨日改为 56mg/d,口服。呼吸费力、咀嚼吞咽困难、四肢无力等基本消失,双眼睑下垂明显缓解,复视不明显。QMG 评分已减至 6 分。显示病情已基本稳定。上方黄芪减为 120g,附子减为 30g,去人参、山茱萸,加党参 30g、麦冬 20g、砂仁 10g;停输液,其余治疗同前。予出院。

2013 年 5 月 24 日:患者病情平稳,无眼睑下垂、复视,无吞咽困难、饮水呛咳、肢体无力等症。1 周前甲泼尼龙减至 40mg,溴吡斯的明减至 30mg,日 3 次。QMG 评分 3 分。上方黄芪减为 90g,附子减为 15g,党参减为 15g,补脾强力浸膏续用。

2013 年 11 月 24 日:甲泼尼龙已减为 4mg/d,溴吡斯的明已停用半月。患者病情已持续稳定半年余。嘱继续予中药复方加减配合补脾强力浸膏巩固治疗,甲泼尼龙 4mg/d 维持治疗 3 个月后停用,定期复诊。

2014 年 4 月 11 日：患者病情持续稳定,甲泼尼龙已停服 2 个月,临床症状完全消失近 1 年,停服中药复方,续用补脾强力浸膏巩固半年后停药观察。

2018 年 12 月电话随访,停药 4 年余,完全正常生活工作,未再复发。

体会:本例系急性暴发型(Ⅲ型)患者,但较年轻,体质较好,系首次发病,病程较短,入院后马上沿用西医救治方法,先予大剂量丙种球蛋白冲击治疗 5 天,同时配合大剂量激素冲击治疗,胆碱酯酶抑制剂对症处理,在此基础上配合益气固本防脱之品、黄芪注射液、参附注射液、补脾强力浸膏等中医特色治疗,病情很快得到控制,且大剂量使用激素等未见任何不良反应。此后按常规西药减药方案逐步减药,进而过渡到完全用中药调理巩固,病情日益改善并逐步达到完全稳定,系统治疗近 2 年后完全停药,随访至 2018 年 12 月仍完全稳定。本案显示,采用规范的中西医结合疗法,不仅早期能迅速使病情改善,而且远期疗效也十分满意,是提高重症肌无力急重型治疗水平的理想途径。

病例 2

田某,男,37 岁,已婚,因反复右眼睑下垂 11 年,左眼睑下垂、四肢乏力 4 个月,加重 10$^+$ 天于 2015 年 2 月 27 日入院。

患者 11 年前劳累后出现右眼睑下垂,予中药治疗后好转(具体不详),此后常因感冒、劳累等因素导致复发,均仅服用溴吡斯的明即改善症状。4 个月前病情加重出现双眼睑下垂、复视,伴饮水呛咳、吞咽困难、四肢无力,时有气累感,在某市级医院予泼尼松 20mg 每日 1 次口服、溴吡斯的明 60mg 每日 3 次口服,症状改善不著,遂转我院住院治疗。入院时除前述症状外,并见神疲气短、呼吸费力、腰膝酸软,小便清长,舌淡苔白,脉沉细弱。查体:语音含混,右眼睑下垂、约位于 11—1 点时钟位,右眼内收、外展均露白约 3mm,左眼睑下垂、约位于 10—2 点时钟位,左眼外展露白约 4mm。疲劳试验:右上睑疲劳试验 40 秒,左侧 30 秒;双上肢疲劳试验均 20 秒,双下肢疲劳试验均 15 秒。辅助检查:新斯的明试验(+),胸腺 CT(−)。外院 2015 年 2 月 25 日肌电图:四肢及颜面部肌肉可见肌源性损害(并累及终板功能)。

中医诊断:痿病(脾肾阳虚)。

西医诊断:重症肌无力(Ⅲ型)。

1. 中医治疗

(1)益气温阳,固本防脱:黄芪 120g,党参 20g,山茱萸 60g,淫羊藿 20g,补骨脂 20g,仙鹤草 30g,枳实 12g,桔梗 15g。水煎服,日 1 剂,每次 100ml,分

4~6 次温服。

(2) 黄芪注射液 50ml(日 2 次)、参附注射液 50ml(日 1 次),分别经适量液体稀释后静脉滴注。

2. 西医治疗

(1) 溴吡斯的明 60mg,口服,日 3 次,按病情需要增加服药次数。

(2) 甲泼尼龙 1000mg/d,每 3 天减半量,至 60mg 静脉滴注 3 天后改 56mg 口服,日 1 次。此后根据实际情况减量,直至停用。

(3) 配合维 D 钙补钙、氯化钾缓释片补钾、雷尼替丁抑酸护胃。

2015 年 3 月 13 日:激素冲击治疗第 1、第 2 日病情平稳,无明显不适感;第 3 日中午 12 时,患者突然呼吸、心跳骤停,值班医师及时发现并立即行心肺复苏术,约 3 分钟后呼吸心跳恢复,随后予气管插管,转重症监护室用呼吸机辅助呼吸,继续予激素、新斯的明、抗生素、营养支持等治疗 10 天,病情基本稳定,再次转回普通病房治疗。呼吸费力症状基本消失,饮水呛咳、吞咽困难已有显著改善,余症变化不大。

1. 中医治疗

(1) 健脾益气温阳之剂:黄芪 120g,党参 15g,白术 15g,茯苓 15g,陈皮 9g,升麻 9g,柴胡 9g,当归 10g,仙茅 10g,淫羊藿 15g,补骨脂 20g,麻黄 12g,制附子 40g(先煎),细辛 20g。水煎服,日 1 剂。

(2) 继续原剂量予黄芪注射液、参麦注射液静脉滴注。

(3) 补脾强力浸膏 20g,日 3 次。

2. 西医治疗

(1) 甲泼尼龙 60mg 静脉滴注,日 1 次;5 天后改 56mg 每日 1 次口服。此后根据病情每半月至 1 个月减 4mg,同时配合补钙、补钾、抑酸护胃等措施。

(2) 溴吡斯的明 60mg,口服,日 3 次。

2015 年 4 月 18 日:仍有轻度双侧眼睑下垂,但复视、饮水呛咳、吞咽困难、四肢无力均不明显。查体:双侧眼睑挡角膜时钟位在 11—1 点;疲劳试验:右侧眼睑 60 秒、左侧 45 秒,双上肢 75 秒,双下肢 45 秒。前方黄芪加至 180g,党参加至 30g,附子减至 30g,细辛减至 10g,加锁阳 20g、巴戟天 20g;续用补脾强力浸膏,停输液;西药甲泼尼龙减至 52mg/d,其余同前。出院继续观察。

2015 年 5 月 20 日:出院月余,仍有双眼睑轻度下垂,伴精神倦怠,纳差,口干,大便干,面色少华,舌淡,苔薄白,脉细缓。原方黄芪减至 120g,附子减至 15g,去党参、锁阳、补骨脂、细辛,加北沙参 30g、麦冬 15g、女贞子 20g、炒麦芽

20g、砂仁 10g；甲泼尼龙照减至 40mg，其余治疗同前。

经上述治疗 2 个月后，临床症状基本消失，一般情况良好，溴吡斯的明减至 30mg、日 3 次，激素减至 32mg/d；又 3 个月后停溴吡斯的明，激素减至 8mg，再 2 个月停服激素，其间中药一直予上方加减，并配合浸膏治疗，病情持续稳定，未见复发。2016 年 2 月底停用中药，继续追踪观察。2019 年 3 月下旬患者外出打工 3 年后返回贵阳复诊，停药已 3 年，未再复发。

体会：本例初为病程较长、未经系统治疗的眼肌型患者，由于劳累诱发转换成全身型，复因处置不当进而演变成急性暴发型。入院后在益气固本防脱之剂联合黄芪注射液、参附注射液静脉滴注基础上予大剂量激素冲击治疗，3 天后病情加重并发生呼吸心跳骤停，经及时现代急救手段抢救处理后转危为安，病情稳定后继续行中西医结合治疗，病情逐步改善，继而逐步停用西药并单纯用中药巩固治疗，1 年后全部停药，随访 3 年病情稳定，整体疗效尚属满意。本例的经验教训：一是对部分病程较长、体质较弱者及时配合多种中药扶正固本保驾护航，予大剂量激素冲击治疗仍有发生病情加重甚至危象出现的风险，故行激素冲击治疗时，应尽可能把各种有益于增强疗效的措施（包括丙种球蛋白冲击）配合使用以提高疗效，减少发生危象风险；二是重症肌无力病情加重甚至危象发生后，采用中西医结合方法仍能获得较好的近远期疗效。

病例 3

张某，女，67 岁，因反复双眼睑下垂 4 年，四肢乏力、呼吸困难 2 小时于 2014 年 4 月 17 日入院治疗。

4 年前患者无明显诱因突发双眼睑下垂，晨轻暮重，劳累后加重，休息后减轻，于我院门诊予中药内服后好转，后常因天气及情绪变化而复发，均服中药治疗改善。2 小时前患者受凉后感四肢乏力，不能行走，双眼睑下垂，活动后感呼吸费力，遂急到我院住院治疗。入院症见：双眼睑下垂，复视，伴咀嚼无力，饮水呛咳，吞咽困难，四肢无力，呼吸气急，面色少华，纳差，出汗，大便稀溏，舌红，苔薄黄，脉细数。查体：心（-），肺部呼吸音粗，可闻及细湿啰音。上睑疲劳试验左 25 秒、右 35 秒，上肢疲劳试验左侧 55 秒、右侧 45 秒，双下肢疲劳试验均 20 秒，洼田饮水试验（+）。辅助检查：新斯的明试验（+）。

中医诊断：痿病（气阴两虚）。

西医诊断：重症肌无力（Ⅲ型），肌无力危象前状态。

1. 中医治疗

(1)益气养阴,固本防脱:黄芪150g,人参12g,山茱萸90g,麦冬20g,五味子15g,北沙参45g,仙鹤草30g,玉竹30g,枳实12g,桔梗15g。水煎服,日1剂,每次100ml,分4~6次温服。

(2)黄芪注射液50ml、参附注射液50ml,分别经适量液体稀释后静脉滴注,每日各2次。

2. 西医治疗

(1)溴吡斯的明60mg,口服,日3次,按病情需要增加服药次数。

(2)免疫球蛋白20g静脉滴注,连续5天。

(3)甲泼尼龙1 000mg/d,每3天减半量,至60mg静脉滴注3天后改40mg口服,日1次。此后根据实际情况减量,直至停用。

(4)予维D钙补钙、氯化钾缓释片补钾、雷尼替丁抑酸护胃,以减轻激素副作用。

(5)配合抗生素治疗。

2015年4月27日:经上述处治,3天后呼吸费力基本消失,第6天起,咀嚼、吞咽困难、四肢无力改善,眼睑下垂、复视减轻,咳嗽、发热消失。查体:双肺细湿啰音消失,QMG评分15分,舌淡红,苔薄白,脉弦缓。甲泼尼龙现已减至120mg/d,其余治疗继续。中药改用益气温阳、养阴解毒之剂。

处方:黄芪150g,西洋参10g,山茱萸45g,麦冬20g,北沙参30g,生地黄20g,仙鹤草30g,淫羊藿20g,补骨脂20g,锁阳20g,葛根60g,麻黄12g,制附子30g(先煎1小时),细辛20g,鸡内金20g,陈皮12g。水煎服,2日1剂,每次150ml,分4~6次温服。

2015年5月8日:甲泼尼龙减至40mg/d,溴吡斯的明180mg/d,呼吸无力、咀嚼吞咽无力、眼睑下垂、复视等均基本消失,一般情况好,能进软食,能自由到户外活动,病情已见稳定。因经济原因,要求出院。遂将黄芪减至120g,西洋参易为党参30g,去山茱萸、麦冬,加土茯苓30g、炒麦芽20g;益气解毒丸半丸、日3次,补脾强力浸膏20g、日3次;溴吡斯的明减半量服用,激素减至20mg维持治疗1个月。

2015年12月20日:一直坚持以中药复方为主,配合补脾强力浸膏及益气解毒丸治疗。溴吡斯的明于4个月前停服,激素也于2个月前完全停用。病情一直稳定,遂今起继续予益气解毒丸巩固,停用余药。

2019年12月电话随访,病情持续稳定,已完全停药半年。

体会：本例为老年患者，体质较差，初为单纯眼肌型，4年后因重感冒诱发为急性暴发型、肌无力危象前状态，伴肺部炎症。由于病情急重，故在益气扶正防脱之剂并用黄芪、参附等注射液大剂量静脉滴注基础上，立即同时予大剂量丙种球蛋白和大剂量激素冲击治疗。在中药扶正固本之品保驾护航的前提下予以西药强力抑制异常免疫反应，疗效迅捷且未出现明显不良反应及病情加重，病情稳定后逐步依次减停胆碱酯酶抑制剂和激素，过渡到单独以中药维持治疗，5年后停用所有药物，其后连续随访至2019年12月，病情持续稳定。此案说明，对年老体弱的重症患者，只要认证准确，同时严格遵循中西医结合分型分期治疗原则规范诊治，不仅急重阶段疗效显著，而且远期疗效也十分突出。

第五节　迟发重症型（Ⅳ型）医案

病例

侯某，女，65岁，因四肢无力7⁺个月，复发加重伴气促3⁺天于2016年9月2日就诊。

7个月前患者因感冒、腹泻后出现四肢无力，某省级医院按胃肠型感冒治疗，感冒等症状改善，但四肢无力未减轻，其后曾辗转多家医院求诊，均未明确诊断。1个月前自感左眼重滞、睁眼稍费力，时有重影，晨轻暮重，活动后加重，休息后减轻，再到某三甲医院就诊，考虑"重症肌无力（Ⅱa型）"，予"甲泼尼龙、溴吡斯的明"等口服（具体不详）后，症状改善。3天前因感冒病情加重，翻身起坐困难，无法站立，伴双眼睑下垂、声音嘶哑、抬颈费力，平躺则呼吸费力，偶有咳嗽，咳少量白色黏痰，要求住院治疗。既往有15⁺年高血压病史，10⁺年"双下肢静脉曲张"病史，4个月前查出"干燥综合征"。

查体：双上睑疲劳试验25秒，抬颈试验30秒，双上肢疲劳试验90秒，双下肢疲劳试验20秒，QMG评分22分。舌淡红，苔薄黄腻，脉细弦。

辅助检查：新斯的明试验（+）；随机血糖23.4mmol/L。

中医诊断：痿病（脾肾气虚兼夹湿热）。

西医诊断：重症肌无力（Ⅳ型）；原发性高血压3级，很高危组；糖尿病；干燥综合征。

1. 中医治疗

（1）补脾益肾，兼清湿热：黄芪120g，党参30g，太子参20g，白术15g，陈皮

12g,土茯苓 30g,苍术 12g,薏苡仁 20g,苦参 15g,当归 20g,葛根 40g,白蔻仁 10g(后下),淫羊藿 20g,补骨脂 20g。水煎服,日 1 剂,每次 200ml,分早中晚 3 次温服。

(2)黄芪注射液 40ml、日 2 次,参麦注射液 40ml、日 1 次,分别经适量液体稀释后静脉滴注。

(3)滋肾解毒丸(院内制剂,主要由黄芪、生地黄、土茯苓、淫羊藿等组成,9g/ 丸)4.5g,日 3 次。

2. 西医治疗

(1)溴吡斯的明 60mg,口服,日 3 次。

(2)甲泼尼龙 250mg/d,静脉滴注,每 3 天减半量,至 60mg 静脉滴注 5 天后改 56mg 口服,日 1 次。此后每 2 周减 4mg,持续至 20mg/d 后维持观察 1 个月。

(3)免疫球蛋白 5g/d 静脉滴注,连续 5 天。

(4)配合降压、控制血糖及护胃、补钙、补钾等治疗。

2016 年 9 月 13 日:四肢无力稍见缓解,声嘶、呼吸费力等亦有减轻,精神转佳,纳食稍增。停用免疫球蛋白,其余照原方案用药;中药复方中黄芪加至 150g,加制附子 30g,桂枝 15g,去苦参,10 剂,每剂服 2 天。

2016 年 9 月 26 日:四肢无力进一步改善,声嘶、呼吸费力已不明显,夜间入睡较好,纳食尚可,能在家人搀扶下在病房内行走,激素减至 52mg。病情已平稳,要求出院继续调养。中药复方中黄芪加至 180g,加炒麦芽 20g、生山楂 20g、锁阳 20g,30 剂。

2016 年 12 月 24 日:照上方案调理治疗,病情一直稳定,激素已减至 12mg/d,纳食睡眠较好。嘱其服用激素 12mg/d 维持治疗,溴吡斯的明减至 30mg、日 3 次。中药仍予原方加减调治。

每月复诊 1 次,病情逐步改善、稳定。2017 年 2 月 26 日甲泼尼龙已减至 8mg 维持,自述饮食睡眠精神状态均好,能做简单家务。

2017 年 8 月 14 日:因受精神刺激,连续两晚彻夜不眠,兼之受凉,而出现发热、恶心、呕吐、腹泻,四肢无力加重,咳少量白色泡沫痰,平卧位时感呼吸费力,遂再次住院。入院查疲劳试验:双眼睑挡角膜 9—3 点时钟位,双上肢可抬举 32 秒,左下肢约 25 秒,右下肢约 28 秒。辅助检查:肝功能异常,谷丙转氨酶 221U/L,凝血时间延长,血象升高,电解质提示低钾。予甲泼尼龙 8mg/d,溴吡斯的明 60mg/d,以及泮托拉唑、氯化钾缓释片等,螺内酯联合氢氯噻嗪口服利尿。后患者出现三系减少、重症感染而转入重症监护病房(ICU)治疗,予输血纠正贫血、重组人粒细胞刺激因子升高粒细胞、重组人促红细胞生成素、注射用亚胺培南西司他丁钠联合盐酸万古霉素,以及氢化可的松、免疫球蛋白等治疗,配合黄芪注射液、参附注射液静脉滴注,病情逐步稳定,于 2017 年 11 月 17 日出院。

　　患者 2018 年 3 月再次因受凉出现高热寒战、咳嗽气喘、憋气,遂再次入院,予抗感染、改善心肺功能、营养支持等治疗 10 余天,病情无明显改善,最后因心肺功能衰竭去世。

　　体会:本患者起病隐匿,早期表现为四肢无力,一直未予确诊,半年后继见眼睑下垂及复视,进而短期内出现呼吸费力、声音嘶哑、抬颈费力等表现,病情进展较快,符合改良 Osserman 分型中Ⅳ型(迟发重症型)特点。本型多属于难治性 MG,临床疗效不佳。加之本患者伴有高血压、糖尿病、干燥综合征、下肢静脉曲张等多种疾病,病情复杂而顽固,治疗难度更大。就诊后即采用中西医结合方法,在较大剂量甲泼尼龙冲击联合丙种球蛋白治疗基础上,并用中药补脾益肾兼清湿热之剂,大剂量黄芪注射液、参麦注射液静脉滴注,滋肾解毒丸扶正固本,同时兼顾伴发疾病处理,3 周后病情基本稳定而停用输液,出院继续调养。出院后以中药为主治疗,逐步将激素及溴吡斯的明减至最小维持量,此后近 1 年时间病情持续稳定,基本恢复正常生活,显示中西医结合综合治疗,即将中医的多重用药与西医的联合免疫调节治疗有机结合,对此类难治性病例(迟发重症型)也有较好疗效。不幸的是,患者后因精神刺激导致病情急剧加重、迅速发展,虽经中西医综合救治病情暂时控制,又继发肺部感染,全身状况每况愈下,病情逐步加重,终于导致不治。又说明,对重症顽症病例,在积极采用中西医综合治疗的同时,加强对患者的管理,让患者保持乐观平和心态,注意预防感染,对于促使病情逐步好转,甚至达到治愈,也十分重要。

第六节　肌无力危象医案

病例

　　李某,女,70 岁,因反复四肢无力 16 年,加重伴呼吸费力半月于 2018 年 8 月 13 日入院。

　　患者 16 年前无明显诱因出现四肢无力,晨轻暮重,活动后加重,休息后可缓解,新斯的明试验(+),诊断为重症肌无力,予甲泼尼龙、溴吡斯的明治疗后症状缓解,后长期服用上述药物控制病情;10 年前胸部 CT 发现胸腺瘤,并行手术治疗,术后病情稳定;10 个月前自觉四肢无力症状加重,遂加用环孢素 A 口服。半月前受凉后四肢无力较前加重,伴呼吸费力、饮水呛咳、吞咽困难、咳嗽、咳痰,故再次就诊我院,由门诊以"重症肌无力(迟发重症型)"收入我科。体格检查:精神萎靡,面色㿠白,唇色发绀,呼吸浅促,左肺呼吸音粗,右肺可闻及中等量湿啰音,心(−)。疲劳试验:不能配合完成。全程 C 反应蛋白 5.5mg/dl↑。降钙素原 1.0ng/ml↑。胸部 CT:左下肺感染;双侧胸膜增厚、粘连。

中医诊断:痿病(脾肾阳虚)。

西医诊断:肌无力危象前状态。

1. 中医治疗

(1)温肾纳气,健脾扶阳:黄芪 120g,党参 20g,白术 15g,锁阳 20g,淫羊藿 20g,巴戟天 20g,熟地黄 20g,干姜 10g,仙茅 10g,肉桂 15g,麻黄 6g,制附子 40g(先煎 1.5 小时)。水煎服,日 1 剂,每次 200ml,分早中晚 3 次温服。

(2)予黄芪注射液 40ml(日 2 次)、参附注射液 40ml(日 1 次)分别经适量液体稀释后静脉滴注。

2. 西医治疗

(1)心电监护 + 指脉氧监测以了解患者生命体征变化,持续吸氧以改善 Ⅰ 型呼吸衰竭。

(2)新斯的明肌内注射。

(3)大剂量人免疫球蛋白 25g 静脉滴注(冲击治疗)。

(4)头孢哌酮钠他唑巴坦钠抗炎,氨溴索化痰,震动排痰机促进痰液排出。

上述治疗 3 天后,症状未见缓解,反而逐渐加重,呼吸困难,大汗淋漓,显示已出现肌无力危象,急转重症监护室立即给予气管插管呼吸肌辅助通气,深静脉置管建立静脉通道,甲泼尼龙琥珀酸钠 500mg 静脉滴注、日 3 次 ×3 天,后逐渐递减,头孢曲松钠他唑巴坦钠抗感染,去甲肾上腺素静脉泵入维持血压,静脉营养支持,人血白蛋白静脉滴注维持血浆渗透压。完善相关检查。后发现合并真菌感染,加用氟康唑抗真菌。治疗 12 天后患者病情基本稳定,再转回神经内科继续治疗。继续予抗真菌治疗;停用人免疫球蛋白,甲泼尼龙琥珀酸钠逐渐减量;中药原方加女贞子 20g、墨旱莲 20g、生地黄 30g、仙鹤草 30g、阿胶 10g;继续予黄芪注射液、参附注射液静脉滴注;艾灸关元、神阙;呼吸机床旁备用。

治疗 3 天后,患者肌无力症状缓慢改善,偶于睡眠不佳时感疲乏及轻度呼吸费力,经改善睡眠、休息及吸氧后可改善。复查 C 反应蛋白、降钙素原、G 试验均较前缓慢降低,血常规示淋巴细胞绝对值较前缓慢增加。4 天后呼吸费力、呛咳、吞咽困难等基本消失,四肢无力明显改善。停抗真菌治疗,继续黄芪注射液、参附注射液静脉滴注,加服补脾强力浸膏,中药前方黄芪加至 150g,附子减至 30g,去党参、熟地黄、仙茅、干姜、肉桂,加太子参 30g、补骨脂 20g、北沙参 30g,继续观察治疗半月,临床症状消失,一般情况良好,予以出院。

出院后坚持门诊治疗,采用小剂量激素(甲泼尼龙 8~12mg/d)维持并配合中药复方调理,病情一直稳定。2020 年 3 月 2 日家属来门诊代开药,告知一般情况良好,每天能做适量运动,仍继续予甲泼尼龙 8mg/d 配合中药补脾益肾之剂巩固。

体会: 本例患者年龄大、病程长、体质弱,因感染诱发病情加重,最初为肌无力危象前状态,按常规处理未能控制病情发展,继而出现肌无力危象,随后予呼吸机辅助通气,继续丙种球蛋白冲击治疗,同时加用激素冲击治疗,以及联合抗感染等措施,并予中药汤剂、大输液等配合,病情逐步改善,最后达到基本临床痊愈而出院。随访至 2020 年 3 月,患者一直在家调养,以小剂量中西药维持治疗,病情稳定,处于最轻临床疾病状态。本例提示:一是对病情重笃的肌无力危象前状态甚至已出现危象者,治疗上必须以西医为主迅速稳定病情,而加用中医药方法则有增效解毒之功;二是对病程长、病情复杂、高龄而体质较差者,治疗上必须中西医结合,尽可能将各种扶正固本、增强体质的措施都用上,综合治疗,才能产生良好调节疗效。

第七节　围手术期医案

病例 1

田某,女,23 岁,未婚,因"反复四肢乏力伴语音含混 6[+] 年,复发加重 3 天"于 2018 年 6 月 29 日入院。

患者诉 6 年前无明显诱因出现四肢乏力,说话语音含混,外院诊断为"重症肌无力",予溴吡斯的明等治疗后好转。此后患者病情反复,曾多次就诊于我院。3 天前劳累后上症复发并伴双眼睑下垂,复视,晨轻暮重,休息后减轻,活动后加重,纳差,大便稀溏,舌质淡,苔薄白,脉细弱。既往有甲状腺功能减退症。查体:上睑疲劳试验左侧 45 秒、右侧 50 秒,上肢疲劳试验左侧 75 秒、右侧 66 秒,下肢疲劳试验左侧 90 秒、右侧 95 秒。辅助检查:胸部 CT 提示胸腺增生。甲状腺功能:促甲状腺素(TSH)4.770μU/ml↑。甲状腺抗体:促甲状腺素受体抗体>40.00U/L↑,甲状腺球蛋白抗体 1 290.00U/ml↑,甲状腺过氧化物酶抗体 303.00U/ml↑。其余检查均在正常范围。

中医诊断:痿病(脾肾气虚)。

西医诊断:重症肌无力(Ⅱa 型),胸腺增生;甲状腺功能减退症(简称甲减)。

入院后经胸外科会诊,建议行胸腺摘除手术治疗。故先予中医为主治疗 1 周以强化体质,然后转胸外科手术。

1. 中医治疗

(1)健脾温肾:黄芪 120g,党参 30g,白术 15g,陈皮 9g,升麻 9g,柴胡 9g,当归 12g,生地黄 30g,淫羊藿 15g,补骨脂 20,山药 30g,麻黄 6g,附子 30g(先煎),细辛 20g,砂仁 10g(后下)。水煎服,日 1 剂,分 3 次服。

(2)黄芪注射液 40ml(日 2 次)、参附注射液 40ml(日 1 次)分别经适量液体稀释后静脉滴注。

(3)补脾强力浸膏 20g,口服,日 3 次。

(4)针刺双侧脾俞、肾俞、肺俞、足三里。

2. 西医治疗　仅予甲状腺素片口服。

经此治疗 1 周后,转胸外科行胸腺扩大切除术+胸膜粘连烙断术,手术顺利。术后病理检查示淋巴组织增生并淋巴滤泡形成,并见囊腔形成。术后观察 10 天(观察期间仍照神经内科方案予黄芪注射液、参附注射液静脉滴注),于 7 月 18 日转回神经内科巩固治疗。转回时眼外肌及四肢肌无力症状未见反复或加重。查体:上睑疲劳试验双侧均超过 60 秒,双上肢疲劳试验均超过 90 秒,下肢疲劳试验左侧 105 秒、右侧 120 秒。

中医治疗:

(1)健脾益气、和血:黄芪 120g,党参 20g,白术 15g,陈皮 9g,葛根 30g,当归 12g,三七 10g,丹参 30g,焦山楂 20g,淫羊藿 15g,附子 15g(先煎),炒麦芽 20g,砂仁 10g(后下)。水煎服,日 1 剂。

(2)继续予黄芪注射液、参附注射液静脉滴注。

(3)继续原方案予补脾强力浸膏及针刺治疗。

2018 年 7 月 28 日:患者病情持续稳定、未见反复,一般情况良好,临床症状完全消失,复测眼外肌、颈肌及四肢肌疲劳试验均超过正常时限,故准予出院。继续:①上方去三七、焦山楂、丹参,加巴戟天 20g、补骨脂 20g、黄芪减至

100g；②固本解毒丸 1 丸 / 次，日 2 次。继续巩固治疗。

2019 年 7 月 30 日：1 年来，一直坚持用上方加减配合固本解毒丸治疗，病情持续稳定，未见复发，故今起停服中药汤剂，固本解毒丸减量至半丸、日 2 次，长期维持治疗。

体会：本例为重症肌无力伴胸腺增生，入院时一般情况好，伴发疾病少，故除针对甲减用药外，予单纯采用中医方法扶正固本以增强体质，7 日后行胸腺手术，术后再转神经内科巩固治疗，前后共计 1 个月左右，不仅保证手术顺利进行，且手术后逐步稳定，未出现反复。术后 1 年复诊，述病情一直稳定，显示对需行手术切除的重症肌无力患者，术前采用中医疗法增强体质，术后再予中医方法巩固治疗 10~15 天，确实是提高疗效的重要途径。笔者科室近 10 年来对伴有胸腺瘤或胸腺增生需要手术治疗者均采用此种方法，治疗 100 余例，术后无一例出现肌无力危象，无一例病情加重，所有患者术后病情都快速改善，2~5 年后随访无一例复发，显示手术前后介入中医药疗法确有独特价值。

病例 2

王某，女，18 岁，因"反复右眼睑下垂 15 年，加重伴左眼睑下垂 3 个月"于 2017 年 1 月 23 日入院。

15 年前无明显诱因出现右眼睑下垂，未予重视，1 周后左眼睑亦见下垂，伴复视，晨轻暮重，于外院行新斯的明试验（+），考虑"重症肌无力"，给予溴吡斯的明口服治疗后症状改善，未系统治疗。此后病情反复发作，均仅予胆碱酯酶抑制剂对症处理。3 个月前不慎受凉后上症复发加重，予溴吡斯的明加中药治疗未见好转，遂要求住院治疗。入院症见：双眼睑下垂，复视，晨轻暮重，活动、休息后减轻，神疲肢软，口干，盗汗，舌淡红，苔少，脉细弱。查体：眼肌疲劳试验左侧 15 秒、右侧 18 秒；四肢疲劳试验（-）；右眼外展露白约 4mm，左眼内收露白约 3mm、外展露白约 5mm。胸部 CT：胸腺增生。

中医诊断：睑废（气阴两虚）。

西医诊断：重症肌无力（眼肌型）；胸腺增生。

入院后经与患者及家属商量，拟行胸腺切除术。先予中西医结合治疗改善症状，强化体质。

1. 中医治疗

（1）健脾、益气、养阴：黄芪 150g，太子参 30g，白术 15g，麦冬 15g，五味子 10g，陈皮 9g，葛根 50g，女贞子 30g，生地黄 30g，当归 10g，甘草 10g。水煎服，日 1 剂。

（2）黄芪注射液 50ml（日 2 次）、参麦注射液 50ml（日 1 次）分别经适量液体稀释后静脉滴注。

（3）补脾强力浸膏 20g 口服，日 3 次。

（4）配合针刺双侧足三里、三阴交、脾俞、肾俞等，日 1 次。

2. 西医治疗

（1）甲泼尼龙 40mg，口服，日 1 次，每 5 天减 4mg，同时配合补钾、补钙及保护胃黏膜等治疗。

（2）溴吡斯的明 60mg 口服，日 3 次。

2017 年 2 月 22 日：经上述治疗 10 天后，2 月 3 日患者转胸外科并于次日行"胸腺扩大切除术"，术后配合抗感染及黄芪注射液、参麦注射液、甲泼尼龙等治疗。今日再转入我科，患者左眼睑下垂无减轻，但也无明显加重，伴胸痛，无抬颈无力、吞咽咀嚼困难等，舌淡少苔，脉弦细；眼肌疲劳试验右侧>60 秒、左侧 30 秒，四肢疲劳试验（−）。治疗调整为：

1. 中医治疗

（1）益气养阴，养血和血：黄芪 150g，太子参 30g，白术 15g，枸杞 15g，制首乌 20g，陈皮 9g，葛根 30g，鸡血藤 60g，三七 10g，淫羊藿 20g，补骨脂 20g，当归 10g，菟丝子 20g，仙鹤草 30g。水煎服，2 日 1 剂。

（2）继续予黄芪注射液、参麦注射液静脉滴注，补脾强力浸膏口服及针刺治疗。

2. 西医治疗 甲泼尼龙 40mg 口服，日 1 次，每月减 4mg，同时配合补钾补钙及保护胃黏膜等治疗；溴吡斯的明 60mg 口服，日 3 次。加硫唑嘌呤 50mg 口服，日 2 次，服药期间定期复查血常规、肝肾功能、电解质、血糖。

2017 年 3 月 3 日：眼睑下垂已不明显，无复视和视物模糊。右上睑疲劳试验 40 秒，左上睑及四肢疲劳试验（−）。病情已显著改善，故予以出院。嘱出院后西药仍按原方案续用；中药上方去三七、补骨脂，黄芪减至 120g，鸡血藤减至 30g，加炒麦芽 20g，继续巩固治疗；停用补脾强力浸膏，配合益气解毒丸 1 丸口服，日 2 次。

2018 年 2 月 9 日：溴吡斯的明已于半年前减至 30mg、日 2 次，激素已停用 2 个月，病情仍持续稳定。患者在外地上大学，长期服中药汤剂不甚方便，故即日起停服汤药，硫唑嘌呤减成 50mg、日 1 次，配合丸剂及小剂量胆碱酯酶抑制剂巩固治疗。

体会：本例病史长达 15 年，常规疗法效果不佳，胸腺手术后初期症状改善也不显著,采用加大黄芪剂量、激素联合硫唑嘌呤治疗后病情才逐渐改善,并逐步平稳,随后逐步减少激素及胆碱酯酶抑制剂用量后病情亦未见反复,说明对病程较长、病情顽固而行胸腺手术后早期疗效不显著,在较大剂量使用补气类中药,配合其他中医疗法治疗的同时,采用联合免疫抑制疗法,是提高疗效的可靠途径之一。

病例 3

余某,男,11 岁,因"左眼睑下垂,偶感乏力 7$^+$ 年"于 2013 年 2 月 22 日就诊于我院。

患者 7 年前无明显诱因出现左侧眼睑下垂,严重时伴右眼睑下垂、视物重影,晨轻暮重,休息后稍减轻,劳累后加重,偶感四肢乏力,于外院行胸腺 CT 示胸腺增生,新斯的明试验(+),诊为"重症肌无力(眼肌型)",长期服用溴吡斯的明(20mg,3 次 /d)、补中益气丸(10 粒,3 次 /d)控制症状,虽症状控制尚可,但仍有傍晚时眼睑下垂,遂于 2013 年 2 月 22 日为求手术治疗到我科住院。症见:左眼睑轻度下垂,晨轻暮重,休息时可稍减轻,劳累后加重,严重时伴右眼睑下垂、视物重影,偶有活动后乏力,面色少华,睡眠可,纳差便溏。查体:舌淡红,苔薄白,脉细弱。生命体征平稳,心肺腹无特殊。神经系统检查:神志清楚,眼球各向运动自如,无眼震,无复视,眼肌疲劳试验阴性(服用溴吡斯的明后)、双眼睑上抬>60 秒,双上肢肌疲劳试验(−),双下肢肌疲劳试验(−);四肢肌力、肌张力正常,腱反射(++),病理征未引出,头面及四肢深浅感觉对称存在,脑膜刺激征(−)。辅助检查:胸部 CT(外院)示胸腺瘤;新斯的明试验(+)。

中医诊断:痿病(脾气亏虚)。

西医诊断:重症肌无力(Ⅱa 型),胸腺增生。

入院 2 天后请胸外科会诊,符合胸腺手术标准,建议行胸腺切除术。先行中医强化治疗。

1. 中医治疗

(1)健脾益气:黄芪 100g,党参 15g,白术 15g,茯苓 15g,陈皮 9g,升麻 9g,柴胡 9g,当归 12g,枸杞 15g,制首乌 12g,淫羊藿 15g,仙茅 12g,麻黄 6g,附子 20g(先煎),细辛 10g。水煎服,日 1 剂,分 3 次服。

(2)黄芪注射液 30ml(日 2 次)、参附注射液 30ml(日 1 次)分别经适量液体稀释后静脉滴注。

(3)补脾强力浸膏 20g 口服,日 3 次。

（4）配合针刺双侧足三里、三阴交、脾俞、肾俞。

2. 西医治疗 溴吡斯的明 30mg 口服，日 3 次。

治疗 10 天后转胸外科行胸腺瘤切除术，手术顺利，术后病理检查显示胸腺增生样改变。术后观察 15 天（观察期间仍照神经内科方案予黄芪注射液、参附注射液静脉滴注）。

2013 年 3 月 22 日：转回神经内科巩固治疗。现左眼睑仍轻度下垂，向左看时轻度复视，口干，盗汗，食少纳差，舌红少苔，脉细弱。双上睑疲劳试验＞60 秒（服用溴吡斯的明后），四肢疲劳试验均超过正常范围。

1. 中医治疗

（1）健脾益气、和血：黄芪 120g，太子参 30g，白术 15g，麦冬 15g，五味子 10g，黄精 15g，陈皮 9g，葛根 30g，生地黄 30g，当归 15g，丹参 15g。水煎服，日 1 剂。

（2）黄芪注射液 30ml（日 2 次）、参麦注射液 30ml（日 1 次）经稀释后静脉滴注。

（3）继续原方案予补脾强力浸膏及针刺治疗。

2. 西医治疗 溴吡斯的明 30mg 口服，日 2 次。

2013 年 4 月 3 日：眼睑下垂、活动后四肢乏力基本消失，精神好转，纳眠可，二便调。体格检查：眼肌及四肢肌疲劳试验均（-）。拟出院观察。中药上方去太子参、黄精、丹参、五味子，加党参 15g、北沙参 20g、淫羊藿 15g、巴戟天 15g、锁阳 15g、炒麦芽 15g，水煎服，2 日 1 剂；补脾强力浸膏续用；溴吡斯的明减成 30mg、日 1 次，如情况稳定，1 个月后停服。

2013 年 10 月 3 日：患者病情一直稳定，一般情况良好，停用溴吡斯的明后症状亦未见反复。停用补脾强力浸膏；上方黄芪减至 90g，去锁阳、北沙参，加黄精 20g、茯苓 15g，水煎服，每周服 2 剂，巩固治疗。

2018 年 12 月 30 日：5 年来病情稳定，已有 3 年未坚持每日服中药，仅在重感冒或功课较重时左眼睑有轻度下垂表现，病发时临时服中药 1~2 剂症状即消失。嘱其注意体育锻炼，劳逸结合，预防感冒，仍坚持有轻微症状出现时即临时服 1~2 剂中药增强体质，改善症状。

体会：本例为儿童患者，病史已 7 年余，且长期症状控制不佳，在运用中医药方法保驾护航的前提下予以胸腺切除术，术后长期予中药巩固治疗，取得满意疗效，术后症状未见加重，且症状日益改善并逐步稳定。术后 5 年未见复发，其间虽然因过于劳累或重感冒而症状轻微反复，但均在临时服 1~2 剂中药后即缓解。本案显示，围胸腺手术期采用中医综合疗法治疗是减少术后病情加重甚至出现肌无力危象，保证患者术后病情平稳向愈的重要措施，而手术后继续坚持服用中药 2~3 年巩固治疗,又是促使病情长期稳定甚至完全康复的重要途径,即使病程较长者也有效。

第八节　疑难病例医案

病例1

蒋某,女,53 岁,因反复双眼睑下垂伴四肢无力 9⁺ 月,加重 2 周于 2015 年 8 月 1 日入院。

9 个月前患者无明显诱因出现右眼睑下垂,晨轻暮重,劳累后加重,休息后减轻,继而渐出现左眼睑下垂、四肢无力,在某医科大学附属医院诊为"重症肌无力(Ⅱa 型)",经大剂量甲泼尼龙冲击及溴吡斯的明治疗(具体不详),症状改善后出院;2 周前受凉后诸症加重,继续予激素等治疗而疗效不著,要求改用中西医结合治疗,以"重症肌无力(Ⅱa 型)"收住院。既往有 1 年余高血压病史。入院症见:双眼睑下垂,复视,四肢无力,疲乏汗出,畏寒腰酸,舌淡苔白,脉沉缓。查体:双眼睑下垂,挡角膜 11—1 点时钟位,左上肢疲劳试验 35 秒,双下肢疲劳试验 60 秒。血压 160/100mg。辅助检查:新斯的明试验(+);胸部 CT 示双肺多发间质性感染。

中医诊断:痿病(脾肾阳虚)。

西医诊断:重症肌无力(Ⅱa 型);双肺间质性感染;原发性高血压 2 级,高危组。

1. 中医治疗

(1)补脾益气为主,方以补中益气汤加减:黄芪 100g,党参 30g,白术 15g,陈皮 12g,升麻 9g,柴胡 12g,当归 10g,土茯苓 30g,补骨脂 20g,菟丝子 20g,麻黄根 15g,浮小麦 20g,制附子 30g(先煎 60 分钟),细辛 15g。4 剂,水煎服,日 1 剂,每次 200ml,分早中晚 3 次温服。

(2)黄芪注射液 40ml、日 2 次,参附注射液 50ml、日 1 次,经适量液体稀释后静脉滴注。

(3)马钱子胶囊 0.4g/ 次,日 3 次,口服。

(4)针灸:选取脾俞、肾俞、肺俞、足三里、阳陵泉等穴位。

2. 西医治疗

(1)溴吡斯的明 60mg,口服,日 3 次。

（2）甲泼尼龙 500mg/d，静脉滴注，每 3 日减半量，至 60mg 静脉滴注 5 天后改 56mg 口服，日 1 次，此后每 2 周减 4mg，持续至 20mg/d 后，改成每月减 4mg，同时配合护胃、补钙、补钾等治疗。

（3）配合阿奇霉素联合哌拉西林舒巴坦抗感染，盐酸贝那普利、苯磺酸左旋氨氯地平片联合控制血压。

（4）在甲泼尼龙减至 120mg 后，配合环磷酰胺 0.2g 稀释后静脉滴注，隔日 1 次。

2015 年 8 月 16 日：经上述处理，眼睑下垂、复视、四肢乏力、精神倦怠等症改善，汗出大减，发热、咳嗽咳痰基本消失，能下床活动，纳食稍差。复查四肢疲劳试验 50 秒，抬颈试验 45 秒，QMG 评分 17 分。停用抗炎药，甲泼尼龙减至 56mg 口服，其余仍继续。中药原方去麻黄根、浮小麦，加淫羊藿 20g、炒麦芽 20g。

2015 年 9 月 1 日：诸症基本消失，纳好，精神较佳，双上睑疲劳试验、四肢疲劳试验均超过 90 秒，遂停中药大输液，出院继续治疗。出院后中药复方仍以补脾温肾为主，原方加减调治，同时配合院内制剂益气解毒丸早晚各 1 丸口服。激素按原计划减量，环磷酰胺改为每周输 1 次（0.6g），总量达到 10g 后停用。注意复查血常规、肝肾功能等。

2016 年 5 月 5 日：病情一直稳定，甲泼尼龙已减至 4mg，环磷酰胺已停用。继续予中药汤剂及益气解毒丸治疗。

2016 年 8 月 14 日：患者外出游玩不慎感冒，出现恶寒发热、身痛、咽痛、咳嗽、汗出，合并四肢无力加重、眼睑下垂、复视、进食呛咳、声嘶、呼吸气累，遂再次入院。入院诊断：重症肌无力（中度全身型）。急用抗生素控制感染，上氧，加强营养支持，重新按常规方案予甲泼尼龙 500mg 冲击治疗，配合黄芪注射液、参附注射液静脉滴注，中药以大剂补中益气汤为主加减治疗。

处方：黄芪 120g，人参 10g，白术 15g，陈皮 12g，葛根 30g，当归 10g，土茯苓 30g，淫羊藿 20g，补骨脂 20g，锁阳 20g，菟丝子 20g，黄精 30g，麻黄 12g，制附子 30g（先煎 60 分钟），细辛 10g。

3 周后，肌无力症状基本消失，出院继续调理。

2017 年 2 月 8 日：患者于 2017 年 1 月 4 日再次外出旅游，因旅途劳累，加之洗澡受凉，导致全身无力加重、饮水进食呛咳、说话声嘶、呼吸气紧，伴高热身痛，咳嗽，遂紧急住院治疗。入院时胸部 CT 显示右侧肺部大面积炎症实变，故予大剂量丙种球蛋白冲击治疗、抗感染、营养支持，继之加用甲泼尼龙 500mg 冲击治疗，然病情改善不著，遂转入 ICU 治疗，4 周后病情恶化，去世。

体会: 本案为全身型病例,合并高血压、肺间质性感染,长期反复用大剂量激素治疗,就诊后又加用环磷酰胺,使症状得到较明显改善,合用中药治疗后情况明显稳定好转。但联用免疫抑制剂导致患者抵抗力下降而易于频繁发生感染,加之患者自我管理能力差,频繁外出旅游劳累,又反复感染,致使反复肺部多重感染、肺纤维化形成,难以控制,最后终于不治。本案说明,中药与糖皮质激素、免疫抑制剂联用,对 MG 病情的改善作用肯定,尤其对难治性患者不失为理想的治疗途径之一,但在激素与免疫抑制剂联用过程中,如何充分发挥中医药扶正固本、提高机体抗病能力的作用,从而有效预防感染尤其是呼吸道感染,是一个值得认真研究的课题。

病例2

谢某,女,60岁,因反复右眼睑下垂、四肢无力2⁺年,复发伴头昏1周于2013年7月15日就诊。

现病史:2年前患者劳累后出现右眼睑下垂,复视,晨轻暮重,活动后加重,休息后减轻,并逐渐出现四肢无力,行走费力,吞咽困难,在某省级医院住院治疗,考虑为重症肌无力,给予"甲泼尼龙"冲击治疗及溴吡斯的明口服(具体不详)治疗后,病情好转;1年前患者四肢无力复发加重,复视,吞咽困难,呼吸无力,晨轻暮重,就诊于某医学院附属医院,诊为"重症肌无力(Ⅱb型),胸腺瘤",住院期间予激素静脉滴注(具体不详),其间因四肢乏力加重、呼吸困难、吞咽困难,予气管切开、呼吸机辅助呼吸,并予大剂量丙种球蛋白冲击治疗,病情逐渐好转,出院后要求中西医结合治疗,遂前来就诊。

症见:四肢仍感无力、咀嚼无力、声音嘶哑、饮水时有呛咳,极度畏寒,盛夏之时穿厚重的棉衣棉裤仍然怕冷,平时不敢出门到户外,疲乏气短,纳差,舌淡苔薄白,脉沉微。

1. 中医治疗

(1)补脾温肾,除湿解毒:黄芪60g,党参15g,白术15g,土茯苓30g,漏芦15g,桂枝15g,补骨脂20g,陈皮9g,升麻9g,柴胡9g,当归12g,制附子30g(先煎1小时),菟丝子20g,淫羊藿15g。

(2)黄芪注射液50ml(日2次)、参附注射液50ml(日1次),分别经适量液体稀释后静脉滴注。

2. 西医治疗

(1)甲泼尼龙20mg,口服,日1次。同时配合补钾、补钙、护胃等治疗。

(2) 溴吡斯的明 60mg 口服,日 3 次。

2014 年 1 月 30 日:坚持连续输液治疗半年余,同时配合中药汤剂等,患者病情改善,四肢无力、咀嚼吞咽无力、饮水呛咳、眼睑下垂、畏寒等基本消失,平常可到室外与邻居打麻将,可自己到医院就诊复查。遂停止输液,同时鉴于症状已不明显,逐步停用甲泼尼龙及溴吡斯的明,中药继续予温补脾肾之剂。

处方:黄芪 100g,党参 20g,白术 15g,土茯苓 30g,桂枝 15g,白芍 20g,补骨脂 20g,陈皮 9g,葛根 30g,当归 12g,制附子 30g(先煎 1 小时),菟丝子 20g,淫羊藿 15g,锁阳 20g。水煎服,1 剂服 1 天半。

2014 年 5 月 20 日:1 周前患者因家事而精神受刺激,连续 2 天未睡眠,血压升高,出现头昏、头痛、心烦心悸,同时右眼睑下垂加重,复视,四肢无力。甲状腺功能检查提示甲状腺功能减退,肝炎标志物检查示乙型肝炎表面抗体阳性,梅毒抗体阳性。头颅 CT 示双侧豆状核腔隙性梗死。

中医诊断:痿病(脾气亏虚)。

西医诊断:重症肌无力(Ⅱb 型);多发性腔隙性脑梗死;甲状腺功能减退症。

重新予黄芪注射液、参附注射液静脉滴注,并予甲泼尼龙 20mg 口服,同时兼顾补钾、补钙、护胃,配用左旋甲状腺素片,在此基础上加用参芎葡萄糖注射液静脉滴注,水蛭胶囊等改善血液循环,中药原方加重黄芪量至 120g。半月后诸症消失,继续予甲泼尼龙 20mg 维持治疗,每月减 4mg,至 8mg 后维持治疗,同时常规配合水蛭胶囊、左旋甲状腺素片等治疗,中药仍以补脾益肾之剂为主,病情基本稳定。此后因感染、劳累、生气等原因 4 次住院,均经中医治疗结合对症处理使病情较快改善。

2017 年 1 月 16 日:患者因上症复发加重再次入院。2017 年 1 月 26 日CT 示慢性支气管炎、肺气肿样表现;双肺下叶多发纤维化灶并胸膜增厚、粘连。予抗炎、定喘,控制血糖、血压、血脂,静脉注射人免疫球蛋白,配合黄芪注射液、薄芝糖肽注射液、参附注射液静脉滴注,中医汤剂拟补中益气汤加减补脾益气。经此处理,患者仍反复发热、咳嗽、气喘、憋气、疲乏,考虑合并肺部细菌、真菌等多重感染、肺部纤维化,遂转重症监护室,给予多种抗生素联合抗真菌药,病情仍继续发展,于 2 个月后去世。

体会:本患者初始为中度全身型 MG 合并胸腺瘤,病情重笃,且多次因肌无力危象住院抢救,行胸腺瘤切除术后症状开始稳定,遂加用中药治疗。经过持续长达半年的黄芪注射液、参附注射液大剂量静脉滴注,配合补脾温肾扶阳之剂治疗,病情逐步改善,直至可以独立外出活动,便停用激素及胆碱酯酶抑制剂,单用中药治疗,应该说早期治疗十分有效。但患者同时罹患多发性腔隙性脑梗死、甲状腺功能减退症、肺部多重感染等,影响本病的治疗及恢复,且病情基本稳定后数次因严重的精神刺激,导致病情反复加重,复因合并肺部多重感染、肺纤维化,终致病情不治,殊为惋惜。这也提示,在重症肌无力治疗过程中,重视对患者的管理,随时告诫患者正视自己病情的存在,控制好情绪,注意保持平和、积极、健康的心态,对于防止病情反复或急剧加重,促使病情逐步好转乃至痊愈,十分重要。

病例3

张某,男,49岁。因波动性复视4年,伴四肢无力、言语含混1⁺年,加重半月于2018年9月19日入院。

2014年10月,患者鼻窦炎术后半年不慎受凉后出现复视,但无眼睑下垂、言语含混、四肢无力等,在当地医院行新斯的明试验阳性可疑,2016年曾在某医科大学附属医院考虑"副肿瘤综合征",均未系统治疗;2017年5月患胃出血,治疗好转1个月后出现四肢无力,双手上抬及双腿行走均感无力,抬颈费力,咀嚼无力、吞咽困难、言语含混,时感憋气,伴复视,新斯的明试验(-),口服溴吡斯的明无效,低频重复电刺激检查(-),仍考虑"重症肌无力",予"血浆置换"治疗2次后复视消失,四肢无力、抬颈费力、咀嚼及吞咽困难、言语含混等明显改善,出院后口服他克莫司1mg/d治疗,病情大致稳定。2018年7月后因过度劳累,逐渐出现咀嚼费力、言语含混、吞咽困难、饮水呛咳,自行加量他克莫司至2mg、日1次,仍无明显减轻,近半月来诸症加重,双上肢有"肉跳"感,为求中西医结合治疗转诊我院,门诊以"重症肌无力(Ⅱb型)"收住院。

既往20年前曾患"甲型肝炎",有5年"高血压"病史。

查体:双肺呼吸音低。神经系统检查:神志清楚,言语含混,闭目无力,鼓腮漏气,咬肌肌力稍减弱,咽反射减弱,双侧软腭上抬受限,悬雍垂稍右偏。双上睑疲劳试验55秒,抬颈试验60秒,四肢疲劳试验均>120秒,洼田饮水试验(+),QMG评分17分。低频重复电刺激检查:右三角肌重复神经电刺激低频均可见波幅递减。普通胃镜示慢性非萎缩性胃炎、十二指肠球炎。

中医诊断:痿病(脾肾阳虚,兼夹湿毒)。

西医诊断:重症肌无力(Ⅱb型)。

1. 中医治疗

(1)补脾益肾扶阳,解毒去湿:黄芪120g,党参20g,白术15g,土茯苓30g,漏芦15g,桂枝15g,补骨脂20g,陈皮9g,葛根60g,当归12g,制附子40g(先煎 1 小时),菟丝子 20g,淫羊藿 15g,细辛 10g。水煎服,1 剂服 1 天半。

(2)配合黄芪注射液 50ml(日 2 次)、参麦注射液 50ml(日 1 次)、薄芝糖肽注射液 10ml(日 1 次),分别经适量液体稀释后静脉滴注。

(3)滋肾解毒丸 1 粒 / 次,日 2 次。

(4)配合普通针刺、背俞穴拔罐等治疗。

2. 西医治疗

(1)溴吡斯的明 60mg 口服,日 4 次。

(2)甲泼尼龙 80mg 静脉滴注,日 1 次。

(3)他克莫司 3mg 分早晚服。

2018 年 10 月 5 日:患者自述胸骨后疼痛,为牵扯样疼痛,伴反酸、阵发性咳嗽、咳痰,痰黏不易咳出,发热。CT 示左肺上叶舌段及双肺下叶感染;食管全程管壁增厚、水肿并伴周围渗出,考虑炎性改变;双侧胸膜增厚,左侧胸腔少量积液。遂给予积极抑酸护胃、抗真菌及细菌感染、化痰治疗。因发热咳嗽,3 天前已停用激素及他克莫司。经上述处理后,胸骨后疼痛等逐步改善。

2018 年 10 月 15 日:不明原因出现呕血,伴恶心,咳暗红色泡沫痰。遂行胃镜复查,示慢性非萎缩性胃炎;多发食管瘘原因待查。予严格禁食、禁饮,积极止血对症处理,行胃镜引导下空肠胃管植入术及锁骨下深静脉穿刺术以保证充分营养支持,同时予抗感染、抑酸护胃、护肝等,才使病情逐步稳定。2018 年 11 月内镜检查示食管隧道形成;慢性非萎缩性胃炎伴糜烂;空肠营养管术后改变。2018 年 12 月初,抗肌肉特异性酪氨酸激酶(抗 -MuSK)抗体检查阳性(0.69nmol/L),诊断为抗 MuSK 抗体阳性重症肌无力,鉴于病情稳定,建议患者出院继续服中药调理。

2020 年 4 月 20 日:电话随访,病情稳定,一般情况良好,恢复正常工作。

体会:抗 MuSK 抗体阳性重症肌无力患者属难治性病例,糖皮质激素、血浆置换、他克莫司等治疗有效,而胆碱酯酶抑制剂、胸腺摘除等治疗都无效。本例患者入院前在外院用过血浆置换、他克莫司治疗,病情不稳定,入院后除中药复方外,同时配合黄芪、参麦注射液大输液,针灸、拔罐等外治方法,又由于患者存在多个较长的食管隧道,给予较小剂量甲泼尼龙静脉滴注后因反应较大而停用,他克莫司也因胃肠不适停用。入院 20 余天后即以中医方法为主治疗,配合营养支持,病情逐步改善到最后仅用中药汤剂维持治疗。至 2020 年 4 月 20 日随访,病情一直稳定,说明对抗 MuSK 抗体阳性重症肌无力,只要精确辨证,综合施策,单纯采用中医方法也能取得较好疗效。

病例 4

邓某,女,41 岁,因反复双侧眼睑下垂 9⁺ 年,伴全身乏力 7⁺ 年,复发加重 1 周于 2017 年 3 月 12 日入院。

9 年前无明显诱因出现左侧眼睑下垂,就诊于某医学院附属医院,诊断为 "重症肌无力(眼肌型),胸腺瘤",并行"胸腺瘤切除术",术后症状消失;半年后上症复发,再次就诊于该院,胸腺 CT 又发现"胸腺囊肿"并再次于全麻下行 "胸腔镜右侧前纵隔肿瘤切除术",术后长期服用溴吡斯的明,病情稳定;2012 年 7 月无明显诱因出现双眼睑交替下垂,复视,语声低微、吞咽困难、饮水呛咳、胸闷、呼吸困难,咳嗽无力,在外省某三甲医院考虑为"重症肌无力(急性暴发型)",予激素冲击并对症支持治疗(具体不详)后改善,出院后快速减激素口服(2 天减 1 片),不规律服用溴吡斯的明;2013 年 5 月上症复发加重,就诊于本省某医学院附属医院,住院期间出现肌无力危象,予气管插管、抗感染、大剂量激素冲击、血浆置换等治疗(具体不详)后病情缓解。此后病情多次复发,均不规律服用"激素、溴吡斯的明"控制症状(具体不详)。1 周前,患者上症复发加重,左眼睑下垂明显,全身乏力,语声低微、吞咽困难、饮水呛咳、胸闷、呼吸困难,咳嗽无力,午后症状明显,自行大剂量服用溴吡斯的明后症状改善不著,遂前来就诊并收住院。入院症见:左眼睑下垂,全身乏力,言语不清,张口及咀嚼费力,饮水呛咳,吞咽、呼吸困难,咳嗽无力,动则尤甚,不能平卧,精神睡眠饮食欠佳,大便稀溏。查体:构音障碍,左眼睑下垂,双眼向右凝视有垂直复视,张口费力,咽反射减弱。疲劳试验:双眼睑疲劳试验右 15 秒、左 5 秒,抬颈试验 5 秒,双上肢疲劳试验 25 秒,双下肢疲劳试验左 10 秒、右 0 秒。辅助检查:甲状腺抗体检查示甲状腺球蛋白抗体 352.00U/ml↑。感染性疾病标志物检查示乙型肝炎核心抗体阳性(+)。免疫球蛋白、补体 C3、补体 C4、二便常规、甲状腺功能及淋巴细胞免疫分析全套回示未见明显异常。胸部 CT 示双肺散在慢性感染灶。

中医诊断:痿病(脾肾阳虚,兼夹湿毒)。

西医诊断:重症肌无力(Ⅲ型)。

1. 中医治疗

(1)补脾益肾扶阳,解毒去湿:黄芪 150g,人参 10g,白术 15g,土茯苓 30g,漏芦 15g,桂枝 15g,补骨脂 20g,陈皮 9g,葛根 60g,当归 12g,仙鹤草 30g,制附子 40g(先煎 1 小时),仙茅 15g,淫羊藿 15g。

（2）配合黄芪注射液 50ml（日 2 次）、参附注射液 50ml（日 1 次），分别经适量液体稀释后静脉滴注。

（3）补脾强力浸膏（院内制剂，由黄芪、生地黄、淫羊藿、制附子等组成，120g/ 瓶），20g/ 次，日 3 次。

（4）普通针刺以益气健脾，调补元气，温通经络；药棒穴位按摩以活血通络、健脾补肾益气；患者睡眠欠佳，临时予耳针治疗（取穴：交感、心、肝、肾、神门、内分泌、枕）以改善睡眠。

2. 西医治疗

（1）甲泼尼龙 250mg 静脉滴注，每 7 天后减半量，减至 60mg 连用 3 天后改成 56mg 口服，每半月减 4mg，至 20mg 后改为每月减 4mg，直至停用。

（2）人免疫球蛋白 0.4g/（kg·d）静脉滴注，连续 5 天。

（3）环磷酰胺 0.2g 静脉滴注，隔日 1 次。

（4）溴吡斯的明 60mg 口服，日 4 次。

（5）持续吸氧。

2017 年 4 月 3 日：住院 3 周后，眼睑下垂、复视显著改善，四肢无力、吞咽困难、进食呛咳基本消失，抬颈仍感无力。右眼睑疲劳试验（-），左眼睑疲劳试验 58 秒，抬颈试验 30 秒，双上肢疲劳试验 90 秒，双下肢疲劳试验 60 秒。中药原方黄芪减至 120g，附子减至 30g，党参 20g 易人参，去漏芦、仙茅，加锁阳 20g、巴戟天 20g、炒麦芽 20g 续治；环磷酰胺改成 0.6g 静脉滴注，每周 1 次，每月定期复查血常规、肝肾功能，总量用至 15g 后停用；其余治疗仍延续原方案，每月门诊复诊 1 次。经此处治，病情日益改善，出院 4 个月后停用溴吡斯的明，7 个月后停用环磷酰胺，10 个月后停用甲泼尼龙，此后单纯用中药汤剂及补脾强力浸膏治疗。

2019 年 5 月复诊，病情稳定，已连续 2 年余未复发，遂停服汤药及补脾强力浸膏，改用益气解毒丸早晚各 1 粒口服巩固。

体会：本患者为难治性病例。患者病程已 9 年余，合并胸腺瘤并先后行 2 次胸腺手术，多次病情加重出现肌无力危象，就诊后采用中医＋联合免疫调节（激素＋环磷酰胺＋丙种球蛋白）综合治疗，3 周后病情显著改善，并在 10 个月内逐步停用所有西药，单纯用中药复方及院内中药制剂治疗，病情逐步趋于稳定，连续 2 年余无波动复发。本案显示，联合免疫调节治疗配合中医药疗法对难治性重症肌无力，不仅能较快改善症状、稳定病情，而且可在长程治疗中逐步减停激素及免疫抑制剂，过渡到单纯用中医药治疗，促进机体免疫功能逐步恢复正常，并能减少感染发生机会，防止病情复发，为提高临床治疗水平的重要途径之一。

病例 5

李某,男,77 岁,因进食呛咳半月,右眼睑下垂、抬颈无力 10 天于 2017 年 1 月 19 日入院。

患者 2 个月前因肠道占位病变行小肠部分切除吻合术,术后进食差,继而出现"低蛋白血症",需每周输入 2 份人血白蛋白始能维持正常状态。15 天前出现进食呛咳,未重视及治疗;10 天前又见右眼睑下垂,伴颈部无力,继而左眼睑下垂、言语含混、咀嚼无力,就诊于某省人民医院,诊为重症肌无力,予溴吡斯的明 1 片、日 3 次口服,症状稍改善,为求系统治疗转往我院。入院症见:双眼睑下垂,吞咽困难,饮水呛咳,言语含糊,咀嚼无力,颈部及右下肢无力,双下肢轻度凹陷性水肿,阵发性咳嗽、咳白色泡沫痰,便溏。查体:双眼睑下垂,言语含混,咽反射迟钝,洼田饮水试验(+)。左眼睑疲劳试验 38 秒、右眼睑 50 秒;颈肌疲劳试验 25 秒,四肢疲劳试验(-)。辅助检查:血常规示红细胞计数 3.97×10^{12}/L,血红蛋白 126g/L,总蛋白 64.4g/L,白蛋白 38.8g/L,球蛋白 27.8g/L,白球比 1.29;T 淋巴细胞免疫检查示 CD3(T 细胞)82.8%,CD4(Th)46.6%,CD8(Ts)33.0%,CD4/CD8 为 1.42。

中医诊断:痿病(脾肾阳虚,湿毒内聚)。

西医诊断:重症肌无力(Ⅱb);低蛋白血症;小肠部分切除吻合术后;右下肢深静脉血栓。

1. 中医治疗

(1)补脾温肾,除湿解毒:黄芪 120g,党参 30g,白术 15g,土茯苓 30g,山药 30g,芡实 20g,陈皮 9g,葛根 45g,当归 10g,麻黄 12g,补骨脂 20g,淫羊藿 20g,巴戟天 20g,萆薢 20g,莱菔子 20g。水煎服,日 1 剂,每次 100ml,分早中晚 3 次温服。

(2)黄芪注射液 50ml、日 2 次,参附注射液 50ml、日 1 次,稀释后静脉滴注。

(3)补脾强力浸膏 15g,日 3 次。

(4)配合针灸、拔罐、刮痧等治疗,日 1 次。

2. 西医治疗

(1)溴吡斯的明 60mg 口服,日 3 次。

(2)甲泼尼龙 40mg 口服(每 2 周减 4mg),减至 4mg/d 后维持用药 3 个月,同时配合补钙、补钾、护胃等治疗。

(3)硫唑嘌呤 50mg 口服,日 2 次。

（4）其他：配合华法林钠片抗凝，复方消化酶胶囊、复方阿嗪米特等助消化，以及叶酸、甲钴胺等治疗；人血白蛋白纠正低蛋白血症，门冬胰岛素30（特充）控制血糖。

2017年2月12日：大便已完全成形，纳食改善，精神转佳，眼睑下垂、抬颈无力、四肢无力等均基本消失，尤其是白蛋白、总蛋白均恢复至正常。1周来未输白蛋白，患者也感觉良好。病情显著改善，遂停用复方消化酶胶囊、复方阿嗪米特、叶酸、甲钴胺等药物，建议出院。

出院后以中药治疗为主。出院4个月后溴吡斯的明停用，激素减至4mg维持治疗，硫唑嘌呤仍维持原剂量；其间曾因不慎受凉感冒，病情出现波动。

2017年5月3日：入院调理，经加用黄芪、参附注射液方案治疗半月出院。又过半年后，病情一直稳定，未再复发，遂停用激素及硫唑嘌呤，以中药复方加减为基础，配合院内制剂益气解毒丸1粒（早）、滋肾解毒丸1粒（晚），维持巩固。

2020年1月31日：电话随访，一般情况良好，已停服中药，单用丸剂巩固。

体会： 患者因肠道行小肠部分切除吻合术后影响食物营养消化吸收，出现低蛋白血症而必须每周2次坚持输入人血白蛋白，同时伴有下肢深静脉血栓形成及糖尿病，病情重笃，一般情况差，某西医专家坦言只能对症维持，预后不佳。经中药复方，结合中药大输液治疗，以及针灸等非药物疗法，病情很快稳定，2周后即停用人血白蛋白，不到半年即停用胆碱酯酶抑制剂，又过半年后停用甲泼尼龙和硫唑嘌呤，单纯服中药巩固治疗。至2020年1月31日随访，病情稳定，未再复发，说明中药系统调理疗效显著。

病例6

代某，女，47岁。因眼睑下垂、复视7年，复发1个月于2013年3月6日初诊。

患者7年前无明显诱因突发双眼睑下垂、复视，在本市某省级医院行中西医结合治疗（具体不详）后病情改善，此后病情持续稳定。1个月前不慎一氧化碳中毒，经治好转，继而出现双眼重滞无力，不愿睁眼，双眼上下看东西时出现复视，伴右侧面部麻木、肌肉僵硬感，揉按面部肌肉后症状能稍减，为求中西医结合治疗来我院就诊。既往9年前因"左卵巢囊肿破裂致急性弥漫性腹膜炎"行"卵巢及阑尾切除术"，4年前患"甲状腺功能减退症"，一直服"左旋甲状腺素片"控制病情。对青霉素、磺胺、左氧氟沙星、利多卡因等过敏。

查体：右上睑疲劳试验30秒、左侧35秒，抬颈及四肢疲劳试验均在正常范围;新斯的明试验(+)。

中医诊断:睑废(脾气亏虚)。

西医诊断:重症肌无力(眼肌型);甲状腺功能减退症。

1. 中医治疗

(1)健脾益气,兼以温肾:黄芪75g,党参20g,炒白术15g,茯苓15g,细辛15g,葛根20g,生地45g,枸杞20g,淫羊藿20g,制附子50g(先煎),巴戟天20g,制首乌20g,麻黄9g。水煎服,日1剂,分3次服。

(2)黄芪注射液50ml(日2次)、参附注射液50ml(日1次),分别经适量液体稀释后静脉滴注。

(3)普通针刺以益气健脾,调补元气;药棒穴位按摩以活血通络、健脾益肾;背俞穴行火罐疗法以舒经通络。

2. 西医治疗　左旋甲状腺素片1片,口服,日2次。

2013年3月20日:经上述治疗2周,双眼重滞感及复视基本消失,面部麻木、肌肉僵硬感已无。查双上睑疲劳试验均>60秒。达到临床治愈,准予出院。出院后继续予下方继续调治。

处方:黄芪60g,党参15g,炒白术15g,北沙参30g,麦冬20g,生地黄30g,枸杞20g,葛根20g,淫羊藿20g,制附子20g(先煎),补骨脂20g,制首乌15g,麻黄9g。水煎服,日1剂,分3次服。

2013年4月3日:出院后不到1周,再次因劳累而现左眼睑下垂,复视,并继见双下肢无力,具有晨轻暮重、活动后加重、休息后减轻等特点,无吞咽困难、饮水呛咳、咀嚼无力、抬头无力等,再次住院治疗。入院查:左上睑疲劳试验15秒、右侧30秒,双上肢疲劳试验55秒,左下肢疲劳试验30秒、右侧45秒;新斯的明试验(+)。胸部CT增强示胸腺瘤,纵隔淋巴结肿大。中医诊断:痿病(脾肾气虚);西医诊断:重症肌无力(轻度全身型),胸腺瘤,甲状腺功能减退症。遂予首次入院方案治疗至4月12日,患者症状基本消失后转胸外科行"胸腺瘤切除术",术后半月再入我科予黄芪注射液、参附注射液及中药复方等巩固治疗,于5月7日出院。出院后1年半时间坚持服中药汤剂治疗,病情一直稳定。

2014年11月20日:再次因重感冒及精神刺激,出现左眼睑下垂,视物重影,伴咽喉部发紧等症住进神经内科,仍沿用原方案予黄芪、参附注射液静脉滴注,中药健脾益气温肾之剂内服,配合针刺、火罐疗法,同时加用溴吡斯的明改善症状。治疗2周后,病情显著好转出院。

2016年10月17日:患者3个月前确诊"乙状结肠癌"并行手术治疗,

术后进行化疗,化疗 2 个月后出现双眼睑下垂,复视,伴饮水呛咳、四肢无力等。再次到我科住院。入院查:左上睑疲劳试验 20 秒、右侧 60 秒,双下肢疲劳试验 50 秒,洼田饮水试验(+)。血常规:白细胞计数 2.34×10^9/L,血红蛋白 107g/L,血小板计数 97×10^9/L。入院中医诊断:痿病(脾肾阳虚证);西医诊断:重症肌无力(中度全身型),胸腺瘤术后,乙状结肠癌术后,继发性贫血,白细胞减少,血小板减少,甲状腺功能减退症。入院后仍予黄芪注射液补脾益气,参附注射液益气温阳,补中益气汤合四逆汤加减补脾温肾壮阳,针刺、艾灸及院内制剂补脾强力浸膏以加强温肾健脾之力,背俞穴拔罐疏通经络、调理脏腑功能,同时配合西医纠正贫血、白细胞减少、甲状腺功能减退等常规治疗。半月后,眼睑下垂、复视、饮水呛咳、四肢无力等症均显著改善,一般情况良好,予以出院。嘱出院后继续以中药为主调理巩固。

2018 年 8 月 21 日:坚持中药复方治疗,病情一直平稳。1 个月前出现咳嗽、右侧胸痛、时而咳痰、痰中带有少量血丝,2 周前又感第 2~5 胸椎椎体间骨痛,但肌无力症状未见反弹。在某省级医院行胸部及胸腰段 MRI 检查,考虑右肺及脊柱肿瘤转移,建议住肿瘤科行放化疗。患者拒绝,转我院要求用中药保守治疗。于是在原补脾益肾温阳之剂基础上针对肿瘤病变加用冬凌草、半枝莲、猫爪草、百合、薏苡仁,以及蜈蚣胶囊、全蝎胶囊等解毒抗癌、软坚散结之品,坚持服用。

2020 年 3 月 9 日复诊,自诉无任何不适,一般情况良好。

体会:本患者病程较长,初为单纯眼肌型,后发展成全身型,近 7 年的诊治过程中除短时(3 个月左右)配用过胆碱酯酶抑制剂外,多数时间单纯用中药治疗。7 年间先后发现胸腺瘤、乙状结肠癌、肿瘤肺及脊柱转移,行 2 次手术治疗,肿瘤术后短期化学治疗,病情重笃、复杂。患者性格乐观,心态积极,除坦然面对病情并积极服药治疗外,还热心帮助其他 MG 患者,每次"病友会"主动以自己的病况现身说法并鼓励其他患者勇敢面对病魔,积极配合医师治疗,全力争取早日痊愈,给众多患者极大信心,不少患者在其影响下增强了信心,认真配合医师诊治,病情得到改善。该患者病情也一直稳定,能如常人一样正常生活。本案说明,在坚持正确规范治疗的同时,保持积极良好的心态,是确保复杂难治性重症肌无力获得满意疗效的关键要素之一。

病例 7

马某,男,28 岁,因"双眼睑下垂半年,伴脱发 3 天"于 2018 年 1 月 12 日入院。

患者 2017 年 7 月出现右眼睑下垂,经相关检查后诊断为重症肌无力,开始口服溴吡斯的明、甲泼尼龙治疗,后由于口服甲泼尼龙后全身皮疹明显,为加快甲泼尼龙减量,本次入院前 3 周加用硫唑嘌呤口服(50mg、日 2 次);服用硫唑嘌呤 2 周后复查血常规未见白细胞减少,故继续服用上述药物;服用硫唑嘌呤 3 周后患者出现严重脱发,并感右侧颊部疼痛,于门诊查血常规示白细胞计数 2.00×10^9/L↓,故收入院治疗。入院症见:头发大片脱落,自觉发热、汗出、口渴、喜冷饮,右侧颊部疼痛,小便黄,大便干。查体:舌红,苔薄黄,脉细数,两侧颊黏膜呈白色毛状,右侧口腔第 2 磨牙处黏膜破溃,局部可见脓性分泌物,肺部未闻及干湿啰音,四肢肌力正常,眼睑无下垂。血常规示白细胞计数继续下降,白细胞计数 1.70×10^9/L↓,血小板计数 90×10^9/L↓,中性粒细胞百分比 14.20%↓,淋巴细胞百分比 79.20%↑,单核细胞百分比 1.20%↓,中性粒细胞绝对值 0.27×10^9/L↓,淋巴细胞绝对值 1.42×10^9/L,单核细胞绝对值 0.02×10^9/L↓,红细胞计数、血红蛋白水平正常。口腔黏膜真菌涂片可见真菌。真菌(1,3)-β-D 葡聚糖 110.2pg/ml↑。胸部 CT 未见明显异常。尿常规正常。初步考虑患者为硫唑嘌呤所致骨髓抑制、白细胞减少,合并口腔真菌感染。治疗方面停用硫唑嘌呤,予利可君片口服(20mg,日 3 次),配合先锋霉素类抗感染,芪胶升白胶囊口服(2g,日 3 次),龙掌口含液含漱,入院后第 2、第 4、第 6 天分别予重组人粒细胞集落刺激因子 150μg 皮下注射。中医方面,根据患者舌脉,辨证为气阴两虚,治宜益气养阴,给予生脉饮合补中益气汤加减。

处方:黄芪 60g,太子参 30g,白术 15g,生地黄 30g,当归 20g,陈皮 15g,升麻 5g,甘草 30g,女贞子 20g,墨旱莲 20g,仙鹤草 30g,阿胶 10g(烊化),玄参 20g,补骨脂 20g,鸡血藤 30g,石韦 15g。水煎服,日 1 剂,每次 150ml,分早中晚 3 次温服。

治疗效果:患者血常规提示,白细胞计数于注射重组人粒细胞集落刺激因子后,出现短暂小幅上升后又回落,直至入院第 11 天白细胞计数才平稳上升。患者口腔症状逐渐好转,原破溃处已愈合,自觉发热及汗出较前明显减轻,于住院 18 天后出院。出院前复查血常规示白细胞计数 9.03×10^9/L,中性粒细胞绝对值 6.62×10^9/L↑,淋巴细胞绝对值 2.0×10^9/L,其余检查项目正常。真菌(1,3)-β-D 葡聚糖 10.1pg/ml。患者血常规基本恢复正常,出院后逐步减停激素及胆碱酯酶抑制剂,半年后即单纯用中药巩固治疗。2 年来,一直正常生活工作,定期复查血常规、肝肾功能,均正常。

体会:在重症肌无力(MG)的指南中,硫唑嘌呤被列为治疗 MG 的一线药物,可用于糖皮质激素减量的过程中。骨髓抑制是其严重的不良反应之一,使用硫唑嘌呤的患者发生急性骨髓抑制的时间多在使用后 22~31 天。骨髓抑制表现为白细胞减少、血小板减少及贫血等,属于中医"血虚""虚劳""血证"等范畴,主要病机为药物损害,脾肾亏虚,生血无力。治疗上在常规采用重组人粒细胞集落刺激因子及利可君片等升白细胞及血小板药的同时,结合辨证辨病予以益气养阴之剂,再配合阿胶、鸡血藤、女贞子、墨旱莲、仙鹤草等养血生血及止血之品,并用芪胶升白胶囊,以促使白细胞、血小板恢复至正常,加用女贞子、玄参、补骨脂、鸡血藤、石韦等药。研究表明,这些滋养药对预防化疗药物所致的白细胞计数降低具有一定作用,这与中医学"肾主骨生髓"的理论相符合。其次,联合免疫抑制疗法使免疫功能抑制,加之白细胞严重减少,导致患者合并较严重的多重感染,故针对骨髓抑制治疗的同时应高度重视抗菌及抗真菌治疗,及时控制感染,也可对病情的较快改善起到积极作用。

病例 8

邹某,女,43 岁,因"眼睑下垂、吞咽困难、双上肢无力 5 个月"于 2019 年 2 月 18 日入院。

患者 5 个月前无明显诱因出现双眼睑下垂,视物成双,畏光,视物模糊,吞咽困难,进食固体食物时间延长,咀嚼费力,偶有饮水呛咳,平躺时感咽喉部梗阻感及呼吸困难,伴抬颈费力、双上肢无力、头昏。当地医院按"脑供血不足"治疗,症状无改善。1 个月前症状加重,夜间感呼吸憋气,遂就诊于重庆某医院,行新斯的明试验阳性,诊断为"重症肌无力",给予溴吡斯的明治疗,症状未见明显好转,而转诊于我院。症见:双眼睑下垂,视物成双,畏光,视物模糊,吞咽困难,进食固体食物时间延长,咀嚼费力,偶有饮水呛咳,平躺时感咽喉部梗阻感及呼吸困难,伴抬颈费力、双上肢无力,头昏,舌红,苔薄黄,脉细弱。神经系统检查:咽反射减弱。疲劳试验:左侧上睑略上视 28 秒后眼睑右侧位于 10—2 点时钟位,右侧上睑略上视 26 秒后眼睑右侧位于 9—3 点时钟位,屈颈抬头 23 秒,双上肢侧平举左侧 80 秒、右侧 80 秒,直腿抬高左侧 36 秒、右侧 30 秒,言语清楚,从 0 数至 50 无构音障碍、无憋气。重症肌无力定量评分(QMG 评分)15 分。胸部 CT 示双肺气肿并多发大泡;纵隔淋巴结肿大。

中医诊断:痿病(脾气亏虚,兼夹湿热)。

西医诊断:重症肌无力(中度全身型)。

1. 中医治疗

(1)补中益气汤加清利湿热之品:黄芪 60g,党参 15g,白术 15g,茯苓 15g,

陈皮 9g,升麻 9g,柴胡 9g,当归 10g,仙茅 10g,淫羊藿 15g,土茯苓 30g,薏苡仁 30g,甘草 10g。

（2）黄芪注射液 40ml（日 2 次）、参麦注射液 50ml（日 1 次）静脉滴注。

（3）补脾强力浸膏 20g 口服,日 3 次。

（4）益气解毒丸 1 丸 / 次,日 2 次。

2. 西医治疗　甲泼尼龙 240mg 静脉滴注冲击治疗,然后逐渐减量;同时配合补钾、补钙、保护胃黏膜等治疗。

治疗 12 天后（甲泼尼龙静脉滴注已减至 60mg）,患者双上肢无力、抬颈费力、双眼睑下垂、视物成双、视物模糊等症状消失,咀嚼费力、平躺时感咽喉部梗阻感较前减轻,进食固体食物时间稍长,但继见胸骨后、剑突下灼热感,考虑甲泼尼龙致食管损伤可能,遂加用硫糖铝口服,同时改用艾司奥美拉唑静脉滴注加强抑酸护胃治疗。肌无力相关抗体示抗 MuSK 抗体 0.549nmol/L（正常值≤0.05nmol/L）,抗 AChR 抗体、抗 Titin 抗体、抗 VGCC 抗体、LRP4 抗体正常。鉴于属抗 MuSK 抗体阳性重症肌无力（MG）,故加用他克莫司 3mg/d,定期复查肝肾功能、血糖、血常规,并监测他克莫司血药浓度。2 个月后,甲泼尼龙停用,继续服用中药复方及他克莫司治疗,定期门诊随访,症状至今一直控制稳定。

体会: 抗 MuSK 抗体阳性 MG 约占 AChR 抗体阴性 MG 患者的 5%~10%,故此类患者临床更为少见。抗 MuSK 抗体阳性患者行激素、血浆置换、丙种球蛋白冲击治疗,以及应用部分免疫抑制剂有效,然而胆碱酯酶抑制剂、胸腺手术效果不明显。新近报道显示,利妥昔单抗对本病有很好效果,但大样本的研究报道还缺乏。中医药治疗抗 MuSK 抗体阳性 MG 的研究也尚未见报道。我们近 2 年来共收治了经抗体检测确诊的 5 例抗 MuSK 抗体阳性 MG,其中一例为抗 AChR 抗体和抗 MuSK 抗体双阳性,均系常规西医方法无明显疗效者,经中医辨证治疗,配合黄芪注射液、参麦注射液或参附注射液静脉滴注,辅以补脾益气、温阳解毒之益气解毒丸或滋补肝肾、化湿解毒之滋肾解毒丸口服,同时常规配合激素及他克莫司或硫唑嘌呤等免疫抑制剂,观察时间 1~2 年,全部病情稳定,一般情况良好,可正常工作及生活。由此可见,对抗 MuSK 抗体阳性的这一类少见 MG,配合多样化中药治疗,也能取得较理想的治疗效果。

病例 9

夏某,男,42 岁,因"右眼睑下垂 2 个月,加重 1 周"于 2018 年 3 月 28 日入院。

患者 2 个月前无明显诱因出现右眼睑下垂,自觉视物模糊,本省某三甲医院行胸部 CT 示"前上纵隔占位,胸腺瘤可能性大",重复电刺激检查提示"终板功能性改变"。诊断为"重症肌无力,胸腺瘤",予胸腺切除治疗,术后胸腺病理示"胸腺 AB 型胸腺瘤"。术后 2 周患者右眼睑下垂症状明显缓解,但 2 周后症状有所反复,加用溴吡斯的明后眼睑下垂症状基本稳定。1 周前患者无明显诱因上述症状复发加重,右眼睑下垂,语速较前变慢,进食吞咽较前变慢,遂来我院住院治疗。既往 20 年高血压病史。查体:舌红,苔黄稍腻,脉细数。BP 145/105mmHg,右眼睑位于 10—2 点时钟位,左眼睑位于 11—1 点时钟位,眼球各方位活动无受限。洼田饮水试验(+)。疲劳试验:右眼睑向上注视 30 秒后眼睑全部遮盖眼球。辅助检查:新斯的明试验(+)。

中医诊断:痿病(气阴两虚)。

西医诊断:重症肌无力(Ⅱb 型);胸腺瘤切除术后。

1. 中医治疗

(1)补中益气汤合生脉饮加减:黄芪 90g,太子参 30g,白术 15g,茯苓 15g,陈皮 9g,葛根 30g,当归 12g,补骨脂 20g,淫羊藿 15g,北沙参 30g,生地黄 30g,玉竹 20g,土茯苓 30g,漏芦 15g。

(2)马钱子胶囊 2 粒(0.2g/ 粒)口服,每 12 小时 1 次。

(3)黄芪注射液 40ml(日 2 次)、参麦注射液 50ml(日 1 次)静脉滴注。

2. 西医治疗

(1)溴吡斯的明 60mg,口服,日 3 次。

(2)甲泼尼龙 240mg 静脉滴注,日 1 次,根据病情变化逐步减量。同时配合补钾补钙、护胃抑酸等措施。

经甲泼尼龙 240mg 静脉滴注 7 天,同时并用其他治疗后,患者吞咽困难、进食时间延长、眼睑下垂症状均明显改善,故其他治疗继续,激素减为 120mg,以后每 3 天减量 1 次,剂量依次为 80mg → 60mg → 40mg → 36mg,至 36mg 时改口服并予出院观察。甲泼尼龙每 2 周减 4mg,至 20mg/d 后改成每 8 周减 4mg,直至减完;溴吡斯的明随症状改善至完全消失逐步减量至停用;配合益气养阴、解毒之剂加减,固本解毒丸 1 丸 / 次,日 2 次,持续随访观察。出院 4 个月后停用溴吡斯的明,7 个月后停用激素,只用中药复方及丸剂巩固治疗。2020 年 3 月 20 日随访,病情稳定。

体会:伴胸腺瘤的 MG 患者,术后肌无力症状加重十分常见,不少治疗效果不佳。本例属胸腺瘤术后病情加重来诊治者,故结合病情程度予中等剂量激素及对症治疗的同时,及时并用益气养阴、解毒散结之品,并常规配合黄芪、参麦等注射液静脉滴注,3周后病情显著改善出院,4个月后停用胆碱酯酶抑制剂,7个月后停用激素,完全用中药巩固治疗,病情逐步康复,短期内恢复正常生活及工作。本案显示,配用益气养阴、解毒散结之剂确对伴胸腺瘤型MG病例术后康复有突出治疗作用。中医认为,邪毒浸淫、痰瘀壅结、胸腺受损为此类MG发病之基础,解毒、散结、补虚、益损为其治疗大法;益气、扶阳、养阴常用补中益气汤合淫羊藿、补骨脂、附子、桂枝以及生脉散之类,解毒散结常用土茯苓、漏芦、马钱子等味。土茯苓能解梅毒、疮毒、癌毒等,还有免疫调节作用;漏芦解毒祛湿、益气健脾,药理研究显示有抗肿瘤、抗炎、增强免疫力作用;马钱子"能搜筋骨入骱之风湿,祛皮里膜外凝结之痰毒"(《外科证治全生集》),具有抗肿瘤、抗慢性炎症反应、抑制细胞免疫等药理作用,在辨证治疗基础上配合用之,有助于改善临床症状,较快稳定病情。

病例10

陈某,女,32岁,因"反复左眼睑下垂8个月,右眼睑下垂半月"于2018年10月22日入院。

患者8个月前无明显诱因出现左眼睑下垂,晨轻暮重,久视后感眼花,就诊于省内某三甲医院,行新斯的明试验(+),肌电图示终板功能障碍,颅脑MR增强扫描示松果体囊肿,胸腺CT"考虑胸腺瘤可能",遂在全麻下行"经胸腔镜胸腺瘤切除术"。术后病理提示"大部分区域为B_1型,小部分区域上皮样细胞增多,呈B_2型改变"。肿瘤大小为5.5cm×4.5cm×2cm,包膜可见肿瘤侵犯;另见淋巴结3枚呈反应性增生改变。术后行放疗3次,病情稳定。半月前无明显诱因而前症再发,就诊于我院,门诊以"重症肌无力(眼肌型)"收入我科。1年前头颅MRI示"松果体囊肿",未治疗;2个月前某省级医院诊为"左侧甲状腺癌"并行手术治疗,术后常规服左甲状腺素片。查体:精神萎靡,面色㿠白无华,头发全部脱落,右眼睑下垂;舌红,苔薄,脉细数。疲劳试验:右眼睑位于9—3点时钟位,左眼睑位于11—1点时钟位,右上睑疲劳试验35秒、左侧>60秒,双眼向右侧注视时右眼外展露白3mm、内收露白2mm,左眼外展、内收露白均2mm,屈颈抬头>60秒,双上肢疲劳试验45秒,下肢疲劳试验左侧40秒、右侧45秒。

中医诊断:痿病(气阴两虚)。

西医诊断:重症肌无力(Ⅱa型);胸腺瘤混合型(B_1型、B_2型)切除术后;

左甲状腺癌切除术后；松果体囊肿。

1. 中医治疗

（1）益气养阴，散结解毒：黄芪 120g，太子参 30g，白术 15g，土茯苓 30g，陈皮 9g，葛根 60g，当归 12g，麦冬 15g，五味子 10g，北沙参 30g，山慈菇 15g，夏枯草 30g，浙贝母 15g，漏芦 15g。水煎服，日 1 剂，每次 100ml，分早中晚 3 次温服。

（2）黄芪注射液 40ml（日 2 次）、参麦注射液 50ml（日 1 次）静脉滴注。

（3）马钱子 2 粒口服，日 2 次。

（4）滋肾解毒丸 1 丸 / 次，2 次 /d。

2. 西医治疗

（1）溴吡斯的明片口服。

（2）左甲状腺素钠片口服。

入院后查抗乙酰胆碱受体抗体（AChR-Ab）1.353nmol/L↑（参考值<0.625nmol/L），抗连接素抗体（Titin-Ab）0.578↑（参考值<0.472），建议患者加用激素或免疫抑制剂治疗。患者拒绝，故除对症处理外，皆用中药治疗。入院治疗 12 天后，眼睑下垂症状逐渐改善，视物昏花消失，自觉精力增加，食欲、睡眠较前改善，继续观察 3 天后出院。出院后长期于门诊服用中药复方加减及马钱子、蜜丸治疗，4 个月后眼睑下垂消失，停用溴吡斯的明，单用中药治疗。此后患者全身一般情况逐步好转，头发逐步长出，半年后头发完全恢复至病前水平，目前仍在继续中药治疗，生活、工作基本无影响。

体会： 本患者 8 个月内做过 2 次肿瘤手术，肌无力症状不重但全身情况较差。患者畏惧用激素及免疫抑制剂，故以中药治疗为主，结果 4 个月后肌无力症状完全消失，继续单用中药、蜜丸及马钱子等巩固治疗。停用溴吡斯的明半年后，全身情况明显改善，恢复正常生活及工作。本案显示，治疗上以扶正培本、解毒散结之剂为主，对即使患有多种肿瘤的患者也有较好疗效，长期维持治疗的疗效尤为理想。

病例 11

任某，女，56 岁，因"反复右眼睑下垂 7 年，发热、咳嗽 6 天"就诊于 2018 年 8 月 21 日。

患者 7 年前出现右眼睑下垂，胸部 CT 示"胸腺瘤"，诊断为"重症肌无力"，并行"胸腺切除术"，后长期服用溴吡斯的明、甲泼尼龙，7 个月前加用他克莫司胶囊，1 个月前改用复方环磷酰胺 50mg 口服、日 2 次。6 天前，患者出现发热、咳嗽,测体温 38.9℃,行胸部 CT 示慢性支气管炎并感染,遂收入我院呼吸科治疗。既往半年"2 型糖尿病"病史,半年"高血压"病史。对"青霉素、替硝唑"过敏。入院查体:T 39.1℃,P 109 次/min,R 22 次/min,BP 127/75mmHg,舌淡,苔白腻,脉滑数。满月脸,双下肺闻及散在湿啰音,心率 109 次/min,双上肢肌力 4 级,双下肢肌力 4^+ 级;疲劳试验不能配合完成。辅助检查:血常规示白细胞计数 2.03×10^9/L↓,红细胞计数 3.28×10^{12}/L↓,血红蛋白 98g/L↓,血小板计数 106×10^9/L↓,中性粒细胞百分比 93.60%↑,淋巴细胞百分比 1.50%↓,中性粒细胞绝对值 1.9×10^9/L,淋巴细胞绝对值 0×10^9/L↓。血气分析:低氧血症;呼吸性碱中毒(失代偿期)。初步诊断为发热原因待查;社区获得性肺炎;肺结核? 入院后胸部 CT 示双侧胸腔少量积液,胸膜增厚、粘连,双肺下叶见纤维化灶。真菌(1,3)-β-D 葡聚糖 816.7pg/ml↑。抗 EB 病毒核抗原 IgG 抗体阳性,抗 EB 病毒衣壳抗原高亲和力抗体阳性。C 反应蛋白 102mg/ml↑。故停用复方环磷酰胺,先后予头孢他啶、阿奇霉素、哌拉西林钠他唑巴坦钠、亚胺培南抗感染,氟康唑、米卡芬净抗真菌,脱氧核苷酸静脉滴注增强免疫,地榆升白片升白细胞,柴胡注射液解表退热,喜炎平清热解毒,溴吡斯的明改善肌力,小剂量甲泼尼龙解痉平喘,同时配合抑酸护胃、补钾补钙、控制血糖及血压等措施。根据患者症舌脉,辨证为阳明气分热盛夹湿证,以清热祛湿之剂白虎汤合三仁汤加减治之。

处方:炒薏苡仁 30g,茯苓 30g,白薇 15g,知母 15g,青蒿 15g,山药 15g,柴胡 15g,石膏 30g,甘草 3g。水煎服,日 1 剂。

治疗月余,感染症状基本控制后于 2018 年 9 月 28 日转入神经内科进一步治疗。症见:双下肢无力,翻身及坐起困难,不能站立,腰背部疼痛,舌红少津,脉细数。左下肺可闻及湿啰音。疲劳试验:双上睑位于 11—1 点时钟位,双眼肌疲劳试验(-),颈肌疲劳试验 5 秒,双上肢疲劳试验均>120 秒,双下肢疲劳试验均 3 秒。遂给予甲泼尼龙 40mg 静脉滴注、日 1 次,溴吡斯的明 60mg 口服、日 3 次,氟康唑抗真菌,碳酸钙 D_3、阿伦磷酸钠、维生素 D_2 注射液、阿法骨化醇口服补充维生素 D 等,配合苯磺酸左旋氨氯地平片降压,甘精胰岛素等控制血糖。中医方面,患者证属气阴两虚,故予黄芪注射液、参麦注射液益气生津,汤剂予补中益气汤合生脉饮加减。

处方:黄芪 100g,太子参 30g,北沙参 30g,白术 15g,茯苓 15g,陈皮 9g,葛根 30g,当归 10g,巴戟天 20g,淫羊藿 20g,生地黄 30g,麦冬 20g,石斛 20g。水煎服,日 1 剂。

2018 年 10 月 8 日：脊柱疼痛明显减轻,可自行翻身,但坐起困难,双下肢无力较前减轻,可搀扶行走数米,激素减至 36mg 口服。

2018 年 10 月 18 日：患者脊柱疼痛进一步减轻,双下肢无力较前明显改善,可在搀扶下步行 1 000m,可坐约 40 分钟。查体：双肺(−),真菌(1,3)-β-D 葡聚糖 31.3pg/ml(正常)。继续口服氟康唑 0.2g、日 1 次治疗(服用 8 周后停用),停输液,激素改成每月减 4mg,中药仍以上方加减治疗,其余用药仍同前,出院观察。

出院后每月门诊就诊 1 次,患者基本可生活自理,未发生中重度感染,偶有感冒及泌尿系感染发生,真菌(1,3)-β-D 葡聚糖保持正常,血糖控制偶有不佳,复查骨密度较前增高,仍继续随访中。

体会：长期联合使用激素及免疫抑制剂容易继发感染,尤其是多重感染,且感染后较难控制,这是 MG 临床治疗的常见难题之一。本患者 7 年前行胸腺瘤手术后长期用激素治疗,控制不佳,7 个月前合用他克莫司,1 个月前改成环磷酰胺口服,肌无力症状虽有改善,但继发多重感染,在当地单用西药治疗无改善而转用中西医结合治疗。在联合使用强力抗菌、抗真菌药物治疗的同时,辨证使用三仁汤加减清热除湿解毒,并配合黄芪、参麦等注射液扶正培本;坚持治疗月余,感染症状才开始控制,又巩固治疗 3 周后病情平稳,最后停用抗真菌药,其后长期用中药复方巩固治疗,未再有严重感染发生,病情持续稳定。本案显示,中西医结合治疗尤其是及早配合中医辨证治疗,再辅以扶正固本之中成药制剂,疗程稍长(一般 3 周以上),能够取得较好效果。

病例 12

陈某,女,62 岁,因"双侧眼睑下垂、复视 6 年,加重 1 个月"于 2019 年 6 月 4 日入院。

患者 6 年前因劳累出现双侧眼睑下垂,右侧明显,伴视物重影,就诊于贵州某医院,行新斯的明试验(+),胸腺 CT 提示胸腺瘤,诊断为"重症肌无力",予人免疫球蛋白静脉滴注,并行胸腔镜下胸腺瘤摘除术。术后上述症状消失,后予溴吡斯的明治疗。约 1 年后,患者因劳累、生气后出现左侧眼睑下垂,视物重影,再次就诊于该医院,予甲泼尼龙 250mg 冲击,逐渐减至 40mg 后改为口服,症状控制可。1 个月前,患者因劳累、受凉后病情复发,并伴鼻塞,流涕,咳嗽,咳痰,大汗淋漓,自觉忽冷忽热,头昏,坐位及站立时头昏明显,纳差,恶心欲吐,大便次数增多,遂要求住院治疗。既往 3 年前出现血糖升高,服用瑞格列奈,血糖控制尚可。查体：舌淡红,苔白腻,脉细弱。双眼睑下垂、位于

10—2点时钟位,左眼球外展露白约1mm,右眼球外展露白约1mm,向左上、右侧注视时均有重影,四肢肌力5级。

中医诊断:痿病(脾肾阳虚)。

西医诊断:重症肌无力(眼肌型),胸腺瘤切除术后;继发性糖尿病。

1. 中医治疗

(1)健脾益气,温肾壮阳:熟地黄30g,山茱萸20g,山药30g,干姜20g,川断20g,狗脊20g,桂枝15g,制附子45g,巴戟天20g,补骨脂30g,仙鹤草30g,茯苓20g,党参15g,炒白术15g,砂仁10g。水煎服,日1剂。

(2)黄芪注射液40ml(日2次)、参附注射液50ml(日1次)静脉滴注。

(3)补脾强力浸膏20g,日3次。

(4)固本解毒丸1丸/次,日2次。

2. 西医治疗

(1)溴吡斯的明60mg,日3次。

(2)甲泼尼龙8mg口服,日1次,调节免疫。

(3)奥美拉唑,口服,抑酸护胃。

病程中,患者头昏、纳差、恶心欲吐症状无改善,仍于坐位时头昏明显,且大便为3~5次/d,呈黄色稀水样便,给予蒙脱石散口服止泻后症状未见明显好转。鉴于患者既往长期服用甲泼尼龙,不除外继发性肾上腺皮质功能减退所致上述症状可能。完善皮质醇检查,结果示皮质醇(0am)5.19nmol/L、(4pm)27.68nmol/L↓、(8am)153.00nmol/L↓,促肾上腺皮质激素36.42pg/ml。请内分泌科会诊后考虑药源性肾上腺皮质功能减退,建议醋酸氢化可的松20mg口服、日2次替代治疗。用药次日,患者头昏、纳差、恶心欲吐症状明显改善,大便次数减少。继续服用氢化可的松,2周后复查皮质醇(0am)59.18nmol/L、(4pm)116.70nmol/L、(8am)104.90nmol/L↓,促肾上腺皮质激素25.38pg/ml。上述症状消失出院。出院后逐渐减停甲泼尼龙,换用吗替麦考酚酯治疗,至今症状平稳。

体会:本患者系MG胸腺瘤术后长期服用甲泼尼龙,导致继发性肾上腺皮质功能减退,出现头昏、纳差、恶心欲吐、大便次数增多等,经查皮质醇、促肾上腺皮质激素明确诊断后,及时改用长效糖皮质激素制剂替代治疗,待病情稳定后停用激素类药,换用免疫抑制剂,而中药在辨证治疗基础上,尤其重视温壮肾阳之品如附子、补骨脂、干姜、桂枝等,并用黄芪注射液、参附注射液,对促进肾上腺皮质功能减退的改善也起到积极作用。

(况时祥)

第十章 ❧

对重症肌无力临床治疗中几个常见问题的思考

一、是否可以停用溴吡斯的明

重症肌无力的治疗环节主要包括两个层面,即增加突触传递和抑制自身免疫。前者属于对症治疗,起效快,但不持久;后者针对病因,起效相对缓慢,但可持久改善和稳定重症肌无力病情。溴吡斯的明是目前临床最常用的改善重症肌无力症状的西药,除抗 MuSK 抗体阳性患者外,多数重症肌无力患者都要服用溴吡斯的明以缓解症状,导致部分患者一听说本药要断供了就紧张。其实,经过及时有效的治疗,患者症状如已得到完全改善,溴吡斯的明完全可停用。针对部分首发的单纯眼睑下垂者,我们不用溴吡斯的明,只给其服用中药,只要坚持用药,症状也能完全改善;针对全身型的患者或病程较长的患者,我们采用以服中药为主的同时配合溴吡斯的明改善症状,待肌无力症状基本消失后逐步减停溴吡斯的明,单用中药继续巩固治疗。通常的做法是,在患者临床症状基本消失后 1 个月内病情一直稳定者,1 个月后开始减用溴吡斯的明,每周减半片(30mg),如减药后症状无波动,就照此方法直至减完,大多数患者停药后症状未出现反复。中药黄芪、马钱子、仙鹤草等也有较好的改善患者肌无力症状的作用,因此,对首发的眼肌型、症状较轻的Ⅱa型患者可以不用溴吡斯的明,而对已用该药者,症状减轻后,也可用中药替代其治疗。

若在用溴吡斯的明的同时还需加用激素者,则在病情明显改善后,先逐步减停溴吡斯的明,然后减激素,最后单用中药维持巩固;在上述基础上再加用硫唑嘌呤或环磷酰胺、他克莫司等免疫抑制剂者,则先减胆碱酯酶抑制剂,再减激素,后减免疫抑制剂,而单独用中药维持治疗。

二、糖皮质激素如何减量和停用

糖皮质激素是治疗重症肌无力的一线药物,临床运用十分普遍。我们接诊的病例中超过半数在使用或已用过激素。有研究表明,眼肌型重症肌无力患者使用激素能使患者向全身型转化的风险降低;我们的初步观察也表明,重症肌无力患者就诊后未用激素,或虽用激素但用量不足、减量过快、停用过早,则病情复发的风险较高。因此,合理应用激素在重症肌无力治疗中的价值和意义是毋庸置疑的。但激素明显的不良反应尤其是长时间较大剂量使用所产生的毒副作用也不容忽视。一方面,相当一部分患者需要长期用免疫抑制药物维持治疗,而另一方面,长时间使用激素所产生的不良反应使不少患者不能耐受。因此,如何科学、合理地应用激素,既能充分发挥其突出的治疗作用,又能最大程度防范或减少其不良反应的出现,一直是困惑临床医师的一个大问题。

我们通常对眼肌型患者及部分轻度全身型患者,在采用中药或配合溴吡斯的明治疗 2 个月左右而症状未明显减轻者,加用激素,一般甲泼尼龙从 8~12mg/d 开始,无改善则每 3 天加 4mg 直至症状基本消失。不少患者用至 20mg/d 时症状即显著改善,有的则用至 40mg/d 才得以缓解。症状改善后维持此剂量 3 周到 1 个月,然后缓慢减量(每 3 周至 1 个月减 4mg),减至 8mg/d 后维持 1~2 个月,病情继续稳定则每 2 个月减 4mg 直至减完。病情重笃需冲击治疗者,首剂予 1 000mg/d 或 500mg/d,此后每 3 天减半量,至 60mg 后静脉滴注 1 周后改成每日 40mg/ 次,晨起顿服;此后的减量方法为:单独用激素者每月减 4mg,同时配合免疫抑制剂者可半月减 4mg,多数患者可在 4~6 个月内减完,中度全身型或Ⅲ型、Ⅳ型患者一般要 9~12 个月减完,部分对激素有依赖者则长期用 8mg 左右维持。部分患者可采用中剂量(甲泼尼龙 120~240mg/d),5 天左右减 1 次,每次减 20~40mg,减至 40mg/d 后改口服,此后按冲击治疗后的方法减量。

须强调的是,激素的使用一定要个体化,患者从哪个剂量开始,某个剂量需用多长时间,要结合具体情况来确定;其次,配合中药可加快激素减量和防范停用激素后病情反弹;结合药理研究成果可知,部分中药有部分替代激素作用,因此临证时,我们通常在辨证用药基础上,配伍生地黄、知母或龟甲等滋阴药与淫羊藿、巴戟天、肉苁蓉等温阳药,以期发挥替代激素的效用。初步观察显示,在减停激素过程中,病情出现反弹复发者明显减少了;而对大剂量长时间使用激素导致肾上腺皮质功能抑制,表现为肾阳虚损之象者,予制附子甚至制川乌、制草乌,另配以桂枝、干姜等,改善肾上腺皮质功能,促进激素分泌释放,也可起到控制病情、减少病情出现复发波动的作用。总之,配合中药治疗可减少激素用量,加快激素的撤药速度,能对消激素的毒副作用。

三、中药如何与免疫抑制剂联合使用

近些年来,由于免疫抑制剂的介入,重症肌无力的治疗水平明显提高,尤其是肌无力症状改善后出现再次复发的情况减少,凸显本类药物在重症肌无力治疗中的独特价值。常用免疫抑制剂包括硫唑嘌呤、环磷酰胺、环孢素、他克莫司、吗替麦考酚酯、利妥昔单抗、氨甲蝶呤等。本类药物存在的主要不足:一是起效较慢,除他克莫司、环磷酰胺2周左右可以起效外,其他大多需要2~3个月,甚至半年后才明显有效;利妥昔单抗起效快但主要是住院患者使用。二是不良反应较多,如硫唑嘌呤、环磷酰胺、氨甲蝶呤的骨髓抑制作用、对肝功能的损伤及胃肠道反应,环孢素对肾功能有损伤,吗替麦考酚酯对肝肾功能都有损害,他克莫司可升高血压、血糖并导致皮疹、关节痛等,而且不少药物都有一定的致癌致畸作用,使用时间越长发生的风险就越大;大多数药物由于其免疫抑制作用都会损伤机体正常防御抗病能力,使患者继发感染风险大大增加。三是多数免疫抑制剂应用多久最为适宜尚无共识,长期用药的潜在不良反应尚不知晓。上述种种原因导致此类药物未能在临床上广泛使用。

我们在临床上针对病情重笃或病程漫长、病情顽固者,治疗时常以激素与免疫抑制剂联合应用,常规配合中药辨证治疗,并在中药复方中注重加用具有减轻某类免疫抑制剂毒副作用之品,从而达到既能充分利用其良好功效又能避免其毒副作用的目的。如选用硫唑嘌呤者,因其有骨髓抑制及肝功能损害等不良反应,故除用药期间定期复查血常规、肝功能并根据结果调整硫唑嘌呤用量及采取相应对症治疗外,常在中药复方中兼配当归、白芍、女贞子等生血保肝之品;环磷酰胺常用于伴胸腺瘤或胸腺瘤术后患者,部分患者用药后有胃胀、恶心、纳差等,中药复方中常须配入山药、白及、法半夏、生姜、炒麦芽等;因症状较重或经济条件较好而选用他克莫司的患者,为提高药物吸收率,可同时配用五酯胶囊;部分患者服他克莫司后出现血糖、血压升高或皮疹、关节痛等不良反应,临床宜密切观察,其中轻微血糖升高者方中加入葛根、山药生津降糖即可,出现皮疹者方中加入地肤子、白鲜皮、徐长卿等,出现关节痛者方中加入青风藤、海风藤、威灵仙等;选用吗替麦考酚酯治疗者宜注重与补脾益肾类中药的配合使用,且我们的初步观察显示,中药补脾益肾之品与其配用能提高疗效,并能减轻其不良反应。氨甲蝶呤作用较温和,每周仅服 1 次很方便,通常用于病情较轻,或合并其他风湿免疫病者;部分患者用他克莫司或吗替麦考酚酯等较久,病情趋于稳定,但尚需继续用免疫抑制剂维持者,常改用本品续治,而用本品时宜兼配健脾和胃及保肝护肝之品,以对消其相关不良反应。环孢素的突出不良反应是影响肾功能和出现震颤,故高龄、肾功能不良者应慎用,但配用制附子、淫羊藿、益母草等可防范肾功能损害。

四、如何让病情长期稳定,防范复发

让绝大多数患者长期保持病情稳定,不再波动反复是一个极具挑战性的目标。重症肌无力疗效不好,很大程度是由于病情控制不好,反复复发,导致大多数患者需要长期甚至终身服药。一是由于部分患者服药较随意,治疗不规范;二是目前尚无一个国内公认实用的可指导患者长期运用的治疗康复保健方案。近些年来,国内采用小剂量激素维持治疗,或用免疫抑制剂硫唑嘌呤等替代激素以长期维持用药等方法,使部分患者复发次数明显减少,但病情反复波动的情况仍十分常见。

我们对近 10 年来有复发史的 207 例患者进行分析,发现最常见的复发原因是激素使用不合理,包括减量或停用过早,减量过快,或未及时使用激素,其次是感染诱发,以及过度劳累、长期不能很好地休息,精神心理失调,或其他严重疾病引发。我们对这 207 例复发患者配合中药治疗,以中药汤剂为主,部分配合本院生产的院内制剂,观察 2~3 年,结果发现这些患者中再发生感染的比例大大降低,复发率明显降低,由此前的 33.5% 下降至 17.5%,说明配合中药治疗能明显降低重症肌无力患者的感染发生率和重症肌无力复发率。因此,我们近年来,对所有就诊患者均常规配合中药治疗;对病程较长的轻度全身型及其以上型患者,临床评估不用激素不易控制病情者,及时常规采用激素疗法;病情重笃、行大剂量激素冲击治疗者,一般在 15 个月内逐步减完激素,配合免疫抑制剂治疗者则在 7.5~9 个月内减完;采用中等剂量激素,配合免疫抑制剂者一般在 6~9 个月减完,未配用者通常在 1 年内减至停用;激素小剂量逐步递增者,与中等剂量使用时间相同。另外,我们还注意了对患者的管理,通过定期召开"病友会",介绍如何合理服药、锻炼、饮食营养,如何调整心态;对不能定期来复诊或参加"病友会"者,进行电话随访,了解患者状况,指导其进行调节。强调综合、系统、足疗程治疗,强化服务意识、长期给予指导,鼓励患者保持积极、乐观心态，生活规律、适度锻炼、注意营养，促使患者逐步提高免疫防御功能，能大大减少复发的机会；在患者表现有轻微的眼睑重滞或肢体乏力，显示病情有欲发之象时，嘱其服用2~3剂中药，确能阻止病情复发于萌芽状态。

五、激素与免疫抑制剂联用时如何预防感染

激素与免疫抑制剂联用使得不少患者的治疗效果明显提高，尤其是患者出现病情反复复发的现象减少了，然而另一问题也接踵而至，即患者继发感染尤其是呼吸道感染的机会增加了。我们诊治的患者，有合并一般细菌感染的，有合并结核感染的，有继发真菌感染或多种细菌感染的，有合并病毒感染的；发生感染后必须及时针对感染治疗，并使治疗难度增加，同时，感染又是导致病情复发加重的常见原因之一。因此，激素与免疫抑制剂联用时要高度重视预防感染的发生。首先，对于通常高年体弱、一般情况较差、本身合并症就较多的患者，激素与免疫抑制剂联用要慎重；其次，在联用时常规配合中药治疗可减少感染的发生机会，如我们在运用中药时，除遵循辨证用药原则外，常在复方中配入桂枝加附子汤，经初步观察，有减少呼吸道感染发生的作用；再次，在联合运用期间，每月甚至半月复查血常规1次，观察患者白细胞总数在原来基础上有无减少及减少幅度，观察淋巴细胞绝对值和百分率。初步观察发现，如白细胞总数下降幅度较大，即使在正常线上，发生感染的风险也会大增，而淋巴细胞绝对值下降至 $1.5 \times 10^9/L$ 时合并一般细菌感染风险增高，下降至 $1.0 \times 10^9/L$ 则继发真菌感染风险较高，如降至 $0.5 \times 10^9/L$ 左右则合并病毒感染风险大增。上述情况下，一是必须减药，二是强化中药扶正培本之品的使用，这样就有可能有效防范各类感染的发生风险。

六、如何开展中西医联合治疗

实践证明，中西医两种方法结合使用确实是提高重症肌无力诊疗效果的最佳途径，但目前国内尚无成熟、规范的中西医结合综合诊治方案可以遵循。而在目前，中西医作为两种不同医学，二者的理论和实践方法都存在较大差异，因此，要在短期内实现二者在理论以及方法上的有机结合可能不现实，但治疗上的中西医联合则完全可行。临床根据患者的实际情况，将中西医疗法中可联合使用的部分组合起来，强强联合，优势互补，就能产生最佳的治疗效果。我们根据多年的实践经验，提出分型分期诊治的思路和具体方法。分型

治疗按照改良的 Osserman 分型提出各型所宜采用的中、西医治疗方法。分期治疗是指在疾病早期或针对病情重笃患者,以西药或西医方法为主,同时配合中药治疗,以达到快速改善症状、控制病情的目的,此时中药大多起增效解毒之功;当病情基本稳定,进入缓解期后,则宜逐步减用胆碱酯酶抑制剂、激素等,增加中医方法的使用权重,促进免疫功能逐步回归正常;当病情已完全稳定,且患者各项免疫学指标都基本正常或接近正常时,显示病情已进入恢复期,这时就应基本停用西药而单用中药或以中药为主,以促进病情完全恢复正常,达到痊愈。

　　住院患者可在常规使用激素或免疫抑制剂及口服胆碱酯酶抑制剂治疗的同时,配合黄芪注射液、参麦注射液、参附注射液或参芪扶正注射液静脉滴注,常规配合中药复方,还可选择薄芝糖肽注射液、胎盘多肽注射液等治疗,亦可同时采用针灸、拔罐、刮痧等疗法,这些都对病情改善有益。门诊患者常规口服激素、免疫抑制剂、胆碱酯酶抑制剂的同时,应严密观察有关理化指标,并配合中药汤剂,亦可同时采用一些中成药、院内制剂以提高疗效;对不熟悉中医理论者,也可在常规西药治疗的同时,配合黄芪片、黄芪精口服液、补中益气丸(属于气虚者,舌质不红,苔薄白)或六味地黄丸(舌质偏红,舌苔微黄者)、知柏地黄丸(舌质红、舌苔黄少津),对提高疗效也有作用。

（况时祥）

我的 20 年——探索重症肌无力治疗之路

"况主任,我今天出院了,感谢您的精心治疗。"一天早上查完房,一个来自湖北武汉的患者来向我告别。

这个患者入院时,是一个中度全身型重症肌无力(MG)患者,经过治疗,明显好转。后来,她又在门诊继续坚持强化治疗 2 年多,临床症状基本消失,便停药观察,1 年多来情况一直稳定。

屈指算来,我从事重症肌无力临床实践已经有 20 多年时间了。20 多年来,看着一个个患者好转出院,我内心有说不出的喜悦,同时也感谢他们给了我宝贵的实践探索机会。

20 多年的风雨历程,20 多年的艰辛探索,我始终坚信:MG 是一个完全可以治愈的疾病。正如我国著名神经病学专家丛志强所说:重症肌无力是一个难治之病,也是一个可治之病,只要早期治疗、系统治疗,多数能改善,半数能治愈。

正是在这种信念的支持下,20 多年来,我在借鉴国内名家思路与经验的基础上,一直致力于重症肌无力中西医结合综合诊治的临床研究,并有不少收获。

在这里,我把自己的实践经历作一些介绍。

接触了解,憧憬加入研究行列

第一次接触重症肌无力,是 20 世纪 80 年代后期在陕西中医学院(现陕西中医药大学)攻读硕士学位时。一次我随导师张学文出诊,遇到了一个眼肌型重症肌无力患者,导师以补中益气汤为主加减治疗,取得满意疗效,引起了我的好奇。于是,我开始收集中医药治疗重症肌无力的文献资料,看到了邓铁涛、李庚和、陈贯一等专家的丰富经验和显著疗效,让我对中医治疗重症肌无力有了初步认识。

重症肌无力这种难治而罕见的疾病,带给患者的痛苦和打击是巨大而漫长的。为了找到更有效的治疗方法,让患者更快恢复健康,我憧憬着将来能加入重症肌无力的研究行列。

1999 年底,怀着研究重症肌无力的梦想,我到北京医院神经内科进修学习。该院神经内科在重症肌无力等神经免疫性疾病的诊治和临床研究上具有较高水平。许贤豪是当时该科主任,国际免疫学会联合会(International Union of Immunological Societies)执行委员,国际多发性硬化联盟医学咨询委员会(International Federation of Multiple Sclerosis,Medical Advisory Board)委员,国际多发性硬化协会(International Society of Multiple Sclerosis)执行委员,泛亚太多发性硬化诊断和治疗委员会(Pan Asian-Pacific Committee on Treatment and Research in Multiple Sclerosis)常务委员,是我国神经免疫学奠基人之一。

我到北京医院神经内科进修的时候,他们已经有十分完备的重症肌无力临床诊治方案:从患者入院必须做的专病检查,到胆碱酯酶抑制剂的使用、糖皮质激素冲击治疗、免疫抑制剂的选择与使用,以及丙种球蛋白的运用、血浆置换、胸腺切除手术的适应证等,十分详细具体。经过老师的带教和亲手收治患者,我很快掌握了这套方案。

北京医院神经内科还经常举办专题讲座,由当时临床神经免疫学和基础免疫学教授系统介绍重症肌无力等神经免疫性疾病的病因、免疫学机制和最新研究进展等,进一步深化了我对本病的认识。许贤豪主任每周一次的查房也主要查重症肌无力患者。每次跟随查房,我都能学到新的东西。我还常带着临床中遇见的问题去请教许贤豪,他都深入浅出、细致入微地进行解答。

"重症肌无力、多发性硬化这一类神经免疫性疾病,可以治疗,但疗效还不理想,值得认真去探索研究。"许贤豪对我说:"一方面,你要熟练掌握现有治疗方法,尽可能给患者解决问题。另一方面,可在现有基础上探索创新,不断在学术上取得进步。"

许贤豪的这番话,给了我很大启示,坚定了我投身重症肌无力进行探索实践的决心。

从那时起,我珍惜所管的每一位重症肌无力患者,认真收集病情资料,观察治疗反应;抽时间去门诊学习许主任对重症肌无力患者的门诊检查处理流程和用药方法。带我的其他老师对重症肌无力的诊疗也有极为丰富的经验,每次查房都会认真分析每个患者的具体特点,介绍用药技巧及个体化治疗方法,使我受益匪浅。

在北京医院进修的这一年,为我今后从事重症肌无力等神经免疫性疾病实践打下坚实的理论及临床基础。

十年探索,积累中医治疗经验

我第一次独立治疗的重症肌无力患者,是 2000 年底从北京医院神经内科进修结束回贵阳后,贵州医科大学附属医院神经内科主任楚兰介绍过来的一个单纯眼肌型患者。这个患者到楚兰处就诊,楚兰建议她到我处服中药治疗。经过近 2 个月的治疗,症状完全消失,继续巩固治疗 1 年后痊愈停药。2 年后,这个患者生育了第一个孩子,如今这个患者已经是一位 3 个孩子的妈妈。虽然多次生育,且工作十分繁忙,但病情没有复发加重过,至今正常工作生活。

这个患者的痊愈,给了我很大的信心。同时,中药治疗重症肌无力的疗效得到了楚兰等西医专家的肯定,每有类似患者就建议到我处配合服用中药治疗,让我对本病有了更多的接触与了解,对本病的中医治疗也有了更深的认识。

2001 年 1 月初,一个胸腺瘤术后合并中度全身型患者向媒体求助,希望得到有效治疗,于是贵州医科大学附属医院神经内科的刘芳主任推荐了我。患者前来就诊后,经配合中药治疗 3 个多月,病情明显改善。此后,随着患者介绍,加上媒体宣传,不断有患者前来诊治。我开始把临床工作的重点放到重症肌无力等神经免疫性疾病上,正式走上了重症肌无力的临床探索之路,以中医为主治疗的临床经验日渐丰富。

2004 年,我开始尝试用中医理论总结本病的发病特点和治疗规律。我发现,脾肾两虚是多数患者共有的病机,补脾益肾应为本病的基本治法,并以此为基础治疗各类患者,取得了一定效果。此后,随着经治病例不断增加,经验不断积累,发现在辨证用药基础上,大剂量运用黄芪,合理应用附子、马钱子、仙鹤草以及麻黄附子细辛汤等有助于提高疗效。我把这些经验总结出来,在《上海中医药杂志》先后发表了《运用麻黄附子细辛汤治疗重症肌无力之探讨》《马钱子治疗重症肌无力机制探讨》等文章,得到了业界的认可。

从 2000 年开始,大约 10 年的时间里,我对重症肌无力基本上用中药治疗。对住院患者一般同时配合黄芪注射液、参麦注射液、参附注射液等静脉滴注,同时配合针灸治疗。

通过 10 年的积累,我发现中药对轻症病例尤其是初发眼肌型患者、轻度全身型患者疗效显著;对病程较短者、未用过激素者大多疗效较好;对体质较好、伴发疾病少的患者疗效也较好;对以脾肾气虚为主要病机的部分重症或顽固性病例也有效。但对多数顽固重笃病例、高龄体弱或合并胸腺瘤病例疗效不理想,对病程长的病例即便是单纯眼肌型疗效也不满意,且多数有效病例也没有完全改善症状,还需要寻求更好的治疗方法。

于是,我大量查阅文献资料,搜寻有关专著和邓铁涛、李庚和、陈贯一等名家经验,配合针灸、拔罐、穴位埋线等特色治疗,使临床疗效得到了一定提高,但离自己的理想和患者的期望依然有很大差距。

当看到一个个难治危重症患者满怀希望而来,却没有得到满意疗效时那种无助、失望的眼神,我默默地告诉自己,一定要找到大幅提升重症肌无力疗效的路子,让大多数患者取得更好的治疗效果。

寻师问道,探索中西医结合之路

单纯中药治疗重症肌无力的效果不是很理想。那么,大幅提升疗效的路径和方法在哪里?

我想起在北京医院神经内科进修时,一个患者到外面找中医配合西医治疗取得不错效果的事,萌生了中西医结合治疗重症肌无力的想法。

要开展中西医结合,必须大幅提高西医专科水平。而在这方面,我还是有一定基础的。研究生刚毕业之时,为了提升自己的西医专业水平,我系统自学了人体解剖学、生理学、病理学、病理生理学、诊断学、内科学等内容,旁听了神经解剖学系列讲座。1995 年下半年,一个偶然的机会,我由贵州医科大学附属医院神经内科的一位老专家引荐到该科旁听专家查房,参加他们的疑难病讨论。此后一直长期坚持,其间还参加了该科室举办的神经病学系列讲座,并对所接触的每个疾病结合有关专著进行深入学习,深化了对神经病学这一学科的认识,初步奠定了自己的西医专科理论和临床基础知识。

然而,我的这点西医功底,还不足以开展高水平的中西医结合实践,使重症肌无力的治疗水平达到一个新的高度。于是,2010 年后,我开始利用各种机会,拜访国内这一领域的名家高手。

一次,趁参加全国中西医结合神经病学年会机会,我到山东大学齐鲁医院(青岛)拜访在重症肌无力领域卓有建树的李海峰,向他请教有关本病诊断治疗方面的问题。李海峰十分热情地介绍自己制订的重症肌无力诊治流程及处治难治性病例的经验和"诀窍"。他告诉我,本病大剂量激素冲击应在增强抗病力基础上使用,用药必须个体化。他丰富的临床经验和看问题的独特视角对我深受影响。后来,李海峰还亲自莅临科室进行指导,对提高重症肌无力临床研究水平起到很大促进作用。

2013 年 9 月,我有幸参观了中山大学附属第一医院东山院区神经免疫专科病房,实地感受到病房在处治肌无力危象方面极为丰富的临床经验和独特方法,学到了面对重症肌无力复杂疑难病例如何准确识别处理、如何抓主要矛盾、如何开展规范的临床观察和数据收集等,使我在处置危重症和疑难病例能力上得到很大提升。

每年复旦大学附属华山医院举办的"神经免疫高峰论坛·华山论剑"和张星虎举办的天坛神经感染与免疫高峰论坛,是我十分珍惜的两次学习机会。论坛邀请众多国内外一流学者前来讲学,水平很高,内容丰富,是国内神经免疫性疾病研究学者的一次学术盛宴。每年论坛都有几个重症肌无力的专题,内容包括本领域研究的最新进展、专家的最新研究成果和经验心得等,每一次参会都有新的收获。尤其是论坛上除了重症肌无力专家介绍用药经验与心得外,还专门安排药学专家作免疫抑制剂方面的专题讲座,通过这些讲座,我更加深入认知了糖皮质激素、各免疫抑制剂的作用特点、不良反应、适宜人群、如何科学合理使用等,临床运用上述药物也日益得心应手,并积极致力于开展中药如何与免疫抑制剂有机结合,发挥增效解毒作用或逐步用中药替代免疫抑制剂的临床研究。

2015 年 9 月,趁参加全国中西医结合学术会议机会,我到石家庄市第一医院(现石家庄市人民医院)拜访了乞国艳。乞国艳对重症顽固病例先采用大剂量糖皮质激素冲击治疗,联合免疫抑制剂以强力抑制异常的免疫应答,促进病情快速改善,待病情稳定后逐步减停激素及免疫抑制剂,改以中药为主治疗以恢复免疫功能的方法,疗效十分显著。她治病的非常经历、独特的中西医结合治疗经验,让我深刻认识到:即便是再难再重的肌无力患者,医者只要勇于去探索,患者能坚持治疗,都会获得满意的疗效。乞国艳的经历对我影响很大,以后我又数次到她的科室参观学习,还邀请她到我科查房交流,促进了科室治疗思路的转变。

我也利用一切机会向中医名家请教学习,努力提高自身的中医业务水平。

早在 20 世纪 90 年代初,从陕西回到贵州不久,有感于自己中医水平的薄弱,我每周一次到贵阳中医学院第一附属医院(现贵州中医药大学第一附属医院)随我国著名中医药学家刘尚义(第二届国医大师)侍诊学习。刘尚义老师学识渊博,除中医学术水平极高外,在书法、文学、篆刻等领域也有很深的造诣。我在重症肌无力和吉兰-巴雷综合征等疾病治疗上重视补脾益肾的思路就是在刘尚义老师的指导下逐步形成的,为我开展重症肌无力等神经免疫性疾病中西医结合临床实践奠定了坚实基础。

一次在西安参加全国名老中医经验传承会议,会议间隙见到仰慕已久的中医大师邓铁涛,赶紧前去拜望,汇报自己开展重症肌无力实践的情况,并恳请赐教。邓铁涛肯定了我的治疗思路,并谆谆教诲:中医治疗本病的优势是明显的,只要抓住"脾胃虚损,五脏相关"这一基本病机,以补中益气汤为基础加减、辨证准确、用药得当,多数患者的疗效是很好的,甚至超过西医。他还介绍了自己独特的用药经验。一代大家,对素不相识的晚辈后学热情鼓励、悉心指导,使我深受感动。我在本病治疗中,大量汲取了邓铁涛的思路和方法作为自己治疗的基础。

我还到过上海市中西医结合医院李庚和所在科室,到过广州中医药大学第一附属医院脾胃病科,参加裘昌林主办的重症肌无力及神经疑难病诊治经验学习班。借参加全国性会议之机,拜访了河北医科大学第二医院高长玉、广州中医药大学第一附属医院刘小斌、云南文山壮族苗族自治州中医医院李广文等名家,他们运用中医方法诊治的独特经验,为我对重症肌无力的探索实践提供了很大的启发和帮助。

在多年的全国寻师学习和临床实践基础上,我逐渐形成了中西医结合治疗重症肌无力的思路。这个过程,尽管漫长而艰辛,但收获巨大,十分难得而珍贵。

总结经验,中西医结合是有效方法

在向众多知名中西医专家请益学习中,我更加深入地了解了西医和中医各自在治疗重症肌无力方面的突出优势,也认识到无论中医还是西医,对本病治疗都存在一定的局限:西医见效快、作用强,能较快改善症状、控制病情,但多数远期效果不好,不少患者要长期甚至终身服药;中医多较温和、起效慢,对症治疗方法少,急重症处理缺乏优势,但远期效果好,如能较长期坚持用药,不少患者甚至能痊愈。

重症肌无力欲要获得满意的近、远期效果,治疗上务必针对"免疫"这一关键靶点做足做好文章。

因为重症肌无力发病的根本在于机体免疫功能的紊乱,治疗的关键在于免疫功能的恢复。疾病早期或复发阶段,以异常的免疫反应为主要矛盾,治疗重点在于抑制异常免疫反应;缓解期异常免疫反应得到遏制,但尚未完全正常,治疗重点在于调节免疫使之逐步回归动态的平衡状态;经过一定时间治疗,病情进入恢复期,主要矛盾表现为整体免疫功能偏于低下,治疗重点为增强免疫功能,使之完全恢复正常,以达根治目的。

通常而言,在抑制异常免疫反应方面,西医独具优势;在恢复机体免疫功能方面,中医优势突出;而在调节免疫功能方面,则中西医结合效果最佳。所以,在疾病早期或复发期,应以西医为主快速改善症状、稳定病情;在缓解期,则中医、西医并用,促使免疫功能在较短时间内恢复平衡,防范病情波动复发;在恢复期,则以中医为主或单用中医治疗,促使受损的免疫系统恢复正常。可以认为,中西医结合是重症肌无力的最佳治疗方式。

在多年实践探索并借鉴众多国内名家的思路与经验基础上,2016 年我提出了中西医结合分型分期论治的综合诊治方案:按照改良的 Osserman 分型方法,结合不同类型重症肌无力特点合理选择中、西医方法,又结合本病发生发展演变规律,将整个病程分为早期、缓解期、复发期、恢复期、稽留期等 5 期,结合各期不同的免疫病理特点及临床特征,确定西医为主、中西医并重或中医为主的治疗方案。经过数年来的实践观察,轻重症、近远期疗效都较为肯定,说明采用合理规范的中西医结合诊疗方案,能够提高本病整体治疗水平。

为了不断提高对重症肌无力的认识水平和诊治水平,我还带领团队开展了一系列科学研究。迄今已承担了国家自然科学基金课题 5 项、省部级科研课题 10 余项、厅局级课题 20 余项,通过不同层次的基础和临床课题研究,使学科的临床水平和学术水平都得到不断提高。

在积极实践和研究的同时,我还通过学术交流,在国内外学术会议上积极宣传中西医结合治疗重症肌无力的理念和方法。2015 年,在新加坡召开的世界中医药学会联合会内科专业委员会学术会议上,作了"中西医结合治疗重症肌无力"的讲座;2017 年,在中国中西医结合学会神经科专业委员会学术年会上,作了"中西医结合分型分期治疗重症肌无力"的讲座;2018 年,在第十五届世界中医药大会上,作了"中医药治疗重症肌无力——特色、优势、潜力"的讲座,得到与会专家的好评及热烈讨论。近年来,我还在各类医学杂志上发表有关重症肌无力的研究论文 50 余篇,介绍自己的探索和经验。中西医结合治疗越来越得到更多专家学者的认可,越来越多的学者重视本病的中西医结合治疗。

中西医结合治疗重症肌无力,在我之前的国内很多学者都进行过探索实践,并总结出了很多经验,取得较大进展。我在中西医结合治疗重症肌无力方面取得的这点进步,都是在学习前人的基础上取得的,是向国内中西医大家学习请益的结果。可以说,没有中西医大家无私的传授、指导,我不会取得今天的成绩。

目前,学术界对中医治疗重症肌无力的作用和价值还存在不同见解,对是否有必要采用中西医结合或中西医联合方法还有不同看法。但以我有限的实践经历和体会来看,像重症肌无力这类迄今尚无理想疗法的难治性疾病,单纯使用西医、中医治疗,都有肯定的治疗作用,但都并非尽善尽美。二者结合可以实现强强联合、优势互补,从而达到提高总体治疗水平的目的。

因此,个人认为,中西医结合治疗重症肌无力值得大力提倡。

医患同心,探索路上不断前行

在普通人的眼中,医师救死扶伤、为患者减轻和消除病痛,在患者面前应该是高高在上的。但我一直认为,医师的职责是为患者服务,和患者是平等的,因为患者的支持和配合是取得满意疗效的关键因素之一,也正是因为这个原因,多年来我一直致力于构建平等和谐的医患关系。

我的一个患者,起初仅为单纯的眼睑下垂,后来因过度劳累而见四肢无力,到我处就诊后坚持服中药治疗,肌无力症状很快改善。2016 年查出乙状结肠癌即行手术及放疗,2 年后又出现咯血及背痛,经 MRI 检查显示系肿瘤肺及骨转移,仍坚持用中药治疗。在诊疗过程中,不管病情如何,她总是不断鼓励我大胆用药,服药后有何好的反应或不适也会在第一时间告诉我,她的信任和鼓励使我力量倍增。这个患者还经常主动做其他病情复杂难治患者的工作,鼓励他们树立信心,积极治疗。在她的带动和感染下,不少自觉无望的患者配合治疗,病情得到了控制和改善。

2 年多前,一个患中度全身型重症肌无力 6 年多,并伴有严重自汗症状的四川患者前来就诊,就诊前曾多次住院治疗,做过 4 次血浆置换,就诊时用激素加他克莫司,但眼睑下垂及肢体无力症状改善不明显,且稍有劳累或天气变化病情即加重。就诊后,我一边针对肌无力进行用药,一边着力解决出汗症状。刚开始疗效不佳,常常用一个处方后症状有减轻,但不久后又恢复原状。然而不管症状如何反弹,患者都表现出高度的信任和支持,一直坚持服药并及时告之服药后的反应以便及时调药。经过近 1 年的不懈努力,这个患者多年的肌无力显著改善,用中药配合小剂量的激素及溴吡斯的明即能保持在最轻微临床状态,且自汗症状也有减轻。患者十分高兴,我也很有成就感。

在长年的临床实践中,我深刻认识到,医师所有的临床实践机会、知识和经验,都来自患者。尤其是重症肌无力这种类型多样、特征不一、治疗用药也有所差别的疾病,没有大量病例的积累总结,难以全面把握其特点和诊治规律。由于大多数患者治疗周期较长,患者的信任和配合是长期坚持治疗并最终获得满意疗效的重要基础。作为医师,必须坚持医患同心理念,努力和每一个患者交朋友,获得患者的支持和信任,才能更好地为患者解决身心上的痛苦。

要做到医患同心,除了不断提高治疗水平、寻找新的治疗手段、达到最好的疗效外,最重要的一点是为患者提供高水平的服务。重症肌无力与"免疫"密切相关,一切可能影响免疫的因素都会导致病情的复发或加重,一切有助于免疫功能恢复正常的方法都有益于疾病的康复或痊愈。像感冒、精神情绪的影响、工作或学习压力过大、睡眠休息不好、过于劳累、饮食不当、腹泻等都会影响患者的免疫系统功能,而引起病情复发或加重。而有的患者服药时三天打鱼、两天晒网,也常使病情难以得到有效控制。

这些年来,我们科室在为重症肌无力患者提供服务方面做了不少努力,建立了一套相对规范的制度。一是通过定期举办"病友会"、电话随访,指导患者适度锻炼、劳逸结合、重视饮食营养、培养积极乐观心态、注意防范感冒、保障充足睡眠等;二是通过"病友群"、网上服务平台等,经常介绍 MG 防病治病常识和营养保健知识,同时也为患者提供交流平台,让来自各地的"病友"介绍自己的治疗康复心得,给其他"病友"以更大信心;三是对省外患者随诊不便者,运用微信等方式为其提供诊病治病甚至寄送药物等服务。

自 2000 年开始从事重症肌无力实践以来,迄今我已诊治了 5 000 余例重症肌无力患者,是众多患者提供的实践机会,使我的诊治经验日益丰富,让我对重症肌无力的认识不断深化;是众多患者的信任和支持,激励我奋力拼搏,一路前行;是众多患者的痛苦和磨难,成就了我在本领域水平的不断提高和境界的日益升华。

是患者的信任和支持,使我走过了这难忘的 20 年!

20 年转眼过去,新的 20 年才刚刚开始。我期望通过自己的努力,找到更好的方法奉献给更多需要治疗的患者;期望总结更多的经验,提供给青年医师,让他们更好地服务于重症肌无力患者;期望更多的重症肌无力患者完全康复,过上更加幸福的生活。

(况时祥)